이풍원의

漢醫列傳

한의열전 ②

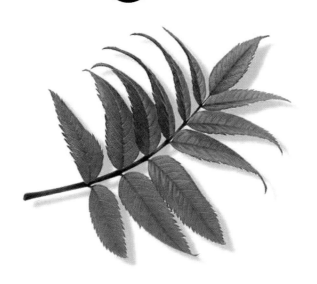

圖書
出版 明文堂

머리말

한약은 창조주가 인간에게 준 대자연의 선물이며, 인간이 대자연을 보고 배운 것을 기초로 하여 정교하며 경이한 의술을 탄생시킨 것이 한의학이다.

"상공치미병(上工治未病) 중공치이병(中工治已病)."

즉, "최고의 의원(上工)은 아직 나기 전의 병(未病)을 다스리는 것이고, 보통의 의원(中工)은 이미 난 병(已病)을 치료하는 것이다."

이 말은 중국의 고대 명의인 편작이 쓴 책인 《난경(難經)》에 나온 말로서, 최상의 기술은 병이 나기 전에 치료하는 것이고, 그 다음은 병이 난 뒤에 치료하는 것이라는 의미로 예방의학을 중시하는 말이다.

이미 오랜 옛날부터 선대의 한학자들은 인간의 생명과 건강을 위해서 질병과 싸우며 의학발전에 정진해 왔다.

BC 475년에서 BC 221년에 한의의 경전이라고 일컫는 《황제내경(黃帝內經)》 소문(素問) 거통편(擧痛篇)에 이미 혈액순환의 개념을 기술하고 있다.

"혈액은 정지해 있지 않고 쉼 없이 온 몸을 돌고 있다(流行不止 環周不休)"

또 소문(素問) 오장생성편(五臟生成篇)에는,

"전신의 혈액은 심장으로 돌아가고 전신으로 순환된다(諸血者 皆屬于心)"

영국의 윌리엄 하비(William Harvey)는 1628년에 처음으로, 혈액은 순환하며 심장의 좌심실에서 동맥으로 분포되어 전신으로 나가서 정맥을 통하여 우심실로 들어와 다시 폐로 들어가서 좌심실로 들어온다는 것을 발표하였는데, 이는 한의학의 연구에 비해 약 1800여 년이나 뒤진 것이다.

아랍의 명의인 아비센나(Avicenna 980~1037)는 그의 저서 《의전(醫典)》에 맥(脈)에 대해서 처음 소개하였는데, 700년 전인 282년 중국 서진(西晉)시대에 이미 왕숙화(王叔和)는 그의 저서 《맥경(脈經)》에서 요골동맥에서 맥을 측정하여 24가지의 맥의 종류를 파악하는 방법을 기술하고 있다. 그는 맥에 대한 최초의 의학자였다.

이탈리아가 낳은 천재 미술가이며 과학자 레오나르도 다빈치(Leonardo da Vinci)가 1472~1519년에 걸쳐 인체 내장의 위치와 형태를 그림으로 묘사를 하여 혈관에서 심장까지 아름다운 인체의 해부도를 그려 현대 해부학의 중요한 역할을 하였고,

1513년 해부학자 베살리우스(Andreas Vesalius)는 《인체의 구조》를 저술하였다. 그러나 중국 송(宋)나라 때 양개(楊介)는 인체해부도인 〈존진환중도(存眞環中圖)〉를 그들보다 400여 년이나 앞서 저술하였다.

이 밖에도 그 사례는 무수히 많은데, 이렇듯 한방 의학의 역사는 서양 의학의 그것보다 앞서 있었다.

우리는 언뜻 한의사는 단순히 진맥을 하고 약을 처방하며, 침을 놓아주는 정도의 치료를 한다고 생각해 왔다. 그러나 이미 수백 년, 아니 천 수백 년 전부터 우리나라와 중국의 한의사들은 외과수술을 시술해 왔고, 정신과 치료를 해왔던 것이다.

특히 한의학의 특징은 인체의 국부적인 치료보다는 몸 전체를 하나의 소우주(小宇宙)로 보고 음양오행의 원리와 기혈(氣穴)의 순환에 주안점을 두고 있다.

이미 저술한 《이야기 본초강목》은 약초에 얽힌 전설이나 실화, 민간설화 등을 약초의 효능과 결부하여 이야기로 엮었다면 이번 《한의열전漢醫列傳》은 선대의 위대한 한의학자들의 심오한 의술과 묘방(妙方), 기방(奇方), 위급한 상황에서의 임기응변, 또한 그들의 기지와 재치, 숭고한 의사정신을 재미있게 이야기로 엮은 이른바 '한의학자 열전'이라고 할 수 있을 것이다.

이 책은 한방의학을 공부하는 의사나, 한의학에 관심 있는 사람들은 물론이고 일반 독자들에게도 널리 읽혀져, 한의학의 신비한 효능과 오랜 전통, 더욱이 서양의학이 미치지 못하는 고유 영역을 가지고 있다는 사실을 이해하는 데 도움이 되었으면 더 바랄 것이 없겠다.

이풍원

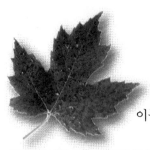

이풍원의 **한의열전**漢醫列傳

목 차

제1장. 한약漢藥과의 만남遭遇

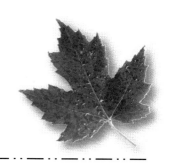

제2장. 한의漢醫 향취香臭

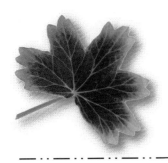

제3장. 한의漢醫 발전

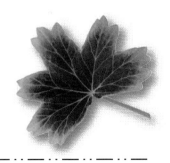

제4장. 명의名醫 치료

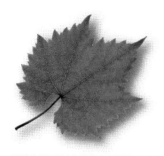

제5장. 명의열전 名醫列傳

제1장. 한약漢藥과의 만남遭遇

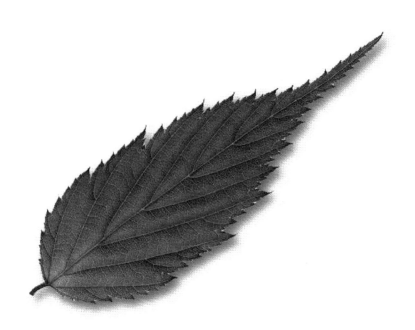

1. 숙맥 菽麥

「숙맥(菽麥)」은 한자 뜻 그대로라면 「콩과 보리」를 의미한다. 콩과 보리도 구별하지 못한다는 말로, 너무나 아둔해서 상식적인 일마저도 모르는 사람을 일컫는 말이다.

그런데 「콩과 보리」가 「너무나 아둔해서 모자라고 어리석은 사람」이라는 의미는 어떤 관계가 있을까? 그 관계를 밝히려면 「숙맥」이 본래 어떤 말이었는지를 살펴볼 필요가 있다.

「숙맥(菽麥)」은 본래 「불변숙맥(不辨菽麥)」에서 불변(不辨)이 생략된 말이다.

《좌전》 성공(成公) 18년에 있는 이야기다.

춘추시대 진(晉)나라 귀족들 사이에는 권력 쟁탈전이 치열하게 전개되고 있었다. 진려공(晉厲公)이 서동(胥童)을 편애해서 국권을 그에게 일임하자 난서(欒書), 중행언(中行偃) 등은 우선 서동을 잡아 죽인 다음 진려공마저 죽여 버렸다.

그리고 나서 진양공의 증손인 주자(周子)를 임금으로 내세우고 실권은 자신들이 장악하였다. 그리하여 이제 겨우 열네 살밖에 안된 주자는 명색이 임금이었지 사실은 허수아비에 지나지 않았다.

그럼에도 불구하고 난서와 일부 귀족 대부들은 주자가 특별히 총명하고 재질이 출중하다고 떠벌이는 한편 주자의 형은 아둔해서 임금이 될 수 없다고 소문을 냈다.

《좌전》에는 이에 대해서 「주자에게는 형이 있었지만, 지혜가 없어 콩과 보리도 구분하지 못해 임금으로 세울 수 없었다(周子有兄而無慧 不辨菽麥 故不可立)」라고 쓰고 있는데, 불변 숙맥이라는 말은 여기에서 유래한 것이다.

숙(菽)은 콩이고, 맥(麥)은 보리, 즉 콩과 보리도 구별 못하는 어리석은 사람을 비유할 때 「숙맥」이라는 말을 쓴다.

콩은 20세기 들어 동서양을 막론하고 생산과 이용 면에서 세계 최고의 신데렐라 작물로 부상하였으며, 21세기에도 여전히 주목받는 밀레니엄 식품이다. 우리나라

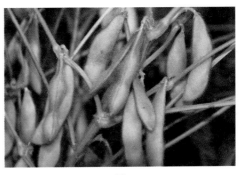

콩

에서는 콩을 삼국(三國)시대부터 재배하였다. 콩은 세계적인 식품으로 1,000여 가지의 용도로 이용되고 있다.

콩에 들어 있는 단백질의 양은 밭에 나는 고기라고 할 정도로 농작물 중에서 최고이며, 구성 아미노산의 종류도 육류에 비해 손색이 없다. 콩에는 비타민 B군이 특히 많고 A와 D도 들

어 있으나 비타민 C는 거의 없다. 그러나 콩을 콩나물로 재배할 때는 싹이 돋는 사이에 성분의 변화가 생겨 비타민 C가 풍부한 식품이 된다.

세계 장수촌 중 하나인 남미 에콰도르의 작은 마을 빌카밤바(Vilcabamba)는 질병이 없는 「면역의 섬」으로 알려져 있다. 이 지역 장수 노인들의 건강 묘약은 콩이다.

콩은 단백질 35~40%, 지방 15~20%, 탄수화물 30% 가량으로 구성되어 있으며, 식이섬유, 비타민, 무기질 등이 들어 있는 영양식품이다. 콩(대두, soybean)에 함유되어 있는 주요 성분에는 100g당 열량 400kcal, 탄수화물 30.7g, 단백질 36.2g, 지방 17.8g, 비타민(비타민 B1, B2, 나이아신 등), 무기질(칼슘, 인, 철, 나트륨, 칼륨 등), 섬유소 등이 있다.

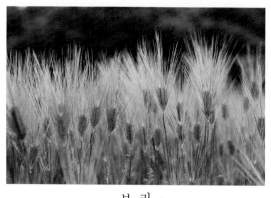

보리는 쌀보다 섬유성분이 5배나 많기 때문에 소화율을 낮게 하고 섬유질은 장의 연동운동을 촉진시켜 변비를 없애준다. 보리는 저녁에 흐르는 땀을

보 리

막아주고 산후 부녀에게 좋으며 보리를 볶아서 차를 복용하면 이질을 치료한다.

2. 홍삼紅蔘의 유래

고려 인삼은 옛날부터 중국 사람들로 하여금 신약으로 여겨
졌다. 장지연(張志淵)의 《위암(韋庵)문고》에는 홍삼이 만들
어진 유래가 있다.

「처음 개성 쪽에서 삼포가 생겼으니, 그것이 소위 송삼이
라는 것이다. 처음에는 그것을 그냥 백삼인 채로 보따리에 싸
가지고 북경에 가서 팔았는데, 중국 부자들이 그것을 먹어 보
니 때때로 위를 역하게 하였다. 그래서 그 후로는 독이 있다고
해서 잘 먹지를 않았다(於始開城一區 遂成蔘圃 此卽松蔘也 始
以白蔘 發售北京 則北京人服之逆胃 謂之有毒而不服).

그러다가 송도 사람
하나가 백삼을 쪄 홍삼
으로 만드는 법을 알아
내니 그 뒤부터 인삼을
쪄 홍삼으로 수출하여
백삼으로 내다 팔 때보
다 이익이 10배나 남았
다. 이것이 홍삼이 생겨

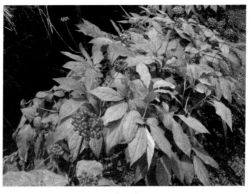

인 삼

16

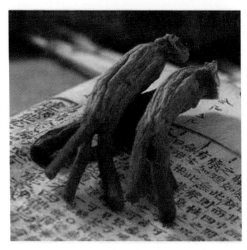

홍 삼

난 기원이다. 백삼으로
내다 팔 때보다 인삼이
상하거나 썩는 일도 적
었고 부자들도 먹고 나
서 배가 아프다고 하는
일이 없었다. 처음에는
그 홍삼을 시행을 따라
다니는 역관들이 모리를
했으나 뒤에 나라에서
홍삼 수출을 전관하니
실로 무궁한 재원이 아닐 수 없다(於是松人 發明蒸紅之術 以
紅蔘輸出 則得利十倍　此紅蔘之起源 而正廟朝之初年也 初譯
官牟基利 後遂爲官管焉 每歲輸出 殆累百萬兩 則亦無窮之財源
也)」

　위의 문헌을 보면 백삼을 송도 사람이 홍삼으로 가공하여
중국으로의 무역고가 1백만 냥 이상으로 오르고, 홍삼 수출권
을 나라에서 관리해 오다가 순조 때에 임상옥을 비롯한 의주
거상들이 교역권을 사버린 것이다.

3. 몸에서 나는 약재들

《대장금》이라는 TV 연속극에서 장금이가 한의학을 배우는 과정에 의원이 질문하는 대목이 있다.

"사람 몸에서 나는 약재가 무엇이 있느냐?"

장금이와 같이 수련하는 의녀들은 대답을 하지 못했는데, 장금이가 대답하는 장면이 나온다. 인체 대사의 산물(産物)과 분비물로 이것은 효과 면으로도 좋기에 한의에서는 중요시되고 있다.

첫째는 머리카락이다. 머리카락을 한의에서는 혈여(血餘)라고 한다. 머리카락을 불에 태운 것을 혈여탄(血餘炭)이라 하여 몸의 모든 출혈증상에 쓰인다. 또한 몸의 어혈(瘀血)을 없애주고, 진액(津液)을 보하고, 소변을 잘 통하게 하는 작용이 있다.

머리카락을 태우면 재가 되지 않고 꺼멓게 그슬리어 뭉쳐진다. 이것을 가루를 내어 코피가 날 때 코에 조금 불어넣으면 신기할 정도로 코피가 멎고, 각혈(咯血)에는 이것을 끓여 먹으면 효과를 본다. 물론 약이나 영양제를 주지 않은 순수한 머리카락이어야 한다. 예로부터 머리카락에는 혈액이 남아서 생긴다고 하여 혈여(血餘)라고도 한다.

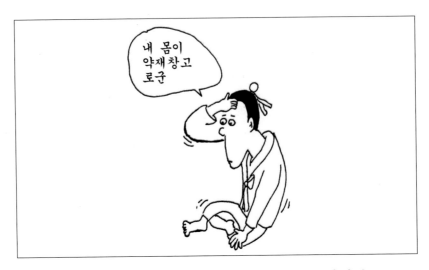

　머리카락에는 시스틴(cystin), 케라틴(keratin)과 알기닌(arginine) 등의 물질이 있어 출혈을 멎게 하고, 응혈 시간과 혈장(血漿)이 다시 칼슘화하는 시간을 단축시켜 주는 작용을 한다.

　둘째는 모유(母乳)이다. 모유를 인유즙(人乳汁)이라고 하여 좋은 약재가 된다. 인유 100g에는 수분 88g, 단백질 1.5g, 지방 3.7g, 탄수화물 6.4g, 회분 0.3g, 철 34 mg, 인 15mg, 비타민 A 250 I.U.가 들어 있다. 성미(性味)는 달고(甘) 짜며(鹹), 평(平)한 성질이 있다. 귀경은 심, 폐, 위경으로 가고 보혈(補血)하며, 변비를 없애 주고, 혈허(血虛)로 인한 폐경(閉經)에도 좋다. 눈이 충혈되거나 혼탁할 때도 좋으며, 폐결핵에도 사용된다.

　몸을 보음(補陰)하는 역할을 하며, 소갈증(消渴症, 목이 마르는 증세)에도 좋다. 특히 초유는 효과가 더욱 좋다. 소설 《금병매》에 나오는 서문경이 사용한 보정식품으로 인유즙을 즐겼다고 하는데, 정력식품으로 사용하였다는 것이다.

특히 전광성 안염증(Electric Ophthalmia)에 특효이다. 이때는 신선하고 건강한 사람의 모유를 눈에 2, 3방울을 떨어뜨린 후 5~15분 후에 다시 2, 3방울을 떨어뜨린다. 보통 15분 후에는 자각증상이 경감되고, 8~16시간 지나면 완전히 소실된다.

셋째는 손톱이다. 손톱을 조갑(爪甲) 또는 인지갑(人指甲)이라고 하는데, 이는 당나라 손사막의 《천금요방(千金要方)》에 기재되어 있으며, 이것은 새 살을 나게 하는 작용과 코피를 멈추게 하는 효과가 있다. 오줌에 피가 섞여 나오거나 중이염, 안질에 매우 좋다. 특히 청열(淸熱, 열을 식혀주는 것)도 하고 해독작용도 한다. 손톱가루 6g을 100g의 술에 타서 먹으면 피 속에 칼슘이 부족하여 나타나는 수족 경련증(tetany)에 효과를 본다. 그러나 발톱은 쓰지 않는다.

넷째는 오줌이다. 오줌은 인뇨(人尿)나 윤회주(輪回酒)라고도 부른다. 일반적으로 10세 이하 남자아이의 오줌이 좋다. 오줌에는 짜고(鹹) 차가운 성질이 있다. 이것은 몸의 진액이 부족하여 몸에서 열이 날 때, 한의에서는 음허화왕(陰虛火旺) 때 오줌은 열을 내리는 자음강화(滋陰降火)를 시킨다고 한다. 출혈을 막아주므로 코피가 날 때, 피를 토할 때, 내출혈이 있어 어혈이 생기며 통증이 있을 때에 좋다. 임상으로 뇌경색, 폐경색, 동맥, 정맥에 혈전으로 막혔을 때, 안저출혈 등에 쓴다. 오줌에는 유로

키나제(urokinase)가 있어 혈전을 녹인다.

오줌에는 인중백(人中白)이 있다. 인중백은 소변에서 자연적으로 침윤된 물체로, 옛날 시골에 있는 초등학교 화장실을 가보면 소변을 본 지 오래된 곳에는 결정체가 붙어 있는 것을 볼 수 있다. 이것이 바로 좋은 약재인 인중백이다. 열을 없애주는 청열(淸熱) 작용이 있으며, 목이 붓고 아플 때, 입 안에 창(瘡 : 부스럼, 종기)이 날 때에도 아주 좋다.

또 인중백과 식염으로 가공한 추석(秋石)이라는 것이 있다. 몸에 진액(津液)이 없어서 화(火)가 생길 때 한의학에서는 음허화왕(陰虛火旺)이라고 하는데, 이럴 때 치료제로 쓰인다. 또 해수나 해수 때 나오는 피, 인후가 붓고 아플 때, 정액이 저절로 흘러나오는 유정증(遺精症), 부인들의 냉에도 쓰인다.

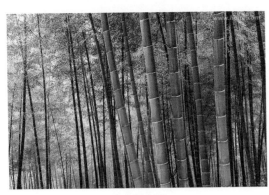
대나무(竹)

인중황(人中黃)이라는 성분도 있다. 대나무에 감초가루를 넣고 인분에 넣어둔다. 한참 후에 보면 대나무 마디마디에 묻었던 감초가루에 인분의 맑은 액체가 스며들어 있다. 이것을 꺼내 말린 후 약재로 쓴다. 이것은 열을 없애주는 청열과 해독작용을 해주고, 피부병인 단독(丹毒)에도 쓰며, 반진(班疹), 창양(瘡瘍)에도 사용한다.

예부터 대나무를 인분에 넣어두면 대나무 마디마디에 맑은
액체가 스며드는데, 이것은 조선시대 때에는 태장(笞杖)으로,
몸에 죽은피가 많이 고여 있을 때 어혈을 풀고 태독(笞毒)을 치
료한다고 하였다.

다섯째는 태반(胎
盤)을 말려서 만드는
자하거(紫河車)라는
약재이다. 이 약재는
보양제(補陽劑)로서
몸을 보(補)하는 데 으
뜸이다. 자하거는 몸
의 바이러스 감염을
예방해 준다.

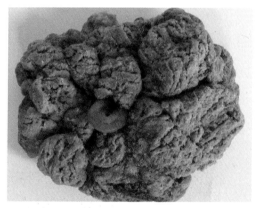
자하거

태반에는 태반구단백(Placental Globulin)이라는 물질이 있어 마
진(痲疹)이나 디프테리아를 막아주는 성질이 있고, 몸의 저항력
을 증강시킨다. 또한 자하거에는 융모성 성선자극호르몬
(Chorionic Gonadotrop)이 나와 고환을 흥분시키고, 포유기 때 발
육을 촉진시키며, 유로키나제(urokinase)가 있어 혈전을 용해시킨
다.

자하거는 정혈(精血)을 보하고 기(氣)도 튼튼하게 한다. 폐와
신장이 나빠서 오는 천식에 좋다. 또한 시이한 증후군(Sheehan's
disease)에도 좋다. 시이한 증후군은 뇌하수체 기능장애로 무월

경이나 경한 체중감소, 피부 등에 나타나는 질병이다. 자하거는 특히 초산으로 남자아이의 태반을 최상질로 여긴다. 남자들의 정력이 약하여 발기가 잘 되지 않을 때에도 좋다. 폐결핵과 폐가 약해서 오는 천식에도 좋다.

태반은 많은 종류의 항체를 함유하고 인터페론도 함유되어 있어 여러 종류의 바이러스가 인체 내로 침범하지 못하게 한다. 성선자극호르몬(gonadotropin), 갈락틴(galactin), 프롤락티온(prolaction), 결정포도당(dextrose), 삼투성 이뇨제(mannitol) 등의 물질이 태반에 있어 면역능력을 높이고, 저항력을 증강시키며, 과민반응, 즉 알레르기를 없애준다.

여섯째는 탯줄이다. 탯줄은 제대(臍帶)라고 한다. 이것은 몸을 보하고, 식은땀이 나는 것을 막아주고, 노인성 해수 천식에 좋고, 마진(痲疹, measles)을 예방한다.

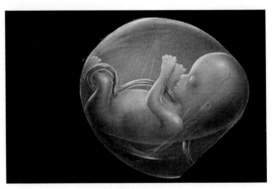

제대(탯줄)

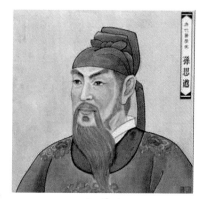

손사막

4. 손사막과 음식

중국 서안(西安)지방에는 호로
두포모(葫蘆頭泡饃)라는 대중 식
품이 있다. 이 식품을 장기간 먹으면 소화기인 비장과 위장을
튼튼하게 하고, 자음장양(滋陰壯陽)하여 몸이 약한 사람도 건
강하게 만드는 식품이다.

호로두(葫蘆頭)는 돼지 대장의 별칭이며, 대장의 항문이 마
치 호리병처럼 생겨 생긴 이름이다. 이것은 손사막(孫思邈)이
약을 담아 다니는 조롱박(葫蘆)에 관한 이야기다.

하루는 손사막이 장안(長安)으로 가는 도중에 돼지곱창을
파는 작은 음식점(小吃店)에서 식사를 하였다.

"이 집에서 제일 잘하는 음식을 주시오."

주인은 불에 구은 돼지곱창을 가져왔다. 그런데 냄새가 아
주 고약하고 기름도 많아 도대체 음식 먹을 맛이 안 나고 구
역질까지 날 지경이었다.

"여보게, 이걸 먹으라고 내놓은 건가? 곱창 썩은 냄새가 코
를 찌르니 말일세."

그는 곱창 집을 떠날 때 주인에게 약이 든 조롱박을 한 개

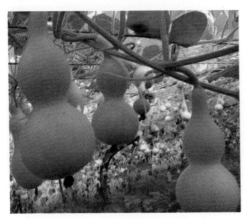

조롱박

주었다.

"이 조롱박에 든 약초를 이용하게나."

주인은 손사막이 준 조롱박에서 약을 꺼내 손사막이 지시한 대로 약초를 넣고 곱창을 만들었더니 기름기도 제거되고 맛 또한 일품이었다. 그는 손님을 끌기 위해 손사막이 선사한 그 조롱박을 음식점 문 위에 걸어놓았다.

오랫동안 병으로 몸이 허약한 사람들이 정기적으로 와서 곱창을 먹으니 체력이 회복되고 안색도 좋아졌으며, 감기에 잘 걸리는 사람이나 비장과 위장이 약한 사람도 국 한 사발만 마시면 땀도 나면서 병이 나았다.

이 음식은 한동안 유행을 하였고 오랫동안 전해 내려와 장안(長安)의 명물이 되었다.

손사막의 조롱박 안에는 곱창을 조리할 때 맛을 내고 냄새를 없애는 비방의 약초가 있었다. 그것은 통증을 없애는 지통(止痛)작용, 몸이 습한 것을 없애주는 화습(化濕)작용, 기를 잘 돌게 하는 행기(行氣)작용과 설사를 멎게 하는 지사(止瀉)작용을 하며 또한 소화기를 튼튼하게 하며 몸을 보하는 자음건비(滋陰健脾)하는 기능을 하는 좋은 약초들이 있었다.

호로두포모를
만드는 방법은 조
금은 복잡하다.
우선 돼지의 대장
을 꺼내 깨끗이
씻고 돼지고기,
돼지의 허리 뼈

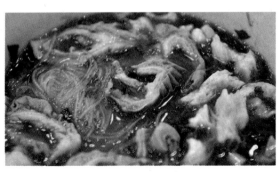

호로두포모

(脊骨)와 다리뼈(腿骨)와 한 마리의 살찐 암탉 한 마리를 큰 솥
에다 넣고 물을 부은 다음에 불을 천천히 하룻밤 동안 땐다.

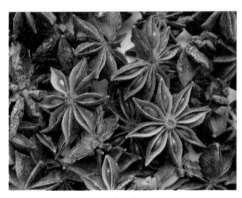

팔 각

솥에는 적당한 비율로
팔각(八角), 회향(茴香),
화초(花椒), 초과(草果),
구인(寇仁), 사인(砂仁),
계피(桂皮), 정향(丁香),
양강(良薑), 진피(陳皮),
복령(茯苓), 빈랑(檳榔),
당삼(黨蔘), 구기자, 감

초, 상원계(上元桂) 등의 맛을 내는 약초인 조미료를 넣는다.
고기는 익으면 건져내고 식혀서 썰어놓고 국은 다시 끓여서
뿌연 국이 되면 소금을 넣어 간을 맞춘 다음 삶아낸 돼지곱창
을 썰어서 살코기 몇 조각과 넘나물(金針菜), 목이(木耳)버섯과
녹말가루로 만든 당면을 큰 사발에 담고 국물을 넣어 다시 센
불로 끓인다.

26

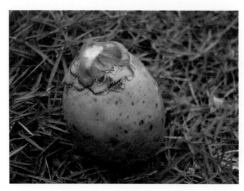
빈 랑

거기다 돼지기름, 소흥주(紹興酒), 고수나물(芫菜), 실파, 생강가루, 후춧가루를 국에 넣으면 호로두포모가 된다. 자극성을 좋아하는 사람은 고춧가루와 마늘을 넣어 사계절을 막론하고 먹는데, 등에 땀이 줄줄 흐르며 얼굴색이 벌겋게 변하게 된다.

이 음식이 환영을 받게 된 이유가 바로 손사막의 공로이다. 요즘 음식에 한약재를 넣는 것이 손사막에서 유래된 것이다.

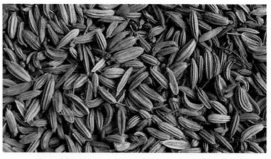
회 향

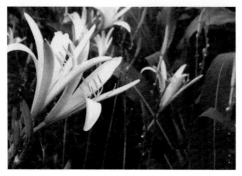
넘나물(금침채)

5. 칭기즈칸과 대황大黃

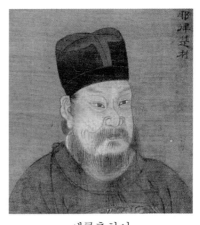

예루추차이

원(元)나라 태조(太祖) 칭기
즈칸(成吉思汗)은 세계를 정복
한 위대한 역사적인 영웅이다. 그는 작은 몽고족 부락의 수령
으로 시작하여 각 부락을 통일시키고 남으로 침략해 내려와
중국을 통일시켰다. 중국이 역사상 가장 큰 지역을 지도에 남
긴 왕조이다. 역사가들은 원나라를 「정복왕조」라고 부른다.
인류 역사상 가장 넓은 지역을 정복했던 칭기즈칸은 실크로
드를 군사용 도로로 활용하였고, 무적을 자랑하는 기마군단을
이끌고 1215년에 황하의 북쪽을 손에 넣었고, 인더스 강 상류
에서 페르시아, 이라크를 지나 코카서스 산맥을 넘어 남러시
아 킵차크, 크리미아를 석권하여 유럽까지도 그의 영토가 넓
혀졌다.
그가 어렸을 때 아버지가 타타르 부족에게 독살되어 부족이
흩어졌기 때문에 빈곤 속에서 성장하였고, 당시 강세를 자랑
하던 케레이트 부족의 완칸 아래서 세력을 키워 1189년 몽골
씨족 연합의 맹주(盟主)로 추대되면서 칭기즈칸이란 칭호를 받
게 되었다. 그의 아명은 테무진(鐵木眞)이고, 바이칼 호 근처

출생이다.

칭기즈칸은 문화를 공부한
적이 없는 문맹자였다. 중국
태산에 새겨진 모택동의 시
〈심원춘설(沁園春雪)〉에서
"천하를 호령한 칭기즈칸도
독수리를 향해 활 쏠 줄만 알
았네(一代天驕 成吉思汗 只識
彎弓射大)."라고 읊었다.

그런 칭기즈칸이 싸움에서
매번 승리할 수 있었던 것은

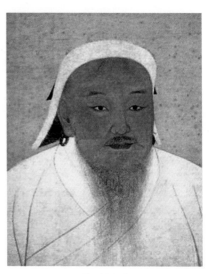

칭기즈칸

그가 아랫사람을 잘 썼기 때문이었다. 사람의 품행 재능을 판
단하여 인물을 선택하였는데, 특히 예루추차이(耶律楚材)란 문
관이 있었기 때문이다.

예루추차이는 한약재 대황(大黃)과의 인연이 있었다. 칭기즈
칸이 서쪽인 유럽을 정벌할 때 이야기가 있다. 비록 칭기즈칸
때는 후세에 남겨놓은 기록이 적지만, 정사(正史)인 이십사사
(二十四史) 중의 《원사(元史)》나 야사(野史)인 《원대비사(元
代秘史)》와 소설 《원사연의(元史演義)》나 일본의 저명한 몽
고학자인 고바야시 다카지로(小林高四郎)가 쓴 《칭기즈칸》
이 있다. 이 책에서 예루추차이가 유럽을 정벌할 때 대황을 수
집하여 유행성 질환에 걸린 장병들을 치료한 사례가 바로 원
나라를 존재하게 하였다.

예루추차이는 원래 요(遼)나라 황족의 후예이다. 칭기즈칸이 여진족(女眞族)의 완안아골타(完顏阿骨打)가 세운 금(金)나라를 정벌한 후에 천문(天文)·지리(地理)·율력(律歷)·술수(術數)와 의복(醫卜)을 모두 꿴 예루추차이가 재능이 있다고 들어 그를 받아들였다.

당시의 전쟁은 말을 타고 활을 쏘는 것으로 칭기즈칸은 활과 촉을 만드는 궁장(弓匠)을 중요시 여겼고 그를 신뢰하였다. 그런데 칭기즈칸이 총애하는 활 만드는 궁장이 예루추차이를 깔보았다.

"국가는 싸움에 필요한 활이 중요하지 이런 학문이 무슨 소용이 있는가?"

예루추차이는 미소를 지으며 대답하였다.

"활을 만들자면 계속 궁장이 필요하지만, 천하를 다스리는 데는 천하를 다스리는 장(匠)이 필요 없다는 말인가?"

이 말을 들은 칭기즈칸은 매우 기뻐하며 그가 국가 대사를 맡길 만한 인재라고 생각하여 그를 중용하였다.

칭기즈칸의 대원정 7년이 되었을 때, 성들을 점령하고 계속 서아시아의 아프가니스탄에 도달하였다. 예루추차이는 본국을 떠난 지 오래되어 피로에 지쳐 있었다. 장군과 병사들 어느 하나도 피로하지 않은 사람이 없었고, 고향을 생각하고 가족들과도 만나보고 싶었다.

예루추차이는 칭기즈칸에게 말했다.

"우리 군이 전쟁을 여러 번 치러 그 위용을 크게 떨쳤지만,

휴식을 취하는 것이 좋지 않겠는지요?"

칭기즈칸은 휴식이나 회군할 생각은 하나도 없었다.

"아니다, 인도를 정복하자."

때는 아주 무더운 여름으로 남으로 향해 진군을 하니 사병들의 사기는 떨어지고 피로하여 땀이 끊임없이 흘러내렸다. 인도 강에 도착하니 수증기가 하늘을 덮고 앞이 보이지 않을 정도였다.

사병들은 강을 보자 말에서 내려 물을 마셨다. 강물도 열기에 마치 끓는 물과 같이 뜨뜻하여 모두들 얼굴을 찡그리며 입에 넣었던 물을 다시 토해냈다. 사병들은 불평을 하기 시작하였다.

"빨리 고향으로 돌아가고 가고 싶다!"

"마누라도 보고 싶고, 자식들도……"

예루추차이는 병사들이 고향에 가고 싶어 하는 마음을 알고 깊이 생각을 하였다. 그리하여 그날 밤, 예루추차이는, 짐승의 신 「각단(角端)」이 나타나, "대왕이 빨리 돌아오라."고 말하였다는 소문을 만들어 퍼뜨렸다.

소문을 들은 칭기즈칸이 회군하도록 명령하였다. 대군은 서하(西夏)를 진공(進攻)하였던 길을 따라 돌아오는 길에 영주(靈州)를 공략하였다. 영주는 지금의 영하영무현(寧夏靈武縣)으로 경제가 비교적 활발하고 문화도 비교적 발달한 도시이다.

병사들은 오랜 동안 황량한 사막을 행군하며 이른 새벽에 길을 떠나 마침내 영주를 점령하였다. 모두들 기뻐하였다. 사병들은 술에 취하도록 마시거나 여자를 겁탈하거나, 아니면 금은보화를 탈취하였다.

그러나 예루추차이만이 난잡하고 혼란한 가운데도 금은보화나 여자들은 거들떠보지도 않고 그곳의 약재인 대황(大黃)에 대해 관심을 가졌다.

"이 약재를 모아서 수집해 놓아라!"

약재와 흩어진 서적을 찾아내었다. 이런 예루추차이는 앞을 내다보는 사람이었다. 예루추차이가 대황과 서적을 구하는 데 몰두한다는 소식이 장수들에게도 알려졌다. 여인을 끼고 술을 마시던 장수들은 콧방귀를 뀌며 웃었다.

"계집과 술을 싫어하는 사람도 있군!"

"아냐! 그는 책벌레라 그럴 거야."

비아냥거리는 장수들은 한 마디씩 하였다.

"대황이라는 약재를 수집한다며?"

"자네들도 알지만, 대황의 맛은 써서 배고파도 먹지 못하고, 사는 사람도 없어 돈도 되지 않아!"

"그래, 아마 대황 색깔이 노란색이라 황금으로 잘못 봤나 봐. 하하하!"

당연히 이런 이야기들이 예루추차이 귀에 들어갔지만, 그는 씁쓸히 웃으면서 한숨을 쉬었다. 그는 황금과 같이 값어치가 있다고 생각했다.

"그래! 대황의 약효를 몰라서 그렇지……"

마침내 군사들은 걸어서 고향으로 향해서 행군을 시작했다.

어떤 장수는 강탈한 계집과 금은보화를 가지고 기뻐하며 말을 타고 행군하였다. 그러나 예루추차이는 대황을 말에 싣고 행군하였다.

다른 장수들은 냄새가 향기롭지도 않고 이상한 맛의 대황을 멀리 떨어져 가게 하였다. 허나 대황을 실은 병사는 할 수 없이 냄새를 맡으면서 묵묵히 걸어갔다.

"재수 없게 대황 냄새를 맡고 가다니!"

병사들은 오랜 전쟁으로 말미암아 체질이 허약하여졌고, 더욱이 길에서 밥을 먹고 노숙하였다. 남방의 여름더위와 서북 고원의 차가운 바람이 신체를 손상하게 하였다. 또 영주에서의 무절제한 생활로 질병이 발생했다.

마침내 병사들이 한두 명 쓰러지더니 점점 수효가 늘어나 마침내는 백여 명 가까이 쓰러지게 되었고 점점 쓰러지는 병사들이 많아지면서 전염병처럼 번져 나갔다. 그러나 이상한 것은 대황을 운반하는 병사는 쓰러지지 않았다. 큰소리 쳤던 장수도 쓰러져서 숨이 넘어가고, 장수들도 속수무책이었다. 죽음 앞에서는 금은보화도 아무 소용이 없었다.

칭기즈칸도 점점 마음이 조급하여졌다. 승승장구하던 전사들의 6, 7년의 장기 대원정은 하루아침에 무너지고 마침내는 자기가 이룩한 왕조(王朝)도 멸망될 위험에 처해 있었다.

이렇게 군사들이 쓰러진다면 천만 명의 백성에 관한 문제이며 나라의 생사존망이 달려있었다. 칭기즈칸이 낙심하고 있던 차에 예루추차이가 칭기즈칸에게 말했다.

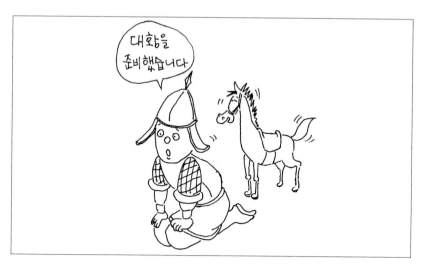

"대왕, 걱정하시지 마십시오."

"어찌 걱정이 안 되는가? 우리의 흥망이 달려 있는데······"

"대왕! 바로 이것이면 문제가 해결됩니다."

"뭐! 이 대황이?"

예루추차이는 모든 병사에게 대황을 끓여서 마시게 하였다. 온역(溫疫)을 앓고 있던 많은 군사들이 건강을 점차 회복하였다. 전에 예루추차이를 비웃던 장수들도 부끄러워 그를 마주 대하지 못했다.

이 한낱 약초에 지나지 않는 대황으로 많은 생명들을 구하게 되었다. 그들은 고향으로 돌아갔고 비웃던 장수들은 예루추차이의 장막에 와서 잘못을 뉘우치고 사죄했다.

"대황은 과연 신약(神藥)이다!"

장수들은 예루추차이의 탁월한 식견을 칭송하였다. 칭기즈칸은 매우 기뻐하며 이들에게 말했다.

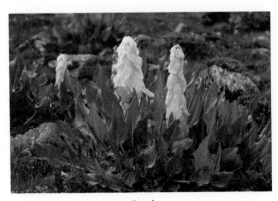

대 황

"예루추차이는 정말로 신이 우리에게 내려주신 뛰어난 인재(良才)다!"

칭기즈칸은 예루추차이의 공로를 치하하여 중서령(中書令)의 관직을 내렸다. 중서령은 일찍이 한(漢)나라 때 만든 관직으로 《사기(史記)》를 저술한 사마천(司馬遷)의 관직이었다.

당(唐)나라 때는 특별한 인재 외에는 황제가 이 직책을 주지 않았다. 재상(宰相)이라 해도 모두가 중서시랑(中書侍郎)의 관직을 수여했다. 원(元)나라 때 예루추차이가 처음 중서령으로 임명되어 이 관직의 권위는 더욱 중요시되었고, 이후에 가끔 황태자가 이 관직을 겸임해 왔다. 실제로 그의 위치는 「일인지하(一人之下) 만인지상(萬人之上)」의 자리였다. 그는 촉나라 유비의 제갈량, 한고조 유방의 장량과 소하, 당태종의 방현령과도 같았다.

서역 정벌의 대군을 대황으로 치료하여 전쟁을 승리로 이끌었고, 그의 공로는 만인의 추앙을 받았다. 오래지 않아 칭기즈칸은 1227년 임종 전에 아들 워쿼타이(窩闊台 : 太宗)에게 말하였다.

"예루추차이는 하늘이 준 양재(良才)다. 군사의 전권을 그에게 맡겨라!"

예루추차이는 그 후에도 원(元)나라를 위하여 수차례 공을 세웠고, 태종(太宗)이 집권하는 동안 줄곧 30년 간 관직에 있었다. 일

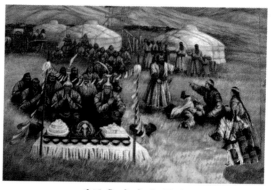

예루추차이의 죽음

본의 몽고사 전문가인 고바야시 다카지로(小林高四郞)는 그를 가리켜 이렇게 말했다.

"몽고 왕조에 예루추차이의 공적과 영향력은 지금껏 써온 말로는 부족하다."

예루추차이는 55세로 세상을 떠났다. 조정뿐만 아니라 모든 백성들이 애통해 했다. 더욱이 대황으로 병을 고친 병사들의 슬픔은 더욱 컸다. 그의 공적에서 대황은 빼놓을 수 없는 것이었다.

대황은 귀한 한약재이다. 대황에는 Chrysophanol, Rheic acid, Emodin이 함유되어 있어 포도구균, 용혈성연구균, 탄저균 등을 퇴치하고, 변비에 효과가 있다. 또한 출혈증에 쓰이고, 눈이 붓거나 목이 아프거나 잇몸이 아플 때도 쓰인다. 십이지장궤양, 만성위염에도 효과가 있으며, 부인들의 어혈로 인한 폐경에도 좋다.

부인들 자궁의 물혹에도 효과를 보며 Rheic acid, Emodin은

melanotic cancer(melanoma)와 복수암(ascites carcinoma), 유선암 (mammary cancer)을 억제하는 작용이 있다. 혈압을 떨어뜨리고 혈관확장을 해주며 콜레스테롤을 저하시킨다. 골수의 혈소판 을 만드는 작용을 촉진시키며 췌장의 인슐린 분비도 촉진시킨 다. 특히 노화방지 작용과 건위(健胃) 작용을 하여준다.

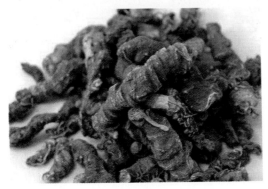

대 황

6. 영춘화 迎春花

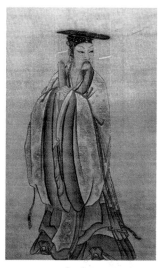

우임금

옛날 중국에 대지가 홍수로 범람하고 농가가 물에 침수되어 마침내 백성들은 산으로 몰려 올라가 산 정상까지 오르게 되었다. 배고픔과 추위가 몰아닥쳐 고생하였다. 춘하추동 사계절도 분간을 못할 정도가 되었다.

그 때 순(舜)임금은 대신들에게 물을 다스리도록(治水) 명령하였다. 그렇게 여러 해 동안 치수를 하여 마침내 물은 점점 빠져나갔다. 그리고 순임금의 아들 우(禹)가 아버지의 뜻을 계승하여 치수를 담당하였다. 우는 사람들을 데리고 수로(水路)를 찾아 나섰다가 진흙으로 산을 이룬 곳에서 여자를 우연히 만나게 되었다. 이 여자는 그들에게 밥을 지어주는 일을 했다.

"제가 수원지(水源池)를 알려드리죠."

우는 그 여자의 아름다움에 감격하였다. 그 여자도 우를 사랑하게 되었다. 이런 상황에서 두 사람은 사랑이 싹트게 되었다. 많은 사람들이 그들에게 다리를 놓아 그들은 백년가약을 맺기로 약속하였다.

우는 치수(治水)에 성공하여 홍수의 범람을 막아냈다. 홍수

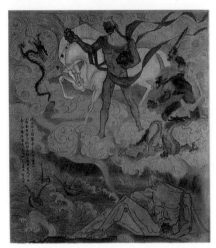

우임금 치수 신화

피해를 마무리하고 나자, 우는 또 다른 홍수 피해지역으로 가야 했기 때문에 그들은 마침내 이별을 하게 되었다. 이별하는 날, 여자는 한동안 말없이 우를 따라갔다. 우는 산허리를 넘다가 끝내 참지 못하고 여자에게 말했다.

"지금은 우리 사이가 갈라지지만, 불쌍한 백성들이 고생하는 것은 원치 않소. 나는 천하의 백성을 위하기로 결심을 했소. 나는 가야 되오."

여자는 눈물을 흘리며 우를 보면서 입을 열었다.

"가셔요. 당신을 기다리겠어요. 당신이 치수에 성공할 때까지 여기서 당신이 돌아오기를 기다리겠어요."

우는 감동이 되어 눈에 눈물이 고였다. 그는 허리에 감은 가시가 있는 넝쿨을 풀어 정표로 하기 위해 그녀에게 주었다. 그녀는 가시넝쿨을 만지면서 우에게 말했다.

"어서 가셔요. 나는 이곳에서 이 넝쿨이 꽃이 피고, 홍수가 물러가 백성들이 안정되면 우리가 다시 만나기를 기다리겠어요."

우는 사랑하는 여인과 이별하고 아홉 개의 고을을 다니며 온갖 고생을 하면서 강과 같은 수로(水路)를 파면서 벌써 세

번이나 자기의 집 앞을 지나쳤지만, 그는 일을 멈출 여유가 없
었다.

《맹자》이루(離婁)편에,
「우(禹)와 직(稷)이 태평한
세상을 만났으면서도 세
차례씩이나 자기 집 문 앞
을 지나면서 들어가지 아
니 하였다(三過其門而不
入)」라는 구절이 있다. 여
기서 「과문불입(過門不
入)」이라는 고사성어가
생겨났다.

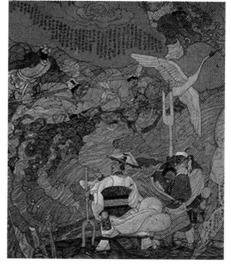

몇 년이 지나 강과 하구

우임금의 「과문불입」 고사

가 잘 정돈되어 물이 잘 소통되었고, 홍수가 거듭 와도 농작물
은 잘 자라며, 버드나무도 싹이 트고 대지에 만물이 돌아오니
백성은 편안히 지내고 치수(治水)는 성공하였다.

마침내 우(禹)는 밤낮을 쉬지 않고 사랑하는 여자를 만나기
위해 단숨에 달려갔다. 그가 그토록 사랑하던 여자와 헤어질
때 심어 놓은 넝쿨이 저 멀리에 보였다. 기쁜 마음에 소리를 지
르며 산고개로 올라왔지만, 여자는 돌 형상이 되어 있었다.

우와 헤어진 여자는 매일 고갯마루에 서서 바람이 불거나 비
가 와도 그를 기다렸다. 치수를 잘 하여 수해를 입는 백성들이
없다는 소식은 들었지만, 여자는 우의 이름도 불러보지 못한

채 그 자리에 쓰러졌다. 후에 그 자리에서 우를 기다리던 여자
는 망부석이 되었고, 여자의 손에 있던 가시넝쿨은 나뭇가지로
변해 있었다.

우가 마침내 여인에게 돌아왔지만 이미 싸늘하게 변한 석상
(石像)만 남아 있었다. 우(禹)가 죽은 여인을 생각하며 흘린 눈
물이 나뭇가지에 떨어지자 황금색의 꽃이 피어나기 시작하였
다.

사람들은 하늘의 옥황상제가 여인의 충절한 애정을 보고 꽃
으로 피어나게 했다고 한다. 우(禹)는 그 꽃을 보고 「영춘화(迎
春化)」라고 이름을 지었다. 영춘화는 신이화(辛夷花) 또는 목
련꽃을 말한다.

목련꽃 봉오리를 따다 끓여서 복용하면 코 알레르기와 축농
증에 매우 유효한 약재가 된다.

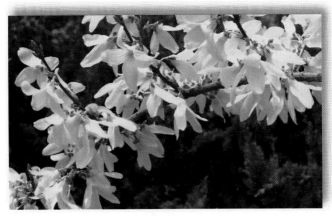

영춘화

7. 황토탕 黃土湯

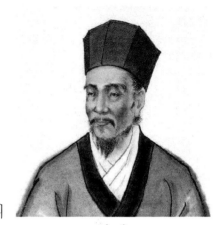

전 을

송(宋)나라 때의 유명한 의
원 전을(錢乙)은 소아과의 의성
(醫聖)으로 추앙을 받았다. 저서로는 《소아약증직결(小兒藥證
直訣)》이 있고 한림의관(翰林醫官)을 지냈다.

한림의관은 한림원(翰林院)에 있는 시의(侍醫)로서, 한림원
은 국사 편수, 경서, 진강(進講), 근칙 작성, 황제 자문 등의 역
할을 담당하는 곳이다.

송(宋)나라 신종(神宗)황제의 황태자가 갑자기 병에 걸렸다.
수많은 명의를 초청하여 치료하였지만 나아지는 기색이 보이
지 않았다. 병은 점점 심해지고 급기야는 근육에 경련이 일기
시작하였다. 황제의 마음은 조급해졌다. 이때 한 신하가 황제
에게 전을을 추천하였다.

"폐하, 전을 의원의 매우 뛰어나다고 하옵니다. 그를 초빙
하여 태자의 병을 보이시기를 아룁니다."

그리하여 전을이 대궐로 불려왔다. 황제는 몸이 마르고 그
다지 출중하지 않은 그의 외모를 보고는 속으로 마음에 썩 내
키지 않았다.

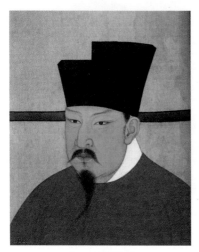

송 신종황제

"어차피 초청하였으니 할 수 없군."

황제는 전을의 행색을 보고 실망은 하였지만 별수도 없어서 아들의 병을 보게 하였다. 그런 황제의 표정에도 전을은 아랑곳 하지 않고 유유자적하고 태연하게 진찰을 하고 종이에다 처방을 썼다.

「황토탕(黃土湯)」

황제는 가뜩이나 전을의 행색이 맘에 안 드는데, 그 처방을 보니 화가 났다. 아니, 황토라니? 황토는 흙이 아닌가!?

"매우 방자하구나! 도대체 황토(흙)를 약에다 넣는다는 말인가?"

화가 나서 소리를 지르는 황제 앞에 전을은 이미 마음속에 생각을 대비해 둔 듯이 대답하였다.

"제가 진단한 결과 태자 전하의 병은 신(腎)에 있습니다. 이것은 한의학의 오행원리에 의거하여 신(腎)은 북방의 수(水)를 의미합니다. 토(土)는 수(水)를 극(克)하기에 당연히 황토(黃土)를 써야 합니다."

황제는 전을의 말에 수긍이 가는지 머리를 끄덕거렸다. 심중에 의심이 조금 가셨다. 바로 이때 태자가 경련을 시작하였다. 곁에서 황후가 재촉하였다.

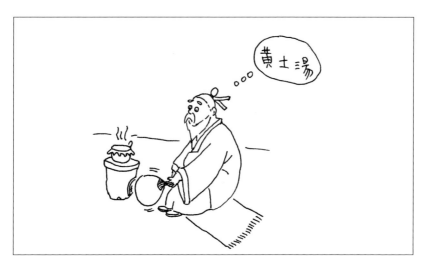

　"전을 의원은 경성(京城)에서 매우 유명하고 그의 진단은 확실하기에 폐하께서 전혀 우려하실 필요가 없습니다."

　황제는 사람을 시켜 부뚜막에서 오랫동안 불에 그슬린 흙을 탕약에 넣어 끓여 황태자에게 복용시켰더니 과연 경련이 멎었다. 두 첩을 먹으니 완전히 병이 나았다.

　그제야 신종은 전을 의원의 의술을 믿고 그를 한림의관(翰林醫官)으로 임명하였다. 한림의관은 매우 영광스런 태의승(太醫丞)을 말한다.

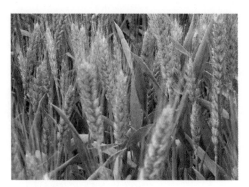

소 맥

8. 소맥·대맥·교맥

옛날에 세 자매가 있었다.

그런데 그 이름이 소맥(小麥)·대맥(大麥)·교맥(蕎麥)이었다. 처음에 외동딸이었던 소맥의 어머니가 세상을 떠나자 아버지는 재혼을 하였다. 일 년 뒤에 대맥이 출생했고 그 이듬해에 교맥이 출생했다.

새어머니는 전처의 소생인 소맥을 학대하였다. 소맥에게는 좋은 옷도 입히지 않았고 좋은 음식도 주지 않았다. 그래서 소맥의 몸은 점점 말라갔다.

새어머니는 자기에게서 태어난 대맥과 교맥은 매우 아끼고 좋은 옷과 기름진 음식으로 그들을 키웠다. 대맥은 몸이 건강했고 막내인 교맥은 붉은 바지와 초록색의 버선과 꽃무늬가 있는 모자로 아름답게 가꾸었다.

한편 새엄마의 눈에 항상 거슬렸던 소맥은 그의 소원대로 헐벗고 굶주려 결국 세상을 떠나고 말았다.

그 해 양력 9월은 날씨가 매우 추웠다. 북풍이 불기 시작하였고 땅에도 서리가 일찍 내렸다. 그리고 날이 몹시 추운 어느 날, 새엄마도 소맥을 따라 세상을 떠났다. 새엄마는 죽는 순간

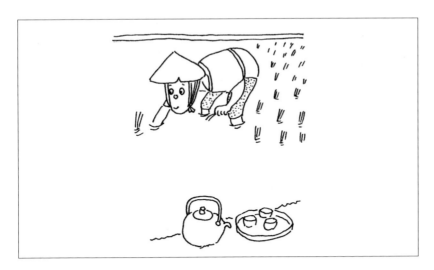

에도 두 딸이 걱정되었다.

"내가 죽으면 누가 대맥과 교맥을 키워 주나?"

마침내 세월이 흘러 대맥과 교맥도 죽어 땅에 묻히게 되었다. 땅 속에서도 소맥이 묻혀 있던 언덕은 매우 추웠지만, 새엄마는 자신의 딸들인 대맥과 교맥만이 걱정되었다.

"애들아, 따뜻하게 이불을 덮어라!"

바로 그때 하늘에서 눈이 내리기 시작하였다.

소맥(小麥)은 추운 겨울을 참고 견디어 봄에 기어 나왔다. 따라서 크게 자라 성숙하게 되었고, 얼굴을 문질러

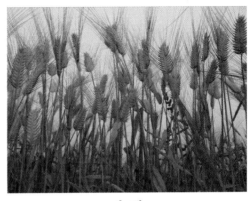

대 맥

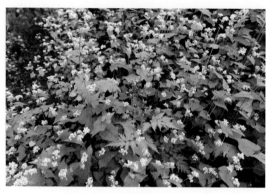

교 맥

보니 하얗고 향기가 나며, 또한 먹기 좋게 자랐다.

3월에 날씨가 따뜻하여 꽃이 피어날 때 대맥(大麥)이 나왔고, 여름에 비가 와서 영양 공급이 잘 안 되고 갈증이 있을 때 교맥(蕎麥)이 나왔다.

교맥은 죽지 않고 고통을 잘 이겨내어 잘 자라났다. 숙성된 후에는 갈아서 면을 만들었지만 까맣기 때문에 먹기에는 적합하지 않았다.

소맥은 밀이고, 대맥은 보리며, 교맥은 메밀이다.

9. 우황청심환 牛黃淸心丸

유세환(劉世煥, 1876~?)은 조선 말기(고종 13)의 의관(醫官)으로, 대한의원의 교수였다.

우리나라에 맨 처음 등장한 약국은 1910년 서울 종로 3가의 인수당 약국(仁壽堂藥局)이었다. 약국 주인 유세환은 구 한국 시대의 한국

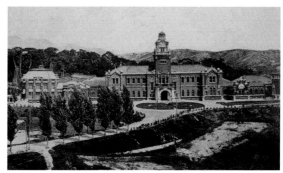

서울 종로구 연건동에 설립되었던 대한의원의 1908년경 모습(민족문화대백과)

인 약사로 동경 약학대학을 졸업한 후 1904년에 의학교 교관에 임명되었다. 육군의 이등 약제관이었다가 1906년에 일등 약제관이 되어 한국인 약학 지망생과 의학도들에게 약학을 가르쳤다.

유세환은 약국을 개업할 때 간판에 처방조제라고 표시하여 약사가 개업한 약국임을 은근히 내세웠다. 그의 약국에서 취급했던 약제로는 설파제를 비롯한 유산균제재, 옥도정기 등 약전

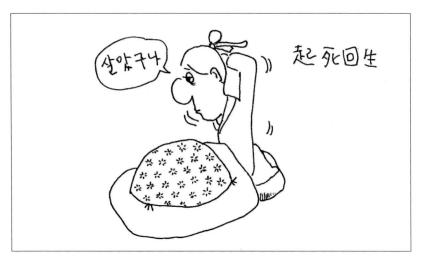

약이 대부분이었다. 여기에 국산 매약으로는 활명수, 팔보단, 영시환, 고약 등이 있었고, 일본 매약으로는 인단, 용각산 등이 있었다. 그리고 우황청심환이 있었는데, 이 약은 이윤이 가장 많이 남았다.

"이 우황청심환은 죽어가는 사람도 살립니다."

실제로 죽어가는 사람에게 우황청심환을 물에 풀어 먹였더니 숨을 다시 내뿜으면서 생명이 연장되었던 귀한 한약이다.

"이 약은 집안에 상비약으로 가지고 있으면 좋습니다."

이 약은 기사회생 고귀약이라 해서 고급스럽게 만들어진 오동나무 상자에 넣어 팔았다. 이 우황청심환은 에누리가 없이 팔린다는 점이다. 소매가가 3원이었는데, 이윤은 1원 50전으로 5할이나 남았다. 당시 웬만한 약방의 하루 매상액은 3원 정도였다. 당시 쌀 한 가마 값은 7원 정도였다. 유세환은 인수당 개업 7년 후 세상을 떠났다.

우황청심환의 주원료인 우황은 소의 담낭 결석으로 생긴 것이다. 담낭 결석에 걸린 소는 소변을 볼 때 아파서 소리를 지르고, 소변 색이 누렇다. 이런 원리를 알고 있는 한의사들은 담낭 결석에 걸린 소를 싼 가격에 사다가 우황을 채취하여 한약재로 사용하였다.

우황은 노란색으로 성미(性味)는 고(苦 : 쓰고), 량(凉 : 차겁고) 하고 귀경(歸經)은 간(肝)과 심(心) 경락으로 들어간다. 몸에는 경락이 있는데, 경락

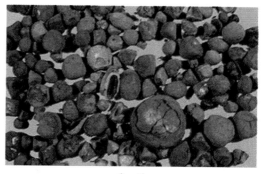

우 황

으로 귀속되는 것을 귀경이라고 한다. 즉 약효가 경락으로 영향을 미치는 것을 말한다.

효능은 청열해독(淸熱解毒), 식풍지경(熄風止痙), 화담개규(化痰開竅)한다. 즉 열을 식혀주며 해독하여 준다. 또한 경기를 멎게 하고, 몸에서 생겨나는 풍(風)을 없애주고 몸의 담을 제거하며 몸 안의 구멍을 열어주어 기혈을 잘 돌게 한다. 몸에는 구멍이 아홉 개가 있어서 구규(九竅)라고 한다. 즉 입, 귀, 코, 눈, 전음(前陰 : 요도)과 후음(後陰 : 항문) 모두 아홉 개다.

예부터 조선의 우황이 좋기로 소문이 나서 중국에서는 조선에까지 와서 우황을 구입해 가곤 했다.

10. 자정단紫精丹

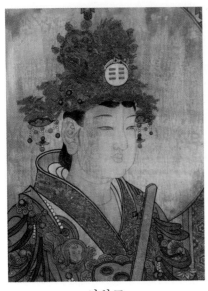

서왕모

서왕모(西王母)는 중국 대륙 서쪽에 있는 곤륜산에 살고 있는 최고위의 여신으로서 모든 신선들을 지배하는 신이다.

서왕모는 30세 정도의 절세미녀로 결코 나이를 먹지 않는다고 한다. 신선들의 여제(女帝)에 걸맞게 크게 틀어올린 머리에 「화승(華勝)」이라는 관을 쓰고, 호화로운 비단옷을 입고 있다.

곤륜산에 있는 서왕모의 궁전은 사방이 1천 리에 달할 만큼 넓으며, 황금을 비롯한 각종 보석으로 치장된 건물이 늘어서 있다. 또 그가 관리하는 과수원에는 먹으면 불로장생한다는 신비의 복숭아가 열려 있다고 한다.

궁전 왼쪽에는 요지(瑤池)라는 호수가 있고, 오른쪽에는 취천(翠川)이라는 강이 있으며, 곤륜산 밑에는 약수(弱水)라는 강이 흐르고 있다. 특히 약수는 용 이외에 다른 자들이 건너려고 하면 빠져 죽는다고 한다. 이는 서왕모의 궁전에 가기가 그만큼 힘들다는 것을 의미한다.

그런 서왕모가 천을 짜는 여인 직녀(織女)를 방에 가두어 놓고 아침저녁으로 천을 짜게 하여 직녀가 비단을 다 짜면 두 명의 하늘병사를 파견하여 직녀가 짠 비단을 빼앗아 갔다.

하늘 병사들이 얇은 비단을 하늘에 걸어둔 것이 우리들이 보는 아침노을과 저녁노을이다.

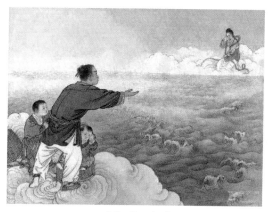

견우와 직녀

직녀의 창백한 얼굴과 슬피 우는 모습을 본 하늘병사는 마음이 약해지고 불쌍한 생각이 들어 직녀에게 말을 걸었다.

"왜 온종일 눈물을 흘리고 얼굴이 그렇게 창백한가?"

"저는 견우와 부부의 인연을 맺었는데, 왕모에게 징벌을 받아 온종일 천을 짜게 되었습니다. 그리고 최근 들어서는 몸도 점점 약해져서 그렇습니다. 칠석(七夕)이 가까워 오는데, 오작(烏鵲)님이 우리를 위해 오작교(烏鵲橋)를 놓지만 지금의 몸으로는 다리를 건너지도 못할 것입니다."

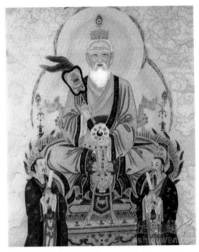

태상노군

하늘병사는 동정심이 생겨 하늘의 왕인 태상노군(太上老君)의 연단방(煉丹房)에 몰래 침입하여 태상노군의 알약을 훔쳐서 직녀에게 갖다 주었다. 직녀는 그 약을 먹고 얼굴색이 붉어지고 힘이 생겨 몸이 회복되었다.

드디어 칠석날 은하수(銀河水)에 있는 오작교를 힘차게 걸어가 견우와 만나서 영원히 같이 살게 되었다.

왕모(王母)는 이 소식을 듣고 매우 화가 났지만 직녀를 못살게 군 것을 생각하여 보복을 하지 않았다. 왕모는 다른 두 직녀를 파견하여 계속 천을 짜도록 하였다.

하늘병사가 직녀에게 준 알약은 전설에 의하면 양음보혈(養陰補血)하는 「자정단(紫精丹)」이라고 한다.

자정단은 유황(硫黃)과 철분을 제련하여 만든 단약(丹藥)이다. 흑갈색의 환약으로 재질은 무겁고 금속 고유의 특성이 있다. 물과 술에는 용해가 되지 않으나 식초에는 잘 용해가 되어 철염(鐵鹽, ferric salt)과 황화수소(黃化水素, hydrogen sulfide)가 만들어진다. 이 약은 공기 중에 열과 만나면 산화가 되어 황산제일철(黃酸第一鐵, ferrous sulfate)이 되며 강한 열을 가한 후에는 이산화황(二酸化黃, sulfur dioxide)이나 산화 제2철(酸化第二

鐵, ferric oxide)이 된다. 이것의 주요 성분은 황화제일철(黃化第
一鐵, ferrous sulfide)이다. 성미(性味)는 무독(無毒)이나 이것을
많이 먹으면 위벽을 자극하여 구토하게 되고 흉부가 불편해지
는 둥 증상이 생긴다.

자정단은 혈색소의 숫자를 증가시키고 혈구(血球) 생성을
촉진하는데, 한의학에서는 양음보혈(養陰補血), 온난신양(溫暖
腎陽), 강장신체(强壯身體)의 공효로 허한적취(虛寒積聚)를 치
료하고, 난제복(暖臍腹), 지냉통(止冷痛)한다. 즉 피를 잘 생기
게 하며 보한다. 신장을 따뜻하게 하며 몸이 차갑거나 적취(積
聚 : 덩어리)를 치료한다.

매번 공복 시 차(茶)와 술로 같이 먹으며 매일 5알씩 먹는다.

고서에 기재된 자정단은 일종의 황화제일철(ferrous sulfate)의
환제(丸劑)로 가열 후에 생기는 황화제일철은 보혈강장(補血强
壯) 작용을 한다.

11. 우여량 禹余粮

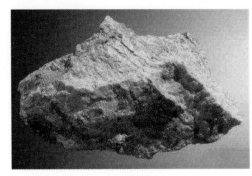

여량석

　옛날, 아주 가난한 시골 마을에 한 해 내내 유행성 이질(痢疾)이 발생하여 남자들의 얼굴색은 모두가 누렇게 떠있고, 살이 빠져 힘이 없어 농사일도 못하고 있었다. 게다가 여자들은 모두 아이를 낳지 못해 마을이 회멸(灰滅) 지경에 이르렀다.

　마을의 이런 환경을 견디지 못한 한 청년은 마을을 떠나 좋은 약을 구하기로 결심하였다. 마을을 떠나기 전 그는 사람들에게 말했다.

　"여러분, 제가 마을을 떠나 질병을 퇴치할 약을 구해 오겠습니다. 좋은 약초나 치료 방법을 찾지 못하면 결코 돌아오지 않고 객지에서 죽고 말겠습니다."

　청년은 마을 사람들과 이별을 한 후 약초를 구하기 위해 끊임없이 길을 걸었다. 마침내 그가 한적한 산골로 들어섰다. 이 작은 산골은 별천지였다. 산등성이에는 국화가 만발하고, 공기도 맑고, 산에서 흘러내려온 물이 작은 연못을 이루고 있었다. 풀이 무성한 산비탈을 보니 연기가 모락모락 피어오르고 있었고 그곳에 조그맣고 평온한 촌락이 있었다.

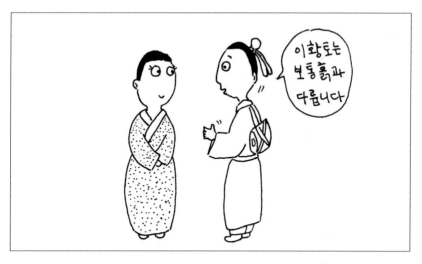

그 촌락의 남자들은 모두가 기운차 보였으며, 여인들도 피부에 윤기가 있어 건강해 보였다. 아이들 역시 뛰노는 모습이 건강해 보였다. 이곳 사람들은 다른 곳의 사람이 한 번도 들어온 적이 없어 청년이 생소하고 이상하게 느껴졌지만, 외지에서 온 청년에게 자신들을 소개했다.

"우리의 선조는 우(禹)이고 우리들은 우왕의 후손입니다. 우왕이 치수(治水)를 할 때 아름다운 이곳을 발견해 우리들이 정착하고 살게 되었습니다. 그런데 젊은이는 우리 마을에 어떻게 오게 되었소?"

청년은 자신의 마을에 처한 비참한 사정을 그들에게 설명하고, 그곳 사람들에게 물었다.

"당신들의 몸은 어찌하여 이렇게 튼튼하고 건강합니까?"

이곳 사람이 대답했다.

"옛날에 우(禹)왕이 꿈을 꾸었는데, 만약 후에 온역(瘟疫)이

56

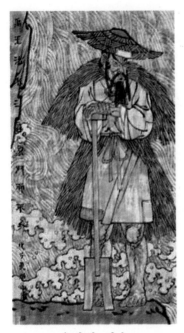

우왕의 치수

돌거나 자손 후대가 흥왕(興旺)하지 못하면 산에 있는 연못에서 황토(黃土)를 파내 먹으라고 하셨습니다."

"어떤 황토입니까?"

"그 황토는 보통 흙과 달리 깨끗한 수액(水液)과 토지의 정기(精氣)가 결합하여 만들어진 것으로 인체에 효력이 있습니다."

청년은 크게 기뻐하며 그 황토를 얻어갈 수 있도록 부탁하였다. 마을 사람들은 청년이 황토를 가져가도록 승낙해 주었고, 청년은 황토를 한 짐 짊어지고 자신의 마을로 돌아갔다.

마을 사람들은 청년이 덜렁 황토 한 짐만 둘러메고 오자 크게 실망하였다. 그러나 청년은 전혀 개의치 않고 남자들에게 황토를 달여서 마시게 하고, 여인들에게는 황토를 환(丸)으로 만들어 먹였다.

마을 사람들은 반신반의하면서 청년이 하라는 대로 하였다. 황토가 절반가량 남았을 때 남자들의 신체는 건강해졌고, 여인들의 몸도 회복되었다. 그리하여 마을 사람들의 질병이 없어지고 건강해졌다. 몸이 건강해져 수확도 많이 거두니 집집마다 양식이 여유있게 되었다.

마을 사람들은 남아 있던 황토 반 자루를 마을 사당에 봉하여 가장 귀한 위치에 놓았다. 이 흙은 우(禹)의 후대가 증송(增送)하여 주었고, 이 흙이 있었기에 마을이 부유하고 식량이 여유가 있게 되었다 하여 사람들은 이 흙을 「우여량(禹余粮)」이라고 불렀다.

우여량은 여량석(余粮石)이라고 하는 광물질로서 철분이 포함되어 있다. 습기가 있는 택지나 사면이 조그만 산의 계곡에서 채집할 수 있

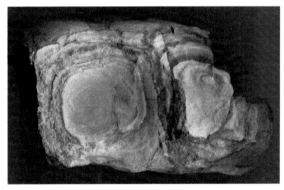

우여량

다. 우여량은 일반적으로 수렴(收斂), 지사(止瀉) 작용이 있다. 설사를 멎게 하고, 지혈(止血)과 보혈(補血)하는 작용이 있다. 또 빈혈로 안색이 창백하고, 위장 출혈과 오래된 이질로 인한 탈항, 붕루, 음허대하(陰虛帶下)를 치료한다.

12. 고반 枯礬

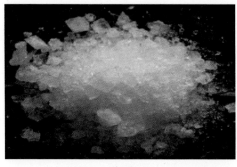

당(唐)나라 때 삼장법
사가 인도에 가서 불경
을 가지고 돌아온 후에
백룡마(白龍馬)는 선계
(仙界) 생활에 권태를 느
꼈다. 그는 인간사회에
서 선행을 하고자 결심

고 반

하며 백성을 위해 좋은 일을 하고자 하였다.

그리하여 백룡마는 얼굴이 하얀 서생(書生)으로 변하였다.
하얀 옷과 하얀 모자를 쓰고 그는 가난하고 물이 나쁜 곳에
도착하여 조그마한 약방을 열었다.

그 약방 이름은 「백룡당(白龍堂)」이라 하였다. 백룡마인
소백룡(小白龍)이 차린 한약방은 말이 약방이지 돈을 낼 수 없
는 사람은 거저 병을 봐주고 또 약도 주었다.

소백룡은 이곳에 오자마다 사람들이 마시는 우물과 계천에
하얀색의 선약(仙藥)을 뿌렸다. 그러자 우물과 계천이 깨끗해
져 백성들이 계천 물을 마시고 몸이 건강해지고 혈색도 좋아

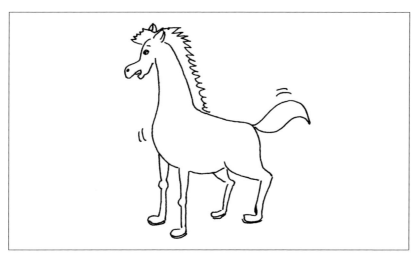

졌다. 이 물로 몸을 씻으면 피부도 고와져 부스럼이 생기지 않았다.

소백룡은 환자를 보는 방법이 특별하여 그가 선약을 부수어 가열하면 선약이 즙(汁)으로 변하는 것은 물론이고, 연기가 돌면 덩어리가 되고 또 부수면 가루가 되었다. 이것이 산제(散劑 : 가루약)이고 또 다른 가루약을 비벼서 오동나무 열매로 환제(丸劑)를 만들었다.

불결한 음식이나 찬 음식을 먹고 배탈이 난 환자에게는 환제로 치료하였다. 때에 따라서는 생강물이나 감초물을 같이 복용시켰으며, 어떤 때는 쌀죽을 같이 복용시켰다. 환제 2, 30알을 복용 후에는 효과가 있었다. 어떤 사람이 물었다.

"환약을 복용할 때 생강물이나 쌀죽, 또는 감초물로 복용시키는 이유는 무엇인가요?"

의원은 빙긋이 웃으며 대답했다.

"하늘의 비밀을 어떻게 세상에 폭로하는가?"

사람들은 더 이상 묻지 않았다.

어떤 부인이 어린아이를 안고 병을 보이러 왔다. 아이의 귀에서는 고름이 나고, 냄새도 심했다. 옆에 있던 사람들이 아이를 보고 한 마디씩 하였다.

"병이 고치기 참 힘들겠군!"

백룡마 선생은 귀 속에 고름을 깨끗이 씻어내고 가루약을 귀 속에 넣은 다음 입으로 중얼거렸다. 조금 있으니 어린아이는 정신을 차리고 두 귀는 말끔하게 나았다. 그 후부터 백룡마 선생의 이름은 점점 더 알려지고 명성이 더욱더 높아져 갔다. 그는 인간 세상에 만족하여 다시는 선계(仙界)로 돌아가지 않기로 마음먹었다.

하루는 저팔계(豬八戒)가 와서 말을 전했다.

"손오공이 오랫동안 긴고(緊箍)를 써서 머리가 조이고 아파 유명한 의원을 청하여 치료했지만 효과를 보지 못하였습니다. 치료해 주세요."

긴고는 손오공의 머리띠를 말한다. 소백룡은 이 말을 듣자 백룡마로 변하여 저팔계를 따라 손오공의 두통을 치료하려고 갔다.

마을사람은 명의가 원래 백룡(白龍)이라는 사실을 나중에서야 알게 되었다. 백룡을 기념하기 위해 백룡이 남기고 간 단제(丹劑)를 「백룡단(白龍丹)」이라고 하였고 백룡이 남기고 간 가루약을 「백룡산(白龍散)」이라고 하였다.

현대 한의학으로 분석하여 보면 이 백룡단과 백룡산의 주요 성분이 고반이었다. 고반은 외명반(煨明礬) 또는 자백반(炙白礬)이라고 하였고, 백반을 가열하면 결정수(結晶水)의 구운 제품으로 탈바꿈한다.

고반은 살균, 방부, 수렴(收斂), 지혈(止血), 지사(止瀉) 작용을 하며 창상(創傷), 궤양(潰瘍), 습진(濕疹), 이질, 고름이 생기는 중이염을 치료한다. 고반 1g, 행인

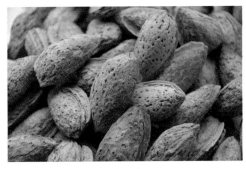

행 인

(杏仁) 0.5g을 가루로 내어 꿀로 버무려 환을 만들어 부녀자의 폐경과 월경불순, 혹은 월경 때 피가 엉겨 나올 때 쓰면 효과가 있다.

13. 정향 丁香

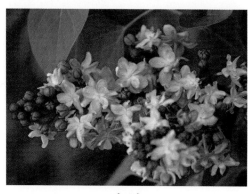

정 향

정향(丁香)은 오래된 약초 중에 하나로, 일찍이 북위(北魏)의 고사협(賈思勰)이 기원전 533~544년에 쓴 《제민요술(齊民要術)》에 정향이 정자향(丁子香)으로 기재되어 있고, 남조(南朝)의 도홍경(陶弘景)의 《명의별록(名醫別錄)》에는 정향을 계설향(鷄舌香)이라고 기록하고 있다.

중국 호남성 장사시 교외의 마왕퇴(馬王堆)의 한묘(漢墓)는 전한(前漢)의 장사국(長沙國) 재상이었던 이창 일가의 무덤으로, 외부 세계와 철저히 차단된 상태로 1972년에 우연히 발견되었다. 그 속에는 2,000년이나 된 시체가 전혀 부패되지 않은 상태로 완전하게 보존되어 있었다. 비단이나 칠기, 곡물뿐 아니라 백화(帛畫, 비단에 그린 그림)와 백서(帛書, 비단에 쓴 글씨) 등 귀중한 유물도 온전한 형태로 발굴되었다.

그런데 그 여인의 시신의 손에 정향이 쥐어져 있던 것을 보도한 적이 있다.

정향의 꽃봉오리가 마치 못(丁)과 같은 형

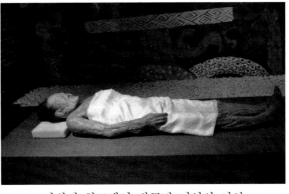

마왕퇴 한묘에서 발굴된 여인의 시신

상과 강렬한 냄새로 정자향(丁子香)이라고 하였다가 간략하게 정향(丁香)이라고 하였다. 또 정향의 꽃봉오리를 말리면 닭의 혀와 같아 계설향(鷄舌香)이라고도 하였다. 당(唐)나라 시인 이상은(李商隱)은 이렇게 읊었다.

본시 정향나무는 봄에 가지를 치며 산다

本是丁香樹 春條結始生　본시정향수 춘조결시생

오대남(五代南) 시대의 당주(唐主) 대사인(大詞人) 이욱(李煜)은 귀한 문장을 풍부한 시구로 적었다.

푸른 새는 구름 밖의 소식을 못 전하고
정향은 빗속의 시름을 허공에 맺는다.

靑鳥不傳雲外信　청조부전운외신
丁香空結雨中愁　정향공결우중수

정향에는 오이게놀산(eugenol acid), 아세틸오이게놀(acetyleuge

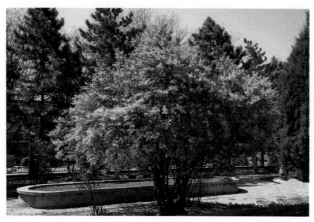

정향수

nol) 등의 유
효성분이 함
유되어 있어
비교적 강한
진통효과를
가져오고, 또
한 소독과 방
부작용도 있
다.

아프리카 동부의 탄자니아에 면적이 약 900k㎡가 되는 벤바
섬이 있는데 이곳은 세계 최대의 정향이 서식하는 지방이다.

벤바 섬을 「정향의 섬」이라고 하여 360만 그루의 정향나
무가 자라고 있어 마치 푸른 물결과 같은 망망대해에 녹색 보
석이 있는 것처럼 보인다. 탄자니아의 국민들은 정향을 자기
의 국화(國花)라고 할 정도이다.

정향은 맛이 맵고 성질은 따뜻하며 기미(氣味)는 방향(芳香)
성질이 있다. 정향은 한사(寒邪 : 차가운 기운)로 인한 위통, 구
토, 딸꾹질, 복통, 설사, 산기통(疝氣痛 : 아랫배가 아픔)과 부
녀자의 한성(寒性) 월경통에 매우 효과가 있다.

1985년 8월에 《중의잡지》에 정향을 가루를 내어 붙이면
각선(脚癬)에 효과가 있다고 보고하였다. 백여 명의 각선환자
에게 정향을 가루로 만들어 붙여보니 아주 효과가 있었다고
하며, 구취환자에게 정향 한두 개를 입에 물고 있으면 구취가

없어진다고 하였다.

강소성(江蘇省) 중의학원의 서경번(徐景藩) 교수는 《절강중의잡지》 1983년 5호에 정향으로 치료한 예를 보고하였다.

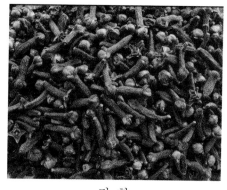

정 향

1) 위통에는 중완(中脘), 양문(梁門)혈에 정향을 붙인다.

2) 간염, 간경화에는 간 부위의 압통점이나 기문(期門), 일월 (日月), 장문(章門)혈에 붙인다.

3) 복창복수(腹脹腹水) 때는 중완(中脘)과 기해(氣海)와 양측의 천추(天樞)혈에다 붙인다.

4) 식도염과 식도기능 장애에는 전중(膻中) 혹 자궁(紫宮)혈에 붙인다.

5) 만성 담낭염에는 압통점과 우측 양능천(陽陵泉)에 붙인다.

6) 요통에는 신유(腎兪), 명문(命門)의 압통점에 붙인다.

7) 흉신경통, 늑연골염에는 압통점과, 압통점과 상응한 배부 (背部)의 유혈(兪穴), 예로 궐음유(厥陰兪), 심유(心兪), 신유(腎兪), 격유(膈兪)에다 붙인다고 하였다.

현대 명의인 시금묵(施今墨)은 정향을 《억융선구원내정향 화수(憶絨線舊院內丁香花樹)》에서 이렇게 읊었다.

올해는 정향꽃이 짧게 피며,

인간의 지나간 세월보다 길구나.

매년 꽃은 절로 피는데,

꽃은 사람이 늙어가는 것 좇지 않는 이치로다.

꽃이 떨어지고 피는 몇 차례의 봄은,

인간 지나간 모든 일들의 이미 전의 속세이다.

아득히 멀리 정원에서 돌아온 것을 아는 것은 마치 오래된 것 같으며,

당시 정향나무 아래 있는 사람을 못 보는구나.

丁香花開今年小　人比去年老多了	정향화개금년소 인비거년노다료
年年依舊花自開　道自花不隨人老	연년의구화자개 도자화불수인노
花落花開幾度春　人間往事已前塵	화락화개기도춘 인간왕사이전진
遙知庭院還如昔　不見當時樹下人	요지정원환여석 불견당시수하인

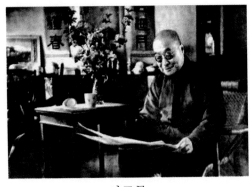

시금묵

모택동(毛澤東)은 시금묵 의원을 중국 대륙에서 명성을 떨치는 명의라고 말할 정도로 그에게 인정을 받았는데, 반동으로 모함을 받아 핍박을 받았다. 다년간의 의술이 무너지는 그의 심정을 정향꽃을 보며 시로 지은 것이다.

14. 삼칠 三七

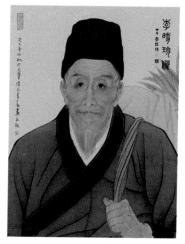

이시진

삼칠은 오가피 과에 속하지만 원래는 인삼과 같은 종류에 속한다. 이시진(李時珍)은 삼칠의 맛이 인삼과 같아 인삼삼칠(人蔘三七)이라는 이름을 만들었을 정도로 그 효과 또한 뛰어나다.

삼칠은 매를 맞았거나 넘어졌거나 교통사고로 인한 어혈증, 지혈과 통증을 없애는 데는 신기할 정도여서 민간에서는 「지혈금불환(止血金不換)」이라는 별명이 있다. 이것은 지혈하는 데 금과 바꿀 수 없는 귀중한 약재라는 뜻이다. 중국에서 매우 유명한 성약인 운남백약(云南白藥)과 편자황의 주성분이 바로 삼칠이다.

중국의 운남성 문산현(文山縣)에 문산장족(文山壯族)과 묘족(苗族)의 자치구가 있다. 옛날에는 개화현(開化縣)이라고 하였는데, 이곳의 특수한 토질조건으로 양질의 삼칠이 생산되고 치료 효과 또한 높다. 30여 년간 중국 전역에 걸쳐 수천만 근의 삼칠을 공급함으로써 전체 수요량의 70%를 차지하여 이곳을 삼칠마을(三七之鄕)이라고 한다.

민간에 전해 내려오는 삼칠에 대한 이야기가 있다. 아름다

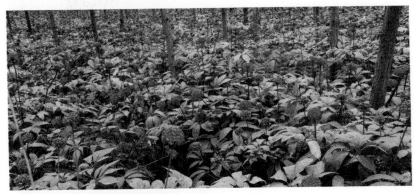

삼 칠

운 삼칠선녀가 삼칠을 인간에게 재배하는 방법을 가르쳐주기 위해 인간사회에 내려왔다. 어느 날 삼칠선녀가 삼칠을 재배하고 있을 때 한 마리의 큰 곰이 나타나 그녀를 덮치려고 했다. 바로 그때 묘족 청년이 나타나 활을 쏘아 곰을 쓰러뜨렸다.

"고맙습니다. 하마터면 목숨을 잃을 뻔했습니다."

"어디 다친 데는 없는지요?"

"괜찮습니다만, 댁은 누구신지?"

"잡상(卡相)이라고 합니다."

"생명의 은인이신데, 어떻게 보답을 하여야 할지……?"

잡상은 집이 매우 가난하여 어머니가 수년 동안 병상에 있지만 치료를 못하고 있었다.

"지금 제 어머님이 몸져누워 계시지만 가진 것이 없어 의원을 부르지 못하고 있습니다."

삼칠선녀는 생명을 구해준 은혜를 보답하기 위해 잡상에게 말하였다.

"뒷산 비탈에 약초가 있는데, 그 약초의 잎은 마치 내가 입은 긴 치마와 같고 가지는 허리띠같이 생겼는데 그 약초가 어머니의 병을 낫게 해줄 겁니다."

잡상은 곧바로 달려가 그 약초를 캐어 늙은 어머니에게 몇 차례 달여 드리니 오랜 동안 앓았던 병은 점점 호전되었다.

그는 삼칠선녀를 찾아갔다.

"전번 약초가 제 어머니를 살렸습니다. 감사합니다. 그런데 그 약초의 이름은 무엇입니까?"

삼칠선녀는 웃으며 말하였다.

"약초를 잘 살펴보셔요. 잎은 몇 개이고 가지는 몇 개이던 가요?"

줄기는 하나이고 가지는 세 개이며 잎사귀는 일곱 개였다. 총명한 잡상은 즉시 말하였다.

"삼칠(三七)!"

그리하여 삼칠이라는 이름이 전해져 왔다. 삼칠은 「금창요약(金瘡要藥)」이다. 이것은 쇠붙이에 몸이 상했을 때, 즉 칼이나 창으로 찔리거나 다쳤을 때 귀한 약이라는 뜻이다.

사천(四川)지방의 심소구(沈紹九) 명의는 《심소구의화(沈紹九醫話)》에서 삼칠을 소개하였다.

삼칠의 맛이 인삼과 매우 비슷하여 이 약초가 기를 보하는 효력이 있으며, 보익(補益)도 하고 어혈(瘀血)을 치료한다고 하였다. 그는 삼칠을 보약으로 쓸 때는 필히 술을 금해야 한다고 그의 경험담을 말하였다.

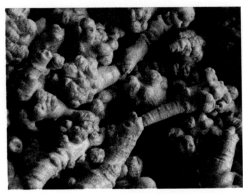

삼 칠

삼칠의 효능는 지혈(止血), 산어(散瘀 : 어혈을 풀어줌), 소종(消腫 : 단단한 덩어리 없앰), 정통(定痛 : 통증을 없앰)하다.

이시진은, "삼칠은 최근에 남쪽의 군인들에게 금창요약(金瘡要藥)으로 매우 효험을 보고 있다."고 하였다.

《본초신편(本草新編)》에는, "삼칠근은 지혈에 신비한 약초이며 상초, 중초, 하초의 혈(血)에는 무조건 이 한 가지 약으로 효과를 보며 보혈보기약으로도 신기하다."라고 기재되어 있다.

《식약변미(識藥辨微)》에는, "질타손상(跌打損傷)을 치료하는 데 큰 효과가 있으며 마치 황금과 같은 값어치가 있다."고 하였다.

근대의 명의 장석순(張錫純)의 임상에서 그는 이하선염(볼거리) 환자에게 사용하여 "소염(消炎) 지통(止痛)의 양약(良藥)"이라고 높이 평가하였다.

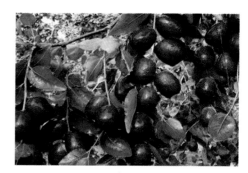

15. 대조탕 大棗湯

대 조

송(宋)나라 때 이야기다.

어느 부인이 몸이 매우 아프면서 우울하고 항상 슬픔에 잠겨
몸을 가누지 못하는 괴상한 병에 걸렸다. 여러 의원들에게 보
여 진료를 받아보았으나 아무런 차도가 없었다.

"도대체 무슨 병이기에 진료에 차도가 없나?"

"대단한 명의가 있다고 하는데……."

"누구인가?"

"허숙미(許叔微)라고 들어봤나?"

그래서 명의 허숙미 의원을 청하였다. 의원은 환자의 맥을
보더니 아무 말 없이 처방을 내렸다. 그가 내린 처방이 바로
대조탕(大棗湯)이었다. 많은 약을 복용하였어도 차도가 없었는
데, 대조탕을 복용한 뒤로는 몸이 하루가 다르게 회복되었다.

같은 송나라 때 정호경(程虎卿)의 부인이 병이 났다. 부인은
밤낮으로 우울하고 혼자서 울기도 하며 간혹 한숨도 쉬기도
하고 불안해하였다. 남편은 부인에게 말하였다.

"부인, 마음을 즐겁게 가지시오!"

"그것이 마음대로 되지 않는군요. 저도 왜 이런지 모르겠

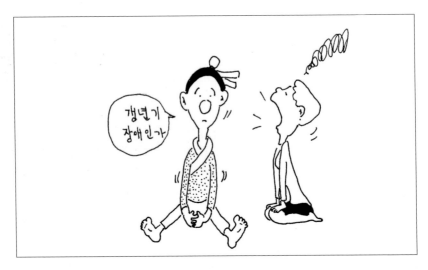

습니다."

"부인, 마치 귀신이라도 씌운 것 같군요."

병으로 고생하는 모습을 보다 못해 남편 정호경은 백방으로 수소문하여 여러 의원을 모셨지만 속수무책이었다. 마침내 송대(宋代)의 이름난 의학자로서, 부인과 대가인 진자명(陳自明) 의원을 청하였다.

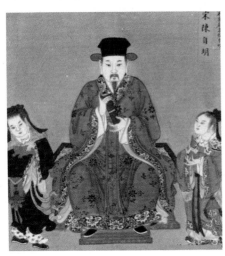

진자명

진자명이 환자의 맥을 보니 척맥(尺脈)이 활맥(滑脈)으로 나왔다.

"부인은 지금 임신 중이시죠?"

"의원님 어찌 맥만 보

고 임신 중인지 아시는지요?"

진자명은 다시 맥을 잡았다.

"부인, 병은 장조증(臟燥症)입니다."

"치료가 가능한지요?"

진자명은 남편에게 말했다.

"당장 대조탕(大棗湯)을 복용시키십시오."

"대조탕이라니요?"

"원래는 감맥대조탕입니다. 이 처방은 의성(醫聖) 장중경(張仲景) 의원의 처방으로 부인들의 장조증에는 아주 좋은 처방이지요. 감초, 소맥, 대조 세 가지 약초만 들어가지만 효과는 매우 좋습니다."

환자는 대조탕을 복용한 후로 너무나 몸이 편해지고 병의 증세들이 싹 가셨다.

근대의 명의 장석순(張錫純)은 대조(大棗 : 대추)로 「익비병(益脾餠)」이라는 떡을 만들어 그 효과를 극찬하였다. 익비

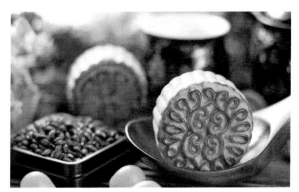

익비병

병은 비장을 유익하게 하는 떡이라는 뜻으로, 비위습한(脾胃濕塞)과 입맛이 없고 오랜 설사를 하며 완곡불화(完谷不化)로 현

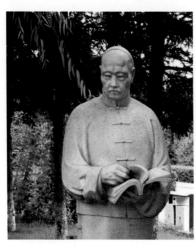

장석순

대에서 말하는 단순성 소화불량을 치료한다고 하였다.

익비병의 처방은 생백출, 건강, 계내금 각 2냥씩 가루로 만들어 찐 대추(大棗)로 같이 반죽하여 떡(餠)을 만들어 공복에 복용하는 것이다. 현대 약리연구 발표에서는 대조는 간을 보호하며 기력을 증진시켜 만성 간염 환자들에게 좋은 식품이라고 하였다.

한(漢)나라의 장중경 의원은 《상한론》과 《금궤요략》에서 대조를 이용한 58가지의 처방을 만들었다.

장석순(張錫純)은 대조를 이렇게 말하였다.

대조와 생강을 같이 사용하면
영기(營氣)와 위기(衛氣)를 조화시키는데 신묘한 약초이다.

大棗若與生薑幷用 爲調和營衛之妙品

따라서 한약 처방에 대조와 생강을 가미하는 이유가 여기에 있다.

대조에는 단백질, 지방, 당류 외에 비타민 A, 비타민 P, C, 리보플라빈(riboflavin, 성장촉진 요소) 카로틴(carotin), 점액질, 인, 철, 칼슘이 들어 있다. 500g의 대조에는 비타민 C가

2,730mg이 들어 있어 사과와 복숭아보다 100배나 많으며 비타민 P도 들어 있어 「여러 가지 과실 중에 으뜸」 이라 해서 「백과지관(百果之冠)」 이라고 하였다.

또한 대조는 「천연 비타민 덩어리」 라고도 한다.

《명의별록(名醫別錄)》에는 대조를 다음과 같이 소개하였다.

중초를 보하고 기를 유익하게 하며, 의지를 견고하고 튼튼하게 하며, 오래 복용하면 배고픔이 없어진다(大棗補中益氣 堅志强力 久服不饑).

《본초회언(本草匯言)》에도 기재되었다.

"대추는 성미(性味)가 감(甘)하고 윤(潤)하며 쉽게 음양을 보(補)하기에 기혈과 진액, 맥과 근육과 골수 일체가 허할 때 마땅히 사용해야 한다(此藥甘潤膏凝 善補陰陽 氣血 津液 脈絡 筋肉 骨髓 一切虛損 無不宜之)."

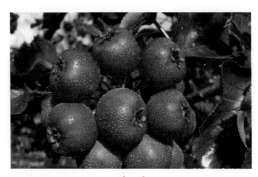

16. 산사山楂 이야기

산 사

남송(南宋) 소희원년(紹熙元年) 광종(光宗)황제가 끔찍이 사랑하는 귀비(貴妃)가 병이 들었다. 광종은 마음이 조급해졌다.

"어의를 들라 해라!"

어의가 들어 귀비를 진맥하였다.

귀비의 증상은 얼굴색이 누렇고, 몸은 말랐으며 음식 생각이 도무지 없었다. 어의는 귀한 약을 만들었지만, 귀비의 병은 도무지 차도가 없었다.

"어찌 된 일인가? 귀비의 병이 낫지 않으니."

이때 한 신하가 황제에게 이름도 없는 한 의원을 추천하였다.

"장방(張榜) 의원을 모시는 것이 어떤지요?"

이름도 없는 일개 시골의원인 장방은 호화찬란한 궁궐로 들어가 귀비의 진맥을 하였다. 진맥 후에 그는 입을 열었다.

"귀비께서는 단지 산사(山楂)와 홍당(紅糖 : 붉은 사탕) 5～10개 정도를 끓여서 매 식사 전에 드시면 보름 후면 완쾌될 것입니다."

과연 귀비는 보름 후에 병이
나았다.

그로부터 홍당(紅糖)과 산사
를 끓인 것이 민간에 전해 내려
와 「빙당호로(冰糖葫蘆)」라고
불렀다.

산사는 고기 먹고 체한 데는
매우 잘 듣는 요약(要藥 : 꼭 필
요한 약)으로 되어 있다. 양(梁)
나라 때 도홍경(陶弘景)의 《신

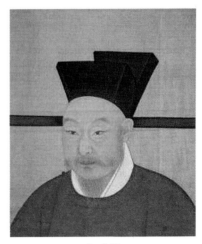

송광종

농본초경집주(神農本草經集注)》와 당(唐)나라 때 《신수본초
(新修本草)》에는 산사를 「적과(赤瓜)」라고 하였고 송(宋)나
라 때 《도경본초(圖經本草)》에는 「당구자(棠球子)」라고 기
재되었고 명(明)나라 이시진(李時珍)은 「적과, 당구, 산사는
같은 것이다(赤瓜 棠球 山楂一物也)」라고 하였다.

어린아이의 감적(疳積 : 소아 만성 영양장애), 소화불량에 매
우 좋은 치료약이다. 북경 명의 초수덕(焦樹德) 의원은 산사를
심장질환에 많이 사용했는데, 그는 이같이 말했다.

"나는 흉비동통(胸痹疼痛)이 있는 사람에게는 항상 산사 5
돈(錢)을 사용하여 활혈지통(活血止痛)한다."

흉비동통은 심장질환으로 가슴이 아픈 증세를 말한다. 산사
는 피를 잘 돌게 하고 통증을 멎게 한다는 뜻이다.

초수덕 의원은 두진(痘疹) 때는 산사 6~9g을 사용하며 간경

화 때는 산사 100g, 곡아(穀芽) 50g을 끓여 1～2개월 상복하여 간경화 때의 간장이 수축되거나 복창(腹脹 : 배가 더부룩한 것), 납매(納呆 : 입맛이 없거나 소화가 안되는 것), 핍력(乏力 : 몸이 힘이 없는 것) 등 증상이 없어진다.

산사는 혈중 콜레스테롤과 트리글리세리드(triglyceride)를 떨어뜨리기 때문에 고지혈증 환자에게도 좋다. 따라서 산사는 고혈압과 현대병에 효과가 좋으며 간염환자에게도 효과가 있다. 또한 급만성 신염에도 좋은 약재이다.

산사는 인삼과 같이 복용해서는 안 된다. 그것은 인삼과 내복자(萊蔔子 : 무 씨앗)와 같이 먹지 않는 이유와 같다.

산사는 한편으로 기(氣)를 보하고 한편으로는 기(氣)를 없애기 때문이다(一補氣一破氣之故也). 산사는 부인과 질환에 좋은 양약이다. 산후오로(産後惡露)에 산사 50g을 끓여서 복용하면 산후오로가 깨끗해지고 소복통도 없어진다.

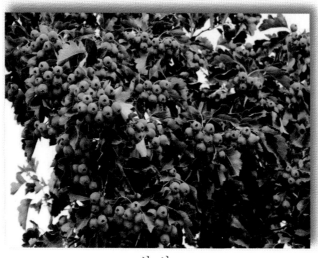

산 사

17. 무당과 침술

장중경

후한(後漢) 말, 어떤 부인이 정
신병에 걸렸다. 부인이 정신이 나
가 헛소리를 하자 가족들은 부인을 무당에게 데려가 보기로
하였다. 무당이 부인을 보더니 말했다.

"이건 귀신에 씌어서 그런 것이야."

"그럼 어떻게 하죠?"

"여우귀신과 들귀신이 몸에 씌었어. 제단을 만들고 가축
세 마리를 제물로 드리면 괜찮을 거야."

"그러면 좋아질까요?"

"우선 돈을 내서 제단도 만들고 제물로 드릴 가축도 사야
한다네."

무당의 말대로 제단을 만들고 굿을 벌였지만 별 효과가 없
었다.

"어찌 된 겁니까? 자신 있게 말하더니?"

"정성이 모자라. 좀 더 정성을 들여야 돼."

병이 차도가 없자 무당은 도리어 환자에게 화를 내며 돌아
갔다. 동네 사람이 환자의 집에 놀러왔다가 말했다.

　"용한 의원이 계신다네. 병은 의원이 보아야지 무당이 웬
말입니까?"

　"어떤 의원인데?"

　"장중경 의원이라네."

　"그렇게 용한가요?"

　"그럼, 소문이 나 먼 곳에서도 온다고 하더군."

　"당장 모십시다."

　그래서 장중경 의원이 왕진을 왔다. 의원은 환자의 생활을
자세히 물었다. 그리고 병의 상태를 관찰한 다음 맥(脈)을 보
고는 웃으며 말했다.

　"이것은 귀신에 씐 것이 아니라, 생활변화로 이렇게 된 것
이요. 무당이 엉뚱한 소리로 돈을 벌려고 한 것이요."

　장중경은 품속에서 침통을 꺼내 환자의 손목 안쪽 완횡문
(腕橫紋) 요측(橈側)에 있는 신문(神門)혈에다 침을 0.4촌(寸)을
직자(直刺)하더니 침통에서 또 다른 침을 꺼내 완횡문에서 2촌
위에 있는 내관(內關)혈에다 놓았다. 그리고 머리 부분의 백회
(百會)혈에다 침을 놓고 조금 있으니 부인의 정신이 점점 회복
되었다.

　"후우……"

　한숨을 내쉬면서 얼굴에 혈색이 돌아왔다.

　부인은 정상으로 돌아왔고 다시는 헛것이 보이지 않았다.
장중경 의원은 집안 식구들에게 말했다.

　"이제는 괜찮소. 앞으로는 무당을 부르지 말고 의원을 부

르시오. 미혹한 말에 속지 말고."

그 당시는 의원을 찾는 사람보다 무당을 찾아 병을 낫게 해 달라는 사람이 많았다. 사회가 혼란하고 백성들은 유혹되기가 쉽기에 장중경은 특히 환자들이 무당들에게 미혹당하는 것을 경계했다.

"그래 무당을 탓할 것이 아니라 의원들도 자질이 중요해. 의원 자체가 의술을 제대로 갖추어야 하는데. 조금만 배우고 나면 침통을 흔드는 실정이니."

신문(神門)혈은 수소음심경(手少陰心經)의 원혈(原穴)이며 심장질환에는 매우 효과가 있다. 신문혈에다 침을 놓고 심전도를 관찰하면 P파(波)와 R파의 기간과 Q—T 기간의 지속 시간이 연장되는 것을 볼 수 있다.

신문혈은 관상동맥의 혈액공급이 부족한 환자에게는 효과가 있다. 신문은 신경 뇌하수성 고혈압환자에게 혈압을 올리는 작용도 한다. 신문혈은 소음경(少陰經)에 속하고 심장신(心藏神)이기에

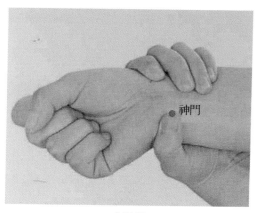

신문혈

심기(心氣)가 출입하는 문(門)이라는 뜻이다. 공효(功效)는 영심안신(寧心安神)이다. 즉 정신을 안정시켜주는 것이다.

18. 장군으로 불리는 대황大黃

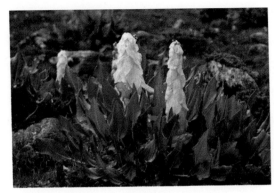

대 황

수원선생이라 불린 청대(淸代)의 시인 원매(袁枚, 1716~1797)가 설사가 자주 나며, 혈액이 혼합된 대변을 자주 보아 의원을 찾았다.

의원은 맥을 짚어 보고는 말했다.

"지금 이질로 인해 장이 약해서 장을 보하는 약을 드셔야 합니다."

"아니 지금 설사로 고생하는데, 어떻게 보약을 듭니까?"

"원인은 장이 약하기 때문입니다."

"여기 인삼과 황기로 만든 보약을 드십시오."

원매는 한의사가 준 보약을 복용하였다. 하지만 설사는 더욱 더 심해졌다. 오랜 친구 장지후(張止厚)가 그의 집을 방문하였다.

"웬일이야? 얼굴색이 안 좋구면."

"요즘 이질로 고생한다네."

"그럼 의원에 가 봐야지."

"가서 한약도 먹고 있다네."

"그런데도 안 듣는가?"

"음……"

"그럼, 내가 보내주는 약을 복용해 보게."

친구는 원매에게 대황(大黃)을 보냈다.

"여기 법제한 대황으로 병을 고칠 수 있을 걸세."

원매는 친구가 보낸 대황을 복용하였다. 대황을 복용한다는 이야기를 들은 한의사는 놀랐다.

"대황은 변을 내보내는 약이라 이질이 더 심해질 텐데."

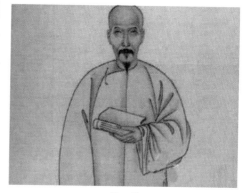

원 매

시인 원매는 친구가 보낸 대황 3첩을 복용 한 후에 이질이 치료가 되었다.

대황은 몸에 열이 있으면서 변비가 있을 때 좋은 약이지만, 대황을 오래 끓이면 이뇨작용도 해주고 강한 약의 성질이 부드럽게 된다.

원매는 몸이 완쾌되어 친구에게 시를 지어 보냈다.

약은 신과 통하거늘 무당을 믿어 무엇 하랴.

장군은 죽어가는 사람을 구했다.
병은 믿어야 치료되느니
위급한 병일수록 담대해야 한다.
친구가 어찌 독으로 사람을 해할 수 있겠는가.
나는 명의를 만나 너무 기쁘다.
우리 집 모두가 되살아나게 한 이에게
백 번 술상으로도 감사한 뜻을 다할 수 없구나.

藥可通神信不誣　將軍競救白云夫　약가통신신불무　장군경구백운부
醫無成見心才活　病到垂危膽亦粗　의무성견심재활　병도수위담역조
豈有鴆人羊叔子　欣逢聖手謝夷吾　기유짐인양숙자　흔봉성수사이오
全家感謝回天力　料理花間酒百壺　전가감사회천력　요리화간주백호

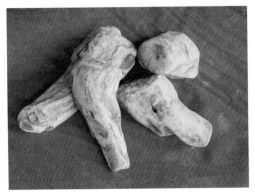

대 황

대황으로 완쾌되어 친구에게 귀한 시를 전하였다. 여기서 장군(將軍)은 바로 대황을 두고 한 말이고 그 이후로 대황을 장군이라고도 불린다.

19. 거머리 水蛭

중종(中宗) 28년(1534) 조선 중기의 문신으로서, 약방을 맡고 있던 장순손 (張順孫, 1457~1534)은 피부병에 걸린 중종에게 거머리를 이용한 민간요법을 권했다.

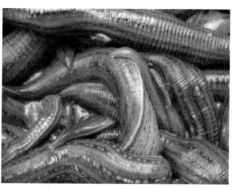

수질(거머리)

"사람 몸의 혈기는 피부 안에 있으니 이는 마치 나무의 진액이 껍질 안에서 오르내리는 것과 같습니다."

"혈기는 어떤가?"

"혈기는 한계가 있습니다. 비록 평상시라도 늘 영양이 좋도록 해주는 것이 우선입니다."

"만약에 종기가 난다면?"

"종기가 생기면 나쁜 피가 엉기게 되는데, 이때는 거머리로 빨아내게 하는 것이 제일입니다. 하지만 이미 곪아 터진 뒤에는 쓸 수가 없습니다. 거머리가 피를 빨아내는 곳은 피부의 표면에 가까운 곳이니, 피부 깊은 곳에 고름이나 피가 있으면 거머리가 빨아낼 수 없습니다."

"그렇다면?"

"거머리가 빨아냈으나 곪은 곳이 지금까지 아직 낫지 않은 것으로 보아 거머리가 피부 깊은 곳까지 빨아내지 못하는 것이 분명합니다."

"그러면 어찌해야 하는가?"

"계속 거머리로 치료해야 합니다."

거머리 치료법으로 치료한 다음 중종은 장순손에게 말했다.

"계속해 약을 먹었으나 진물과 농이 섞여 나왔는데 거머리로 치료하니 단단하고 도독해진 곳이 삭아서 편해졌구나."

"괜찮아지셨습니까?"

"농이 많이 나오고 새로운 피가 나오니 거머리로 더 이상 치료하지 않고 태일고를 붙였네. 아직 종기의 주위에 남은 독이 뭉쳐서 편편하지는 않지만 처음보다는 많이 삭았네."

"황공하옵니다."

"지금도 고름이 그치지 않아 삼나무 진액을 쓰고 십선산도 술에 타서 먹고 있다네."

중종이 종기를 거머리로 치료한 이야기다.

거머리는 한방 명으로 수질(水蛭)이라고 불리고 피를 응고시키는 헤파린 물질을 입에서 뿜어내어 몸 안에 피를 풀어 어혈로 인한 심장병과 또한 중풍 예방과 종기에도 효과가 있다.

예로부터 거머리는 독을 지닌 동물에 쏘였거나 물렸을 때 이로 인해 부어오른 부위로부터 피를 뽑아내는 데 사용되어 왔다.

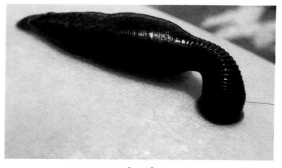

수 질

현재 의학계에서 거머리는 사고로 잘린 손가락이나 귀 등의 접합수술이나 성형수술 등 외과수술 시 응고된 혈액(혈전)이 혈관을 막는 것을 방지하기 위해 의료용으로 이용되고 있다.

멸균 처리된 환경에서 배양한 깨끗한 거머리를 혈액이 뭉쳐 있는 부위에 붙여주면 혈전을 손쉽게 제거할 수 있다. 이 과정에서는 침샘에서 분비되는 마취성분 때문에 통증도 거의 없고, 거머리의 침 속에 있는 히루딘이라는 혈액응고방지제로 인해 거머리를 떼어내도 3~4시간 동안 계속 피가 흘러나오게 된다.

20. 미용의 천연약초 알로에

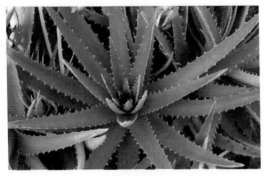

알로에(蘆薈)

2,000여 년 전 알렉산더(Alexander) 대왕의 궁정 안에는 알로에가 심겨져 있었다. 어느 날, 알렉산더 대왕의 왕비의 피부가 햇볕에 그을어 쓰라림을 호소하였다.

"햇빛 아래 너무 있었더니 살이 타서 쓰라리구나!"

"이 알로에를 써보십시오. 햇볕에 살이 그을었을 때와 살갗이 헐어서 아플 때도 바르면 효과가 있습니다."

궁녀는 궁전 안에서 자라는 알로에를 잘라서 껍질을 벗기고 알로에 속의 진액을 왕비의 피부에 발랐다.

"쓰라린 것이 좀 덜하고 많이 편해졌구나."

궁녀들도 피부미용으로 알로에를 즐겨 이용했다. 알로에는 피부에 좋은 약재일 뿐 아니라 벌레에 물렸을 때에도 쓰였다.

이집트의 클레오파트라, 중국의 양귀비(楊貴妃), 일본의 오노

고마치(小野小財)가 고대 동양의 3대 미녀인데, 이들 모두가 알로에로 그들의 미모를 유지하였다.

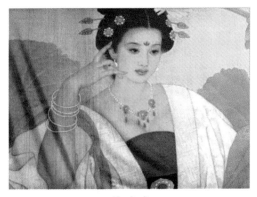

양귀비

일본의 오노고마치는 미모뿐만 아니라 시적인 감각이 있어 그의 시는 지금도 일본에서는 읽혀지고 있다.

1945년 미국이 일본 히로시마에 원자폭탄을 투하하였을 때 많은 사람들이 핵폭탄으로 피부에 화상을 입었는데, 그들 중에 알로에를 바른 사람들은 피부가 빨리 아물었고 화상의 흔적도 없어졌다.

"이것이 영단묘약(靈丹妙藥)이구나!"

현대 과학자들이 연구 분석한 결과 알로에에는 천연 단백질과 비타민, 엽록소(chlorophyl), 활동효소와 인체에 필수적인 미량원소와 알로에에모딘(aloeemodin) 등 70여 종의 성분이 들어 있는 것이 확인되었다. 인체 피부에 좋은 영양 자윤작용을 하고, 피부의 신진대사를 가속하며, 주름을 막아주고, 탄력성을 증강시킨다. 또한 피부를 윤기 있게 하며, 피부노화를 방지한다.

미국, 일본 등지에서는 알로에를 원료로 한 비누·샴푸·화장품 등 여러 가지 제품을 만들고 있다. 일본의 소에다(添田) 박사는, 「알로에 목욕」을 추천하고 있는데, 이 목욕법은 피부를 건강하게 하는 데 매우 효과가 있다는 것이다.

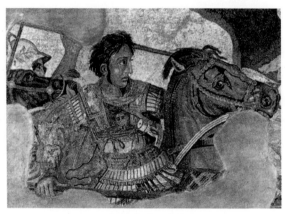

알렉산더 대왕

알로에는 백합과에 속하는 상록 다년생 식물이며, 한방에서는 노회(蘆薈)라 하여 오래 전부터 쓰여 왔다. 원명은 알로에 베라(Aloe vera)이며, 아프리카 희망봉이 원산지라고 한다.

알렉산더 대왕은 원정을 갈 때 음식이 바뀌어 생기는 질병을 막기 위해 알로에를 재배해서 병사들의 건강을 유지시켰다고 한다. 알로에 즙액에는 적당한 수렴작용과 윤기를 주는 보습작용이 있다.

알로에는 알로인(aloin)이라는 물질이 있는데, 대장(大腸)의 노폐물을 제거하는 작용을 한다. 알로에의 알로미신(alomicin)은 강력한 항암작용을 하여 육종 180(sarcoma 180)과 복수암(腹水癌, ascites carcinoma)을 억제한다. 또한 항궤양성 물질인 알로에 울신이 있어 위궤양, 십이지궤양에도 유효하다.

알로에의 끈적끈적한 액체를 햇볕에 말려 사용했기 때문에 알로에가 「코끼리 쓸개」라고 불리기도 하였다. 《본초재신(本草再新)》에는 「간의 열을 치료하고, 심장의 열을 식혀주며, 갈증을 막아 준다. 또 진액을 만들어주고, 눈과 귀를 밝게 해주며, 치아가 붓는 것을 막아주고, 열독을 막아준다」고 기재되어 있다.

민간요법으로는 알로에 즙을 복용하면 변비를 없애주고, 칼로 벤 곳이나 화상을 당하거나, 벌레에 물린 데 알로에 즙을 바르면 유효하다. 《해약본초》에는 「소아가 회충으로 배가 불룩한 데 알로에가 유효하다」라고 기재되어 있다.

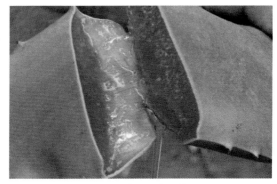

알로에 베라 겔

알로에는 아랍어와 히브리어로 「쓰다」라는 뜻이다. 알로에와 레몬을 물에 타서 계속 마시면 심한 변비도 치료된다. 알로에는 혈관을 유연하게 하는 작용이 있으므로 고혈압과 동맥경화증에도 좋다. 또한 신경계통에 작용해서 신경을 진정시키는 작용도 한다.

알로에는 성질이 차서 여름에 햇볕에 피부가 손상을 입었을 때는 알로에 즙을 피부에 바르면 통증도 막아주고 피부를 보호해준다. 특히 변비성 고혈압인 사람에게도 좋으며, 불면증인 사람이나 두통, 특히 과음으로 인한 숙취로 오는 두통에도 잘 든는다.

텍사스 A&M 대학의 면역학자 이언 타이자드 씨는 오랜 연구 끝에 새로운 것을 발견해냈다. 식물의 세포벽은 셀룰로오스로 되어 있고, 복합탄수화물은 펙틴이 들어 있다. 펙틴은 산과 당이 합해져서 젤리 형태가 된다. 타이자드 연구팀이 알로에 베라에서 발견한 펙틴을 실험한 결과 다른 식물에서 추출한 펙틴과는 전혀 다르다는 것을 발견하게 되었다.

이번 연구를 통해 놀란 것은 순수 알로에 베라 펙틴을 추출해 실험실에서 분리한 후 돼지와 쥐의 상처가 난 생체조직에 발랐더니 믿기 어려울 만큼 상처가 빠르게 치료되는 것이었다. 이 연구 결과로 상처를 회복하는 것이 펙틴이라는 성분인 것은 분명히 밝혀졌지만, 펙틴 외에 다른 성분이 작용할 가능성도 배제할 수는 없다.

알로에를 너무 많이 복용하면 오심구토, 출혈성 위염, 설사, 유산, 신염, 결장염을 일으킬 수 있다. 특히 임산부와 설사를 자주하는 사람은 복용을 삼가야 한다.

21. 신상구 愼桑龜

삼국시대 오(吳)나라 때 어느 마을에 오래도록 아버지를 병구완하던 효자가 있었다. 그 효자는 온갖 노력을 다 했지만 아버지의 병환은 차도가 없었다. 그러던 중 효자는, 오래

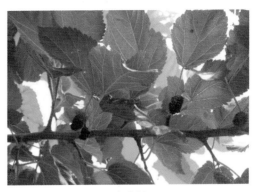

뽕나무

산 거북을 고아 먹으면 병이 낫는다는 소문을 들었다. 그래서 마침내 거북을 찾아 나선 끝에 장수거북을 잡게 되었다.

효자는 거북을 등에 지고 집으로 돌아가던 중에 뽕나무 아래서 잠시 쉬다가 얼핏 잠이 들었는데, 잠결에 어렴풋이 뽕나무와 거북이의 대화를 듣게 되었다.

"자네, 헛수고하고 있는 거야. 나는 장작불에 백년을 끓여도 죽지 않는 영험한 거북이라네,"

거북이가 느긋하고 거만하게 말을 하자, 뽕나무는 가당치 않다는 듯 입을 열었다.

"여보게 거북이, 큰소리치지 말게나. 나를 베어서 장작으로 불을 지펴도 자네가 안 죽을 텐가?"

잠결에 어렴풋이 들리는 그들의 대화에 효자는 이상한 꿈을 꿨다고 생각하며 집으로 돌아왔다.

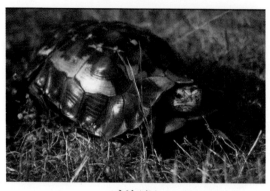

집으로 돌아온 효자는 거북이를 가마솥에 넣고 물을 붓고 고았다. 그러나 아무리 고아도 거북이는 죽지 않았다. 그 때 문득 꿈속에서 뽕나무가 했던 말이 떠올랐다. 그래서 얼른 도끼를 들고 밖으로 나가 뽕나무를 베어다 뽕나무 장작으로 불을 때자 거북이는 마침내 죽고 말았다. 거북이를 잡아 곤 물을 먹은 아버지는 씻은 듯이 병이 나았다.

거북(龜)

온갖 정성을 다한 효자로서는 축하받을 일이었다. 하지만 거북이나 뽕나무에게는 참변이었을 것이다. 거북이가 괜스레 자기의 힘을 과시하자 뽕나무도 제 자랑을 하였고, 결과적으로 둘 다 참변을 당한 것이다.

거북이와 뽕나무는 쓸데없이 입을 놀려 자신을 과시하다 모두 죽고 말았다. 이 고사를 통해 「말조심을 하라」는 교훈을 주었다. 그리하여 뽕나무와 거북이는 조심하라는 신상구(愼桑

龜)라는 성어가 생겨났다.

《장자(莊子)》에 있는 이야기다.

「나라에 공명을 세우는 것은 목안(木雁, 나무 기러기)에서도 본다(世上功名 看木雁).」

나무기러기를 만드는 데는 바르고 곧은 나무보다 구부러진 나무가 소용되는 것처럼, 나라에서도 경우에 따라서는 못난 인재도 필요해 세상에 공명을 떨칠 수 있다

곧고 굵은 나무는 재목으로 잘리고 살찐 씨암탉은 귀한 손님이 오면 잡아먹히는 것처럼, 세상에 성공하고 이름 알리는 것은 주위의 시샘을 받아 꺾이기 쉽다.

곧 「잘난 체 하지 마라」는 교훈이다.

「앉아서 서로 웃고 담소를 할 때는 뽕나무와 거북이를 조심하라(座中談笑 愼桑龜)」

곧 「말조심하라」는 교훈이다.

뽕나무는 버릴 데가 없는 귀중한 한약재이다. 뽕나무 가지를 상지(桑枝)라 하고 열매는 상심자(桑椹子), 늦가을 서리 내린 뒤에 딴 뽕잎을 상엽(桑葉)이라 하여 당

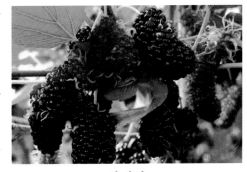
상심자

뇨병 치료에, 뽕나무 뿌리의 속껍질을 상백피(桑白皮)라고 하여 이뇨·소염·진해제로, 뽕나무에 기생하는 나무를 상기생

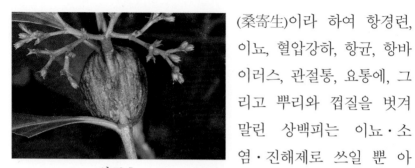

상표초

(桑寄生)이라 하여 항경련, 이뇨, 혈압강하, 항균, 항바이러스, 관절통, 요통에, 그리고 뿌리와 껍질을 벗겨 말린 상백피는 이뇨·소염·진해제로 쓰일 뿐 아니라 가지는 아이들 경기

할 때, 꽃은 빈혈치료에 효험이 있다.

뽕잎을 먹는 누에를 한방에서는 강잠(僵蠶)이라 한다. 또 뽕나무에 많이 있는 버마재비의 알을 상표초(桑螵蛸)라고 한다.

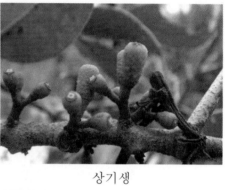

상기생

뽕나무는 아주 옛날부터 열매, 잎, 뿌리 등 어느 것 하나 버릴 것 없는 나무로 사람들의 사랑을 받아왔다. 누에가 뽕잎을 먹고 생산한 실크(비단)야말로 지구상에서 가장 촉감이 좋은, 여름에 시원하고 겨울에 따뜻한 고급 천이다.

강 잠

제 2 장. 한의漢醫 향취香臭

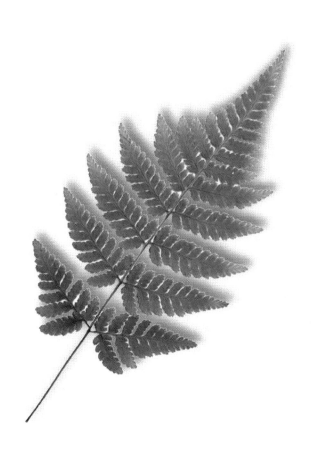

1. 약도 먹을 사람이 따로 있다.

동한(東漢)시대 때 한강(韓康)이라는 은자(隱者)가 있었다. 그는 경서(經書)를 통독할 뿐만 아니라 의술 역시 수준급이었다. 평생 명산을 돌아다니며 약초를 캐다 장안(長安) 시장에 내다 팔았는데 30여 년 동안이나 같은 값을 받았다.

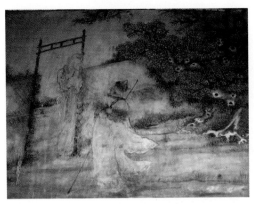

한강매약도(韓康賣藥圖)

그는 의술이 고명하여 그가 채집한 각종 약초를 가지고 각 질환에 대한 치료를 하였다. 또한 환자가 병에 대한 증상을 말하여 주면 그는 즉시 처방하여 약을 환자에게 주거나 환자의 가족들에게 주었다. 그는 약값은 언제나 똑같이 받았다. 약값을 깎는 사람에게는 약을 팔지 않았다.

"약초의 값어치를 모르는 사람에게는 약을 팔 수 없어."

그는 약 장사꾼의 신분으로 장안 시내에 30여 년 동안 약을

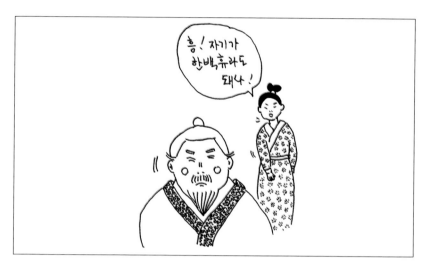

팔았다. 사람들은 그를 불이개(不二价, 정찰가격)라고도 불렀다. 불이개는 「가격이 정한대로」 라는 뜻으로 절대로 가격은 두 가지가 아니라는 것이다.

하루는 그를 모르는 여인이 와서 그에게 약을 사려고 하였다. 한강은 약값을 말하였다.

"아저씨, 약값이 비쌉니다. 깎아 주세요."

한강은 그 여인을 보면서 말했다.

"사겠으면 사시고, 약값은 더 이상 싸게는 안 팝니다."

여인은 한강에게 약값을 깎으려고 매달렸지만 한강은 아무 말도 하지 않았다.

여인은 크게 화를 내면서 말했다.

"당신이 한백휴나 되오? 값을 조금도 안 깎아주게?"

백휴(伯休)는 한강의 자(字)다.

여자는 약을 사지 않고 다른 데로 가버렸다. 한강은 그 여인의 뒷모습을 바라보며, "나는 이름이 알려지는 것을 피하려 했는데, 대단치 않은 여자까지도 내가 있는 줄 알고 있으니 약초를 팔아 무엇하리오?"라고 탄식하며 산으로 들어가 숨었다. 그 뒤 왕이 몇 번이나 수레를 보내 그를 불렀지만 끝내 나오지 않았다고 한다.

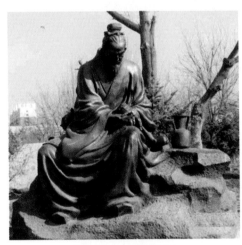
황보밀 조상(彫像)

이 이야기는 서진(西晉) 때의 의사이자 문학가인 황보밀이 91명의 기인, 은자의 이야기를 적은 《고사전(高士傳)》에 나온다

한나라의 환제(桓帝)가 그에게 여러 번 조정의 관직을 권하였지만 그는 거절을 하였다. 후에 「한강매약(韓康賣藥)」이라는 고사가 생겼는데, 이것은 의학지식을 세상에 알리지 않기 위하여 은거생활을 하는 것을 말한다. 한강은 약을 파는 사람이라고 지칭하기도 한다.

2. 수양제의 남근 단련법

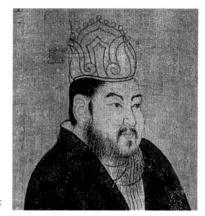

수양제

　사서(史書)에는 수(隋)나라의 양
제(煬帝)가 후궁이 8천 명이나 되
었다고 한다. 나라 일은 대부분 대신들에게 맡기고 밤낮으로
후궁들과 정사(情事)에만 몰두하였다. 수양제는 교만과 사치,
후궁들과 문란한 성생활을 하였다.

　날마다 궁녀를 갈아가며 정력을 소비하여 항상 주위에 방술
사(方術士)가 전문적으로 귀한 약제를 채집하여 정력제를 만들
어 바치기도 하였다. 그래서 수양제는 방술사를 통해 남근을
우람차고 단단하게 만드는 법을 배웠다.

　수양제의 남근이 한번 발기가 되면 잠자리를 같이한 후궁들
이 정신을 못 차렸을 정도라고 한다.

　후궁들은 하나같이 온몸이 축 늘어질 정도였다.

　"폐하, 저는 이대로 죽어도 좋습니다."

　"지금부터인데 벌써 지치다니!"

　"폐하, 너무도 황홀해서 정신을 차리지 못하겠나이다!"

　그와 같이 잠자리를 하는 후궁들은 너무 단단한 남근으로
녹초가 되고 힘이 빠졌다. 그는 자주 남근을 단단하게 하는 단

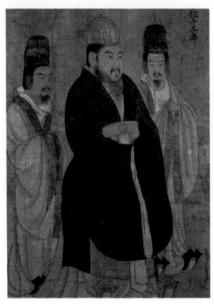

수양제

련법을 수련하였다.

"벌꿀과 개미상자를 가져오너라."

그의 남근 단련법은 우선 남근에 벌꿀을 바른다. 그리고는 수백 마리의 개미를 얹어 놓는다. 남근에 있는 개미는 정신없이 꿀을 먹느라 남근에 무수한 개미의 이빨자국의 상처가 남는다.

"이쯤 하면 됐네."

그는 개미를 털어내고 향료를 뿌린 다음 나비 날개의 분가루를 바른다. 이것은 남근을 꿀로 소독하고 개미의 이빨로 신경을 둔화시키며 나비 날개의 분가루로 더욱더 신경을 둔화시킨다. 이 단련법으로 8천 명의 후궁을 거느려. 후궁들을 만족시키며 녹초로 만들었다.

미국 어느 인디언의 경우 부부관계 전에 독충으로 자기의 남근을 쏘게 하는 풍습이 있다고 한다. 이렇게 쏘인 부분은 퉁퉁 부어올라 열을 내는데, 그 남근으로 여성을 기절시킬 정도로 만든다고 한다. 그러나 독성이 지나쳐 쏘인 부분이 썩는 경우도 있다고 한다.

또 이집트의 아파스 왕조 18년에 알무크다니일 왕의 궁전에는 세계 각처에서 사들인 미녀가 1만 명이 넘었다. 왕은 국사

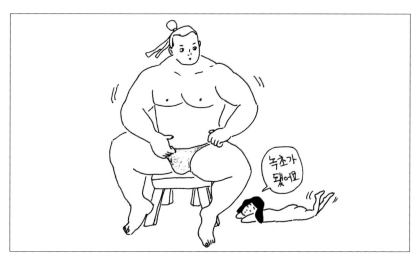

에는 신경을 쓰지 않았다는데, 이 왕의 남근 단련법도 효력이 대단했다고 한다. 지금도 아랍의 군주들 사이에 비법으로 전수된다고 한다.

그의 남근 단련법은 우선 처녀 수십 명의 오줌을 가득 채운 욕탕에 들어가 산호와 진주를 부순 가루와 사자의 기름, 낙타의 오줌에다 사향을 첨가하여 남근에다 듬뿍 바르고 몽둥이로 가볍게 두들겨 마사지를 한다.

이 단련이 끝나면 그날로 소변을 제공한 수십 명의 처녀들과 잠자리를 함께하는 것이 일과였다. 그 왕의 제위 25년 동안 단 13일만 정사(情事)를 쉬었다고 한다.

아랍인들은 사막에서 소변을 보고 난 다음, 모래로 귀두 부분을 문질러 남근을 무디게 하여 단련시킨다고 한다. 이렇게 하면 음경이 단단해져 감각이 무뎌지며 따뜻한 질 속에서 오래 버틸 수 있다고 믿었다.

또한 고대 메소포타미아 지역의 남성들은 음경의 크기보다는 단단한 정도에 관심이 높았기에 단단한 음경을 감각이 둔해지게 하여 삽입운동을 오랫동안 할 수 있게 하며, 질 내벽을 다양하게 자극해 여성에게 쾌감을 안겨주었다.

옛날, 일본의 아이누족 가운데 한 사람은 항상 쇳덩어리를 남근에다 달고 다녔다. 그가 유곽(遊廓)에 나타나면 기생들이 환호성을 지르며 서로 잠자리를 같이하려고 매달렸다.

그가 잠자리에 들기 전 쇳덩어리를 남근에서 풀면 음경이 마치 쇠절구공이와 같이 단단해지고 커져서 밤새도록 기생들이 만족하였다고 한다.

《삼국유사》에는 신라 22대 지증왕의 음경이 한 자 5촌(약 45cm)이나 돼 왕비로 맞이할 만한 여성이 없었다고 하며, 신라 35대 경덕왕도 음경이 8촌(약24cm)이었다고 한다.

중국의 조공(弔功)이라는 기공이 있는데, 이것은 남근에다 쇳덩어리를 달아매는데, 필자는 150파운드를 매고 들어 올리는 것을 목격하였다.

3. 소갈병 핑계

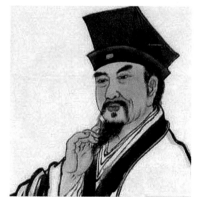

사마상여

전한의 문인 사마상여(司馬相如, BC 179~BC 117)의 자(字)는 장경(長卿)이다. 한경제(漢景帝) 때 그는 무기상시(武騎常侍) 직의 벼슬에 있었다.

사마상여는 오랜 동안 소갈증(消渴症)으로 고생을 했다. 물을 자주 마시고 증세가 너무 심하여 직무를 할 수 없을 정도였다. 그는 마침내 사직을 하고 양(梁)나라로 가서 양왕(梁王) 유무(劉武)의 문객으로 있으면서 《자허부(子虛賦)》를 지어 이름을 날렸다. 그의 사부(辭賦)는 화려한 것으로 유명하며, 후 육조(後六朝)의 문인들이 이것을 많이 모방했다. 오래지 않아 양왕이 사망하자 사마상여는 성도(成都)로 돌아왔다.

사마상여가 하루는 친구의 요청으로 임공(臨邛)에 있는 왕길의 집에 머무르는 동안 임공의 대부호 탁왕손(卓王孫)이 베푸는 연회에 초대를 받았다.

연회에서 사마상여의 거문고 타는 소리를 듣고 탁왕손의 딸 탁문군이 사마상여를 사모하게 되었다. 사마상여와 탁문군은 서로 사랑하였으나, 사마상여의 집안이 매우 가난하여 탁왕손

106

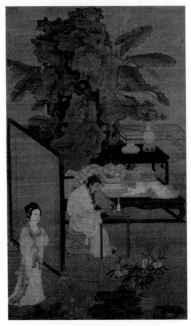

탁문군과 사마상여

은 두 사람의 결혼을 반대하였다.

탁문군은 사마상여를 따라 성도에 있는 그의 집으로 한밤중에 몰래 달아났다. 사마상여의 집이 찢어지게 가난해 살림살이가 없고 방안에는 네 벽뿐이었다(文君夜亡奔相如　相如馬馳歸成都 家徒四壁立).

여기서 「집안형편이 어려워 집에는 네 벽뿐」이라는 「가도사벽(家徒四壁)」 고사성어가 생겨났다.

탁문군은 사마상여와 결혼하여 선술집을 차려 생계를 꾸려 나갔다.

이때 한나라의 경제(景帝)가 사망하였다. 경제의 뒤를 이어 무제(武帝)가 대를 이었다. 무제는 사마상여의 《자허부(子虛賦)》를 읽고 감동하여 그에게 벼슬을 내렸는데, 사마상여가 이름을 떨치자 그때부터 탁왕손의 집안에서도 사마상여를 얕보지 못했다.

그 후 사마상여는 한무제를 위하여 《유렵부(游獵賦)》와 《상림부(上林賦)》를 지었다. 한무제는 그의 글 재질을 높이 평가하여 그를 낭관(郎官)으로 임명하였다.

기원전 130년에 한무제는 야랑국(夜郎國)을 정복한 후에 중랑장(中郎將) 당몽(唐蒙)에게 성도에서 야랑국으로 가는 도로를 만들라고 명령하였다.

당몽은 수만 명의 군민을 모집하여 공사에 착수하였다. 공정이 크고 힘든 공사였다. 병사들과 백성들은 부상을 당하고 적지 않은 사람이 희생되었다. 당몽 감독 아래 매우 엄하게 관리를 하여 도망치다가 붙잡히면 죽임을 당

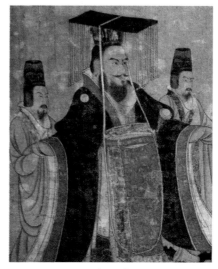

한무제

하였다. 공사 인원이 모자라면 현지에서 백성들을 동원하였다.

이렇게 되자 성도 부근의 백성들은 도망칠 기회만 엿보고 있었다. 이런 소식은 장안에까지 전달되었다. 한무제는 그 소식을 듣고 생각하였다.

"맞아. 사마상여가 성도 사람이지!"

그는 사마상여가 그곳 상황에 익숙하기에 그를 파견하였다. 사마상여는 성도에 도착하였다. 그는 당몽에게 말했다.

"백성들을 너무 심하게 다루지 마시오."

그는 부드러운 말로 현지의 사람들에게 위로하였다. 그는 또 성도의 지도자들과 사귀면서 그들에게 양해를 구했다. 그런 이유로 각종 불만이 점차적으로 소실되기 시작하였다. 이어서 사마상여는 한무제에게 건의하였다.

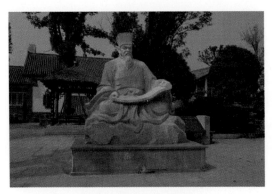

사마상여 조상(彫像)

"성도 서남쪽에 있는 10여 개의 부족을 복속시키면 좋겠습니다."

사마상여의 건의에 한무제는 매우 기뻐하면서 그를 중랑장으로 임명하였다. 그는 성도 관청의 창고에서 돈과 재물을 가져다가 예물로 10여 개의 현(縣)을 모두 성도 관할에 귀결시켰다.

사마상여의 장인 탁왕손은 사위가 큰 관직을 하고 있는 것을 보고 그의 태도가 변하였다. 재산의 절반을 사위 사마상여와 딸 탁문군에게 주었다.

사마상여가 장안으로 돌아왔다. 한무제는 그의 공로를 치하하고 많은 상금을 주었다. 그러나 그는 관직에 오르는 것을 달가워하지 않았다. 첫째는 높은 관직에 오르면 교만하여지고, 둘째는 대신들이 그를 질투하였다. 어떤 사람들은 그가 성도에서 뇌물을 받았다는 상소를 올렸다. 한무제는 상소를 보고 매우 화를 냈다.

"사마상여의 관직을 박탈하라!"

사마상여는 관직에서 벗어나 무릉(茂陵)에 와서 은거생활을 하였다. 그는 자기가 소갈병이 있다고 하여 다시는 국가의 대사에 관계를 하지 않고 오직 시를 읊으며 거문고를 켜면서 편안한 생활을 하였다.

후에 사람들은 「상여병갈(相如病渴)」이라는 고사로 입이
마르면 물을 많이 마신다는 형용으로 혹은 병이 있어 집에 있
어서 관직을 생각하지 않는다는 뜻으로 사용하였다.

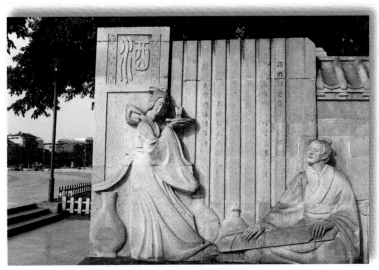

사마상여와 탁문군의 애정고사 조소(彫塑)

4. 바람을 멈춘 의원

옛날에 스님과 도사, 의원이 여러 사람들과 함께 배를 타고 강을 건너고 있었다. 배가 강 한가운데 왔을 때 별안간 큰 바람이 불어와 풍랑이 일기 시작하였다. 사람들은 놀라고 갈팡질팡하였다. 뱃사공은 스님에게 간청하였다.

"스님! 불경을 드려서 바람을 멈추게 해주세요."

또 도사에게도 매달렸다.

"도사님! 도술을 부려서 바람을 멈추게 해주셔요."

스님과 도사는 흔쾌히 응했다. 스님은 불주(佛珠)를 손으로 돌리며 염불(念佛)을 외었다.

"나무아미타불…… 빨리 광풍을 멈추어 주소서!"

도사도 두 손을 모으고 남쪽을 향해 중얼거렸다.

"풍백우사(風伯雨師), 풍랑을 잔잔하게 하여주소서!"

그런데도 풍랑은 멈추지 않았다. 스님과 도사는 땀을 흘리며 계속 도술과 염불을 외었다. 그러나 풍랑은 더욱 심해졌다.

그러자 옆에서 이런 광경을 보고 있던 의원은 중얼거렸다.

"내가 풍랑을 잠재울 수 있는데."

뱃사공은 의원의 말을 듣고 의원에게도 부탁하였다. 의원은

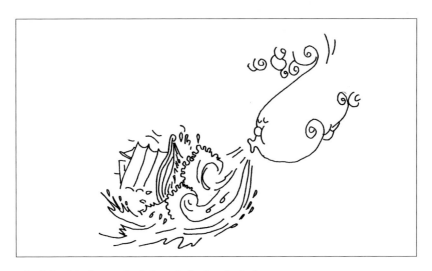

난간을 붙잡고 바람을 향하여 외쳤다.

"방풍(防風), 백강잠(白殭蠶), 천마(天麻), 오초사(烏梢蛇)……
일제히 공격하라!"

배에 탄 사람들이 의원이 하는 광경을 보고 말했다.

"저 의원이 무슨 말을 하지!?"

의원이 말을 하고 조금 있더니 거짓말처럼 풍랑이 멈추었
다. 그러자 배에 탄 사람들이 의원에게 다가가서 물었다.

"조금 전에 무슨 말을 하며 주문하였기에 풍랑이 멈추었나
요?"

의원은 웃으면서 말했다.

"방풍은 바람을 막는다는 뜻의 약초 이름이고, 나머지는
약초 중에 바람(風)을 멈추게 하는 식풍약(熄風藥)의 이름들을
불렀습니다."

배에 탄 사람들은 크게 웃으면서 긴장된 마음을 풀었다.

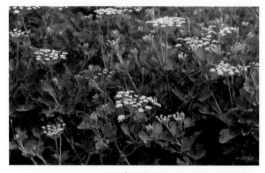

방 풍

"스님과 도사의 도술에는 꼼짝도 않던 바람이 의원의 말 한마디에 잠잠해지는 구면."

식풍약은 한방에서는 간(肝)의 풍(風)을 잠재우거나 잠양(潛陽)시키고 진정작용을 하는 약초로 주로 중풍에 사용하는 약초이다.

방풍(防風)은 풍을 막아준다는 뜻으로 풍병(風病)을 치료하는 데 있어서 매우 중요한 약재이다. 병풍(屛風)이란 말도 이와 유사한 뜻으로 이명으로 사용되며, 꽃의 향기가 강해서 난초나 향기 좋은 쑥에 비유되기 하였다. 이 약은 특이한 냄새가 있고 약성은 맵고 달며 따뜻하다(辛甘溫).

방풍은 외감성 두통, 오한, 발열, 전신통, 인후통 등 모든 풍증(風症)에 효과가 있다. 풍한습의 사지 관절동통, 파상풍, 근육경련, 중풍으로 인한 반신불수, 마비

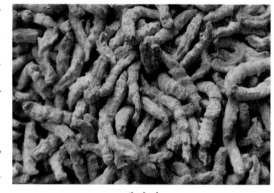

백강잠

동통, 피부가려움증, 버짐 등에 쓰인다. 약리작용으로, 해열, 항염증, 진경, 면역활성화, 항알레르기, 항궤양, 항균, 피부개선균 억제 등이 보고되었다.

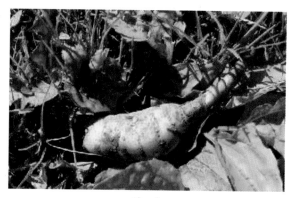

천 마

백강잠(白殭蠶)은 누에나방의 새끼가 흰가루병에 걸려 죽은 것을 말린 것으로 백간잠(白乾蠶)이라고도 한다. 한방에서는 다양한 증세에 사용하는데, 특히 풍증 따위를 다스리는 데 좋은 효과를 나타낸다. 중시풍담와 인사불성, 구안와사, 반신불수 등에는 백강잠 7개를 빻아서 생강탕으로 복용하면 좋다.

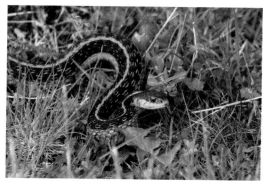

오 사

천마는 간에 작용하여 경련발작, 파상풍, 소아급만경풍, 어지럼증, 두통, 신경쇠약, 두통 등에 쓰인다. 약리작용으로 진정, 항경련, 진통, 항염증, 심장과 뇌혈류 증가, 혈압강하, 항산화력증가, 면역활성화작용이 보고되었다.

이 약은 냄새가 약하고 맛은 달며 성질은 한쪽으로 치우치지 않고 평하다(甘平).

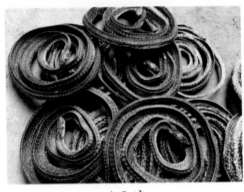

오초사

오초사(烏梢蛇)는 오사(烏蛇)의 내장을 버리고 말린 것이다. 맛은 달고 짜며 성질은 평하고 독이 좀 있다. 폐경(肺經)·비경(脾經)에 작용한다. 풍습사(風濕邪)를 없애고 경맥을 잘 통하게 한다. 비증(痺證), 마목(麻木), 소아마비, 골관절 결핵, 한센병, 파상풍(tetanus), 옴 등에 쓴다.

5. 밥풀로 만든 명약

조선 영조(英祖) 때 영의정 김육(金堉)이 중병으로 고생하고 있었다. 각처의 명의라는 명의는 모두 와서 진맥을 하고 처방을 하였다. 그러나 병세는 좀처럼 완화되지 않았다.

"백약이 무효(百藥無效)로구나. 누가 나를 치료할 수 있는가!"

그의 아들 김좌명(金佐明)을 비롯하여 온 식구들이 명의를 구하러 백방으로 알아보고 있었다.

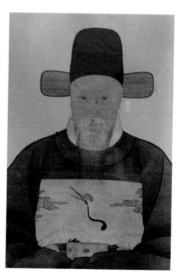

김 육

그때 정인화(鄭仁和)라는 의원이 있었는데, 그가 언제 의술 공부를 했는지는 확실치 않다. 그는 영의정이 중병에 걸렸다는 소식을 듣고 먼저 영의정 집 하인들의 내력을 전부 조사해 놓았다. 그리고 밥술깨나 먹는 이웃집에서 의관을 빌려 입고 영의정 김육의 집으로 찾아갔다.

"여봐라!"

하인이 나오자 그는 대뜸 하인 이름을 물은 다음에 중얼거렸다.

"흠! 신축생이렷다."

이름 하나로 나이를 척척 알아맞히는 늙은이를 하인은 신비스럽게 느꼈다.

"아니 뉘신데 저의 나이까지 알아맞히십니까?"

"다 아는 수가 있지. 그런데 내 지나다 보니 이 댁에 수심이 가득 드리워 있구나!"

"예, 대감께서 와병중이십니다."

"과연 그렇군! 수화불용(水火不用)일 테지……"

알아듣지 못하는 말만 중얼거리니 하인은 이상하다 싶어 들어가서 김좌명에게 노인이 찾아온 것을 아뢰었다.

김좌명은 대문까지 직접 나와서 정인화를 안채로 안내하여 들어갔다.

"노인장, 어려우시겠지만 의술이 고명하신 듯한데 제 가친의 병을 보아 주십시오."

"의술이야 별로 대단치는 않지만, 어디 한번 봅시다."

그는 김육의 맥을 짚었다.

"대단한 병은 아니오나. 한 이레 동안만 내가 정성을 들이면 낫겠소이다. 그 대신 이 병실에는 다른 사람이 얼씬 못하게 해야겠소이다."

그날부터 그는 상이 휘어지게 차려다 주는 진수성찬으로 지내게 되었고, 그런 가운데 엿새가 지나갔다.

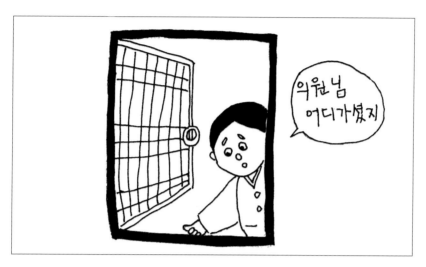

"이제 어떡한다?"

그는 하룻밤만 더 묵고 도망칠 생각만 하고 있었다. 이레가 되는 날 저녁, 상다리가 부러져라 차려 내온 밥상을 받았다.

그는 무심결에 밥알 몇 알을 손끝으로 만지작거리며 도망칠 궁리에 골똘하였다.

"어차피 병 치료보다 포식하려 했지, 내가 치료를 어떻게 하나. 빨리 도망갈 준비나 해야지!"

손끝으로 만지작거려 비비기 시작하였는데 손때가 묻어 밥알은 환약 모양으로 새까맣게 되었다. 그것을 보자 그는 환자에게 이것을 주자는 생각이 들었다.

"옳지! 그래, 이것이 꼭 환약 같으니 됐다."

그는 결국 처방약을 쓸 줄도 모르는 판에 잘됐다 싶어 그것을 김육에게 주면서 말했다.

"이 환약을 드시오. 이것이면 곧 병이 나을 것입니다."

김육은 그것을 물에 섞어 마셨다. 정인화는 그에게 말했다.

"내 잠깐 다녀올 테니, 그대로 누워 계시오."

그리고 그는 도망을 쳐버리고 말았다. 하루가 지난 다음 상공 김육의 병은 씻은 듯이 나았다.

손때 묻은 밥풀에 약효가 있었다기보다는, 이를테면 플라시보(Placibo) 효과를 본 것이다.

김좌명은 그 부친과 함께 정인화를 수소문하여 찾아냈다. 정인화는 치도곤을 맞을 거라 생각하고 있었는데, 김좌명의 말에 놀랐다.

"어쩌면 그렇게도 묘한 명약을 만들었습니까? 다른 약을 먹어도 효험이 없었는데.."

"뭐 그리 대단치 않은 것이외다."

그 후로 영의정의 집에서 답례품으로 그는 배고픔을 잊을 수 있게 되었다.

6. 양귀비의 발

중국에서는 "발목이 가는 여성일수록 성기가 명기(名器)"라는 속설이 있다. 중국에서는 전족(纏足)이라고 하여 어려서부터 여자의 발을 가죽으로 단단히 감싸는 방법으로 발을 자라지 못하도록 했다.

여기에는 두 가지 이유가 있다. 예부터 여자가 귀하여 도망가지 못하게 하는 이유였고, 또 한 가지는 몸에 비해 발이 작아 걸을 때 몸의

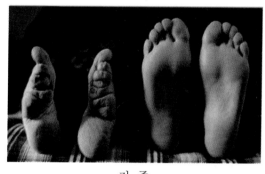

전 족

균형을 잡지 못하여 뒤뚱뒤뚱 걸으면서 성기 주위의 근육이 발달하게 되어 신축성이 강한 명기(名器)를 만들기 위함이다.

중국에서는 돈 많은 부호들이 성적 노리갯감으로 어린 여자를 돈으로 사들이는 풍습이 있었다.

당나라 현종(玄宗)의 마음을 사로잡은 절세의 미녀 양귀비(楊貴妃)의 신발이 10cm 미만이었다고 한다. 백낙천(白樂天)은

「장한가(長恨歌)」에서 양귀비를 이렇게 묘사했다.

하늘이 타고난 미모를 주어 스스로 버리기 어려웠는데
하루아침에 간택되어 임금 곁에 머무르게 되었네.
눈동자를 돌려 한번 웃으면 온갖 아양이 생겨나
육궁에서 곱게 화장한 궁녀들도 얼굴빛을 잃었네.

天生麗質難自棄　一朝選在君王側
廻眸一笑百媚生　六宮粉黛無顔色

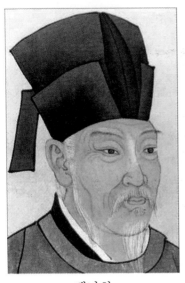

무안색(無顔色)은 「무색(無色)」이라고도 한다. 「얼굴이 없다」라는 뜻으로, 부끄러워서 얼굴을 들지 못하거나 상대편을 대할 면목이 없는 경우를 말한다.

《장한가》의 한 구절에서 유래한 이 무안(無顔)이라는 성어(成語)는 궁녀들의 고운 얼굴이 무색하게 된다는 뜻으로, 아름다운 양귀비 앞에서는 궁녀들도 얼굴을 들지 못하였다는 말이다.

백낙천

그러나 양귀비가 165Cm의 제법 큰 키에다 가슴둘레가 90, 엉덩이가 95cm의 글래머 스타일이었다.

그녀의 치모(恥毛)의 길이가 무릎에 닿을 정도로 길었고 땀을 많이 흘려 그것이 사향과 섞이면 독특한 체취를 풍겼다고 한다. 그리고 합방을 할 때는 온 방안에 체액이 넘쳐흐르고 거침없이 기성을 질러댔다고 한다. 양귀비의 침실 자태는 현종의 정신을 차리지 못하게 하였다.

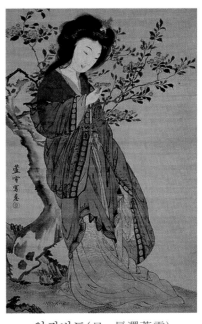

그 당시 현종의 나이는 66살이었는데 양귀비의 침실 기교에 총애를 듬뿍 받은 것이다. 양귀비의 발이 작아서 성기의 조이는 신축력이 강해 현종을 황홀하게 만들었다고 한다.

양귀비도(日, 長澤蘆雪)

일본에서 「긴자꾸(巾着)」는 끈으로 졸라매는 주머니라는 뜻으로, 질 입구를 조일 수 있는 여성을 일컫는다. 여성의 명기(名器)로서 질을 조이는 힘이 좋아 남성을 정신 못 차리게 하는 여자를 뜻한다.

예부터 평양기생을 으뜸으로 치는데, 그들의 비전(秘傳)에 명기를 만드는 방법이 있다. 그것은 천장에다 얼음을 매달아 놓고 기생들은 속옷을 벗고 얼음물이 떨어지는 곳에 성기 부분을 대놓고 한 방울씩 떨어질 때마다 차가운 얼음물로 인하여 성기를 수축시킨다. 그렇게 수축을 반복하여 명기를 만드는데 그 명기로 남정네와 잠자리 삽입 시에도 계속 수축하여 정신을 못 차리게 하였다.

7. 병입고황 病入膏肓

「병입고황」은 병이 이미 고황(膏肓)에까지 미쳤다는 말이다. 고(膏)는 가슴 밑의 작은 비게, 황(肓)은 가슴 위의 얇은 막으로서 병이 그 속에 들어가면 낫기 어렵다는 부분이다. 결국 병이 깊어 치유할 수 없는 상태를 비유하여 이르는 말이다. 그런데 나중에는 넓은 의미에서 나쁜 사상이나 습관 또는 작풍(作風)이 몸에 배어 도저히 고칠 수 없는 것을 비유하는 말로도 쓰이고 있다.

《춘추좌씨전》 성공(成公) 10년에 있는 이야기다.

춘추시대 때 진경공(晉景公)이 하루는 자다가 꿈을 꾸었는데, 머리를 풀어헤친 귀신이 달려들었다.

「네가 내 자손을 모두 죽였으니, 나도 너를 죽여 버리겠다.」

경공은 소스라치게 놀라 허둥지둥 도망을 쳤으나 귀신은 계속 쫓아왔다. 이 방 저 방으로 쫓겨 다니던 경공은 마침내 귀신에게 붙들리고 말았다. 귀신은 경공에게 달려들어 목을 조르기 시작했다.

비명을 지르고 식은땀을 흘리며 잠자리에서 일어난 경공은 곰곰이 생각해 보았다. 10여 년 전 도안고(屠岸賈)라는 자의 무고(誣告)로 몰살당한 조씨 일족의 일이 머리에 떠올랐다. 경공은 무당을 불러 해몽을 해보라고 했다.

「폐하께서는 올봄 햇보리로 지은 밥을 드시지 못할 것이옵니다.」

「내가 죽는다는 말인가?」

낙심한 경공은 그만 병이 나고 말았다. 그래서 사방에 수소문하여 명의를 찾았는데, 진(秦)나라의 고완(高緩)이란 의원이 용하다는 것을 알게 되었다. 그래서 급히 사람을 파견해서 명의를 초빙해 오게 하였다.

한편 병상에 누워 있는 진경공은 또 꿈을 꾸었다. 이번에는 귀신이 아닌 두 아이를 만났는데, 그 중 한 아이가 말했다.

「고완은 유능한 의원이야. 이제 우리는 어디로 달아나야 하지?」

그러자 다른 한 아이가 대답했다.

「걱정할 것 없어. 명치 끝 아래 숨어 있자. 그러면 고완인들 우릴 어쩌지 못할 거야.」

경공이 꿈에서 깨어나 곰곰 생각해 보니 그 두 아이가 자기 몸속의 병마일 거라고 생각했다. 명의 고완이 도착해서 경공을 진찰했다. 경공은 의원에게 꿈 이야기를 했다. 진맥을 마친 고완은 놀랍다는 듯이 말했다.

「병이 이미 고황에 들었습니다. 약으로는 치료할 수 없겠습니다.」

마침내 경공은 체념하고 말았다. 후하게 사례를 하고 고완을 돌려보낸 다음 경공은 혼자서 가만히 생각했다.

「내 운명이 그렇다면 어쩔 도리 없는 일 아니겠는가. 의연하게 죽음을 맞이하리라.」

마음을 다잡고 나니 마음은 한결 가벼워졌다. 죽음에 대해서 초연해지니 병도 차츰 낫는 것 같았다. 그리하여 마침내 햇보리를 거둘 무렵이 되었는데 전과 다름없이 건강했다.

햇보리를 수확했을 때 경공은 그것으로 밥을 짓게 하고는 그 무당을 잡아들여 물고를 내도록 명령했다.

「네 이놈, 공연한 헛소리로 짐을 우롱하다니! 햇보리 밥을 먹지 못한다고? 이놈을 당장 끌어내다 물고를 내거라!」

경공은 무당이 죽으며 지르는 단말마의 비명소리를 들으며 수저를 들었다. 바로 그 순간 경공은 갑자기 배를 잡고 뒹굴기 시작하더니 그대로 쓰러져 죽고 말았다. 결국 햇보리 밥은 먹어 보지도 못한 것이다.

「병입고황」은 병이 이미 고황(膏肓)에까지 미쳤다는 말이다. 고(膏)는 가슴 밑의 작은 비게, 황(肓)은 가슴 위의 얇은 막으로서 병이 그 속에 들어가면 낫기 어렵다는 부분이다. 결국 병이 깊어 치유할 수 없는 상태를 비유하여 이르는 말이다. 그런데 나중에는 넓은 의미에서 나쁜 사상이나 습관 또는 작풍(作風)이 몸에 배어 도저히 고칠 수 없는 것을 비유하는 말로도 쓰이고 있다.

8. 손일규의
새백첩인삼탕 賽白帖人參湯

손일규

명(明)나라 때 유명한 의원 손일규
(孫一奎, 1522~1619)의 자(字)는 문원
(文垣)이고 호(號)는 동숙(東宿)이며 별호(別號)는 생생자(生生
子)이다. 안휘성(安徽省) 휴녕현(休寧縣) 사람으로 일생동안 많
은 난치병 환자 치료에 전념하여 백성들로부터 사랑과 존경을
받았다.

명나라 때는 정치와 사회가 안정되어 의학이 발달할 수 있
는 조건을 갖춘 때였다. 그리하여 많은 의학 서적들이 출판되
었다.

손일규는 어려서부터 총명하였으며 동네 사람들로부터 칭
찬을 받으며 자랐다. 소년시절 스승으로부터 《역경(易經)》을
배웠으며, 유학의 학습에 전념하였다. 스승도 손일규의 영특함
에 감탄하였다. 그는 일생을 여러 가지 난치병을 치료하여 많
은 백성들에게 사랑과 존경을 받았다.

명나라 말년에 한 빈곤한 농부의 처가 산후 영양부족으로
자궁하수(子宮下垂)가 생겨 고생하였다. 부인은 잘 앉지도 못
하고 잠도 제대로 못 이루어 고통이 극심하였다. 이웃사람들

은 안타깝게 생각하여 부인을 위하여 부인과(婦人科) 의원을
초빙하였다. 의원은 환자를 보자마자 입을 열었다.

"이 병을 치료하려면 그리 어렵지 않아요."

"예?"

"보중익기탕(補中益氣湯)을 백 첩을 복용하여야 하고 매첩
에 인삼 3돈(錢)을 넣고 두 근(斤) 정도 복용하면 병이 나을 것
입니다."

농부는 한탄하여 말했다.

"우리는 끼니도 하루걸러 먹으며 제대로 입지도 못하는 가
난한 농부인데, 어떻게 인삼(人蔘)을 먹을 수 있을까! 목숨을
하늘에다 맡기는 수밖에……"

환자인 부인도 드러누워서 쓰라린 눈물만 흘릴 뿐이다.

어느 날, 명의 손일규가 공교롭게도 이 마을을 지나게 되어
이런 딱한 사정을 듣고 환자의 집 문을 두드렸다.

"저는 의원인데 이 집에 환자가 있다고 들었습니다."

"그런데 우리는 가난하여 진찰비도 없는데요."

"괜찮습니다. 잠깐 환자를 보겠습니다."

손일규가 환자를 자세히 진맥을 하는데, 환자의 남편이 전
번 의원의 진맥 결과를 설명하였다. 그러자 손일규가 말했다.

"그럴 수 있는가! 환자는 가난하여 먹을 것도 없는데 어찌
인삼을 두 근이나 먹을 수 있는가! 의원은 응당 먼저 환자를
생각하여야 하는데…… 환자는 기허(氣虛)로 인하여 온 것이
아닌데, 어떻게 인삼이 든 처방을 백 첩이나 먹어야 하는가!"

그러면서 농부에게 말하였다.

"내가 단방(單方)으로 돈도 조금 들이고 사나흘이면 효과를 보게 할 테니 염려 마시오."

가족은 손일규의 이

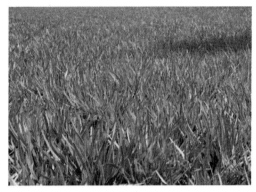

구채(부추)

름을 익히 들어 왔던 터라 처방을 기다렸다. 처방은 부추(구채 : 韭菜) 두 근을 밭에서 뽑아 끓여서 항아리에 넣고 석회(石灰) 두 근(斤)을 넣고 녹여서 석회 찌꺼기는 빼내고 그 항아리에 환자를 걸터앉도록 하여 수증기를 쐬고 난 다음에 그 물로 환부를 씻도록 하였다.

이 치료방법을 훈세법(熏洗法)이라고 한다. 훈세법은 증기로 쐬는 방법이다.

환자는 사흘이 지나니 점점 좋아져 일어나게 되었다. 그 마을 사람들은 환자가 금방 쾌차하였다는 것을 알게 되어 손일규 의원의 고명한 의술과 숭고한 의덕(醫德)에 감사하였고, 그 후로 이 처방을 「새백첩인삼탕(賽白帖人參湯)」이라고 불렀다. 그것은 「인삼 백첩과 겨루는 탕」이라는 뜻이다.

명나라 세종(世宗) 가정(嘉靖) 이후 조정에 간신들이 정권을 잡으며 지식인들의 앞길을 가로막았다. 조정의 부패로 인하여 많은 학자들이 의업으로 전향하였다. 손일규는 본래 신체가 허약하여 사도(仕途 : 벼슬길)로 나아가 출세한다는 생각을 접고 양상(良相) 보다 양의(良醫)가 되어 보겠다고 결심했다.

어느 날 손일규는 여수 괄창(括蒼)으로 형을 만나러 내려갔다. 그곳에서 우연히 선인의 신비방서(神秘方書)를 얻었다. 신비방서를 열심히 탐독한 후 환자들을 치료해 봤더니 괄목할 만한 효험이 있었다. 이때부터 손일규는 유학(儒學)을 접고 의학에 전념하기로 결심하게 되었다.

손일규는 《영추(靈樞)》와 《소문(素問)》, 《난경(難經)》 등을 탐독하고 유교·불교·도교의 경전 중 의학과 관련된 부분은 모두 탐독하였다. 후에 휘주 이현에 살고 있는 왕기(汪機)의 제자 황고담(黃古潭) 선생을 스승으로 모시고 의학연마에 열중하였다. 의난잡증의 치료는 모두 황고담 선생의 지도를 받아 치료하였다.

그의 저서로는 《적수현주(赤水玄珠)》, 《의지서여(醫旨緒餘)》, 《두진심인(痘疹心印)》, 《손문원의안(孫文垣醫案)》 등이 있다.

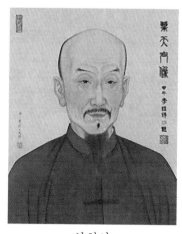

섭천사

9. 섭천사의 안질 치료

청(淸)나라 때 명의 섭천사(葉天士)는 병을 치료하는 데 심리요법을 이용하여 치료율을 높였다.

어느 날, 그는 눈이 새빨갛게 충혈이 되어 있는 안질 환자를 우연히 만나게 되었다. 환자는 눈곱이 끼고 눈물을 흘리고 있었는데, 부단히 손으로 눈을 문지르고 있어 매우 불쌍하게 보였다. 섭천사는 그를 자세히 관찰하고 나서 정중히 환자에게 물었다.

"내가 보건대 당신의 눈병은 심각합니다. 그러나 몇 첩의 약을 쓰면 나을 수가 있습니다. 그러나 눈병보다 더 심각한 것은 7일 후에는 발에 악창(惡瘡)이 날 것입니다. 그 악창이 심각하여 잘못하면 생명을 잃을 수도 있습니다."

환자는 이야기를 듣고 대경실색하여 급히 물었다.

"의원님, 안질은 과연 괜찮을까요? 지금까지 치료할 방법이 없었습니다. 저에게 치료 방법을 알려주십시오."

섭천사는 깊이 생각하더니 정색하여 말하였다.

"방법은 있습니다. 그러나 당신이 그렇게 할 수 있을지 염

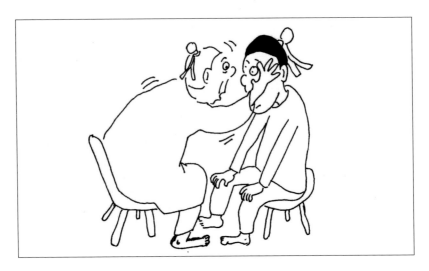

려됩니다.”

환자는 가슴을 치며 말하였다.

“그럼요, 의원님 말씀대로 하겠으니 살려주십시오.”

섭천사는 특별한 치료 방법을 알려주었다.

“매일 왼손으로 오른발 바닥을 360번을 만지고 다시 오른손으로 왼발 바닥을 360번을 만지십시오. 내 말대로 하면 악창도 안 나고 안질도 치료될 것입니다.”

환자는 반신반의하며 명의의 치료 방법을 생각하며 날마다 발바닥을 만졌다.

“그래도 명의 말을 들어야지!”

일주일이 지났다. 과연 발바닥에는 악창이 나지 않았다.

“과연 명의의 치료 방법이 들어맞았군.”

안질은 모르는 사이에 저절로 나았다. 그는 기분이 좋아 섭천사에게 갔다.

"의원님! 과연 의원님 말씀대로 하니 이렇게 안질도 낫고 발바닥에 악창도 나지 않았습니다."

섭천사는 크게 웃으면서 그에게 털어놓았다.

"실제로 발바닥의 악창은 거짓입니다. 내가 보기에 당신은 안질로 고생하며 고민하여 늘 안질을 생각하였습니다. 당신의 안질은 정신적인 영향이 커서 이런 방법을 생각했습니다. 당신은 항상 눈에 신경이 쓰여 손으로 만지고 하다 보니 안질이 더욱 더 나빠지기에 당신의 주의력을 분산시켜서 다른 곳에 몰두하게 만들었습니다. 그리하여 안질은 점점 좋아지게 되었습니다."

환자는 다 듣고 나서 말하였다.

"역시 소문 듣던 대로 명의십니다."

섭천사(葉天士, 1667~1746)는 청대를 대표하는 의학자로 이름은 계(桂)이고 호는 향암(香岩)이다. 그는 강희(康熙) 6년 청대의 전성시기에 소주에서 태어났으며, 건륭제 통치 기간까지 활동하면서 걸출한 업적을 남겼다.

섭천사의 집안은 이름 높은 의학 명문가였다. 조부 섭시(葉時)는 소주에서 이름 높은

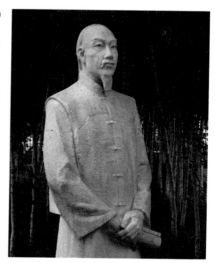

섭천사 석상

소아과 전문의였다. 의술이 뛰어날 뿐만 아니라 덕이 높아 환자의 귀천을 가리지 않았다. 형편이 어려운 환자에게는 대가를 바라지 않고 귀한 한약재를 아낌없이 주었으며, 아이의 대소변을 더럽게 생각하지 않고 정성으로 진료했다.

섭천사는 아버지가 어려서 돌아가시자 아버지의 제자에게 배웠다. 나중에 명의들을 널리 찾고 그들의 장점을 수집하여 더욱 정통하게 되어 천하에 이름을 떨쳤다.

기존의 치료법에 얽매이지 않고 옛날의 비방(秘方)까지 두루 활용했는데, 항상 놀라운 효험을 거두었다. 특히 비위(脾胃)와 아동과의 병에 재간이 있었다. 그가 지은 《온열론(溫熱論)》은 온병학설(溫病學說)의 발전을 가져왔다. 죽은 뒤 제자들이 그의 처방을 모아 《임증지남의안(臨證指南醫案)》과 《섭안존진(葉案存眞)》,《미각본의안(未刻本醫案)》 등을 펴냈다.

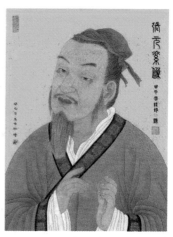

장원소

10. 유완소와
장원소의 만남

　장원소(張元素, 1131~1234)는 의
술을 배워 하간(河間) 일대에서 많
은 병자들의 병을 치료하였지만 명
성은 그리 높지 않았다. 하간에서는 신의(神醫)라 불리는 유완
소(劉完素, 1120~1200) 의원이 있었다. 그는 강심화(降心火),
익신수(益腎水) 위주로 치료를 하여 신온대열(辛溫大熱)의 약
물보다는 병을 치료할 때는 양제(涼劑 : 차거운 약재)로 치료
하였다. 치료 방법이 심장의 화(火)를 내리고 신장의 수(水)를
보익하는 것이다.

　오랫동안 병자를 치료하여 많은 사람을 살렸으며 장원소가
병을 치료하러 다닐 때 유완소는 이미 하간에서 이름이 알려
진 지 몇 년이 되었다.

　하간에서는 많은 사람들이 유완소와 장원소가 같은 사람인
줄 착각하여 때로는 유완소인 줄 알고 장원소를 찾아가거나 장
원소인 줄 알고 유완소를 찾아가는 경우가 많았다.

　하간지방에 신의(神醫)로 알려진 유완소는 장원소가 자기
이름을 내걸고 환자들을 속이는 줄 알았다.

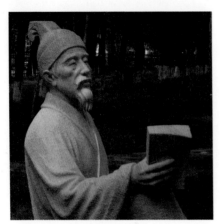

유완소

어느 날, 유완소는 상한병(傷寒病 : 지금의 감기)에 걸려 머리가 아프고 열이 나면서 구토를 하기도 하였다. 자신이 의원이지만, 자신을 치료하지 못하고 8일간을 침대에만 누워 있었다.

유완소 의원이 병이 났다는 소문이 장원소에게까지 들려 장원소는 유완소의 집을 방문했다. 유완소는 그를 보고는 마치 원수를 대하듯이 벽 쪽을 향해 돌아누웠다. 그러나 장원소는 대수롭지 않게 여기며 천천히 말을 건넸다.

"완소 형님, 형님 이름을 항상 들어왔지만, 인연이 없어 찾아뵙지 못하였는데, 오늘 내가 형님이 병환에 계신다기에 찾아왔습니다. 제가 못마땅하십니까?"

그 말에 유완소는 지나친 행동에 미안한 감이 들어 몸을 돌려 말했다.

"장원소 의원님께서 직접 오시게 해서 너무 송구합니다. 그만 돌아가 주셔요. 왜냐하면 장의원님께서 다른 환자 치료하는 데 지장을 주면 안되지 않습니까?"

장원소는 웃으며 말했다.

"오자마자 돌아가다니요. 내가 왜 왔는지 알고 싶지 않으십니까?"

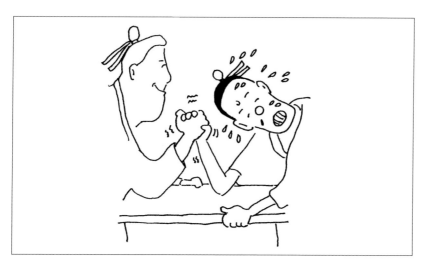

유완소는 억지웃음을 지으며 말했다.

"허허! 장의원님이 누워 있는 나에게 진맥하고 처방을 써 주시겠다는 말씀이오?"

"그렇소이다. 진맥 한 번만 하게 해주셔요. 치료비는 받지 않겠습니다."

병이 위급한 유완소는 마음속으로 생각하였다.

'그에게 진맥 받는 것이 손해 볼 일은 아니지 않는가. 밑져야 본전인데. 만약 허무맹랑한 말을 하면 그가 쓴 처방대로 약을 짓지 않으면 되지 않는가.'

그는 그제야 손을 내밀었다.

"의원님께서는 한량제를 복용하셨습니까?"

장원소는 그의 맥을 짚어보며 말했다.

"그런데요."

유완소는 내키지 않는 말로 대답하였다.

"그렇군요. 선생님은 한량제를 사용하는 명의지만, 모든 병이 다 한량제로 치료되는 것은 아닙니다. 선생님은 지금 상한병에 걸렸는데 당연히 발한제(發汗劑)로 땀을 내야 되지 않습니까?"

장원소가 이어서 말하였다.

"제가 처방을 써 드리겠습니다. 한번 시험해 보시지요. 사흘이면 효과가 있을 것입니다."

말을 마친 후 그는 처방을 남겨놓고 떠났다. 처방을 자세히 읽어본 유완소는 곰곰이 생각하였다.

"맞아! 그래 이 처방대로 지어 먹어보자."

제자들을 시켜 처방대로 약을 짓고 달여 복용하였더니 온몸이 땀에 흠뻑 젖더니 몸이 가뿐해지고, 연속 사흘을 복용하였더니 병이 완쾌되었다. 그는 자리를 떨치고 일어나 장원소의 집을 찾아 사례를 표하였다.

"선생님이야말로 당대의 명의입니다."

"과찬의 말씀입니다."

그때부터 그들은 좋은 벗이 되어 서로 의술을 연구하고 장원소 역시 명성이 널리 퍼졌다.

유완소는 질병을 여러 가지로 분류하였다. 풍(風)·열(熱)·상한(傷寒)·적취(積聚)·담음(痰飮)·수습(水濕)·노(勞)·조(燥)·설리(洩痢)·부인(婦人)·보양(補養)·제통(諸痛)·치루(痔瘻)·학질(瘧疾)·안목(眼目)·소아(小兒)·잡병(雜病) 등 모두 17문(門)으로 분류하였다.

후세의 의원들은 그를 추앙하였고, 그는 《선명논방(宣明論方)》15권, 《소문현기원병식(素問玄機原病式)》1권, 《상한직격방(傷寒直格方)》3권, 《상한표본심법류췌(傷寒標本心法類萃)》2권, 《소문요지(素門要旨)》8권 등 명저를 남겨 한의학에 큰 공헌을 하였다.

장원소는《의학계원(醫學啓源)》,《진주낭(珍珠囊)》,《장부표본약식(臟腑標本藥式)》,《약주난경(藥注難經)》등의 책을 지었다. 그의 아들 장벽(張璧)은 아버지의 직업을 이어받아 그 시대에 이름을 날렸다.

이시진(李時珍)은 장원소를 《영추(靈樞)》,《소문(素問)》뒤의 첫째가는 사람으로 추켜세워 줄 정도로 그에 대한 평가가 높음을 알 수 있다.

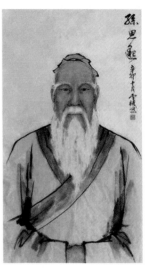

11. 부인과와 소아과에 능한 손사막

손사막

당나라 정관(貞觀, 627~649)에 당태
종 이세민(李世民)이 심구동통(心口疼
痛)으로 고생하여 어의들이 치료하였
지만 고치지 못하였다. 나중에 손사막(孫思邈)이 치료하여 당
태종은 그에게 「약왕(藥王)」이라는 칭호를 하사하였다.

손사막은 특별히 부인과와 소아과에 관심을 두고 치료하였
으며, 매우 중요시 여겼다. 그리하여 본인의 저서 《비급천금
요방(備急千金要方)》과 《천금익방(千金翼方)》에서 이렇게
말하고 있다.

"사람은 어린아이가 없으면 어른이 없다."

책에는 우선 부인과 어린이의 병에 대해 말하고, 그 다음에
성인과 노인병에 대하여 말하였다.

"부녀의 병은 남자의 병과 다르며 어린아이 병은 성인의
병과 또 다르다."

부인과 소아병에 대하여 그는 부인과와 소아과를 만들었으
며, 부인과로는 임신, 월경, 임신 시 보태(補胎)와 금기하는 음
식 등에 대하여 전문 연구하였다.

　한번은 손사막은 길을 가다가 몇 사람이 관을 메고 뒤에는 한 노파가 구슬피 우는 것을 보았다.

　손사막이 관에 가까이 가서 주의 깊게 관찰해 보았더니, 관 사이로 몇 방울의 피가 흘러나오는 것이었다.

　손사막은 다가가서 노파에게 물었다.

　"이 관 안에 누가 죽었습니까?"

　"내 무남독녀 딸인데, 방금 애를 낳다가 갑자기 죽어버렸어요. 흑흑흑……"

　손사막은 죽은 지 얼마나 되었는지 물어본 후 말했다.

　"따님은 죽지 않았습니다."

　"아니, 죽지 않았다니요?"

　"제가 손사막입니다."

　"아니 그 유명한 손사막 의원이셔요?"

　"빨리 관을 내려서 뚜껑을 열어보십시오."

　관 뚜껑을 열고 보니 부녀자의 얼굴빛이 누런 데다 혈색이 전혀 없었다.

　배를 보니 아직 더부룩하였다. 과연 난산이었던 것이었다.

　손사막이 자세히 맥을 짚어보니 약간 뛰고 있어 곧 금침(金針)으로 혈위(침자리)를 정해 침을 놓았다. 조금 있으니 부녀자가 정신을 차렸다.

　"으음……"

　부녀자가 몸을 움직이더니 조금 후 아기를 출산하였다.

　손사막이 보니 갓 태어난 영아의 입은 나쁜 피로 덮여 있고,

온 몸은 붉은색으로 조금도 움직이지 않고 마치 숨이 끊어진 것 같았다.

손사막은 재빨리 솜으로 어린아이 입안에 있는 피를 씻어 주었다.

"할머니 빨리 큰 파를 가지고 오셔요."

파를 가지고 오자 잎을 떼어버리고 파로 어린아이 몸을 살살 두드려 주었다. 얼마 안 되어 어린아이가 울기 시작하였다.

"으앙! 으앙!"

"빨리 따뜻한 물을 대야에 담아 오세요."

대야 안에 어린아이를 넣고 몸을 주물러 주었다. 마지막에는 천으로 감싸주었다.

손사막은 약도 쓰지 않고 어린아이를 살려낸 것이다.

"어찌 약도 쓰지 않고 이렇게 살리셨습니까?"

"이 아기가 태어나자 입안에 피가 모여 폐가 막혀 일시적으로 호흡이 정지되어 입안에 피를 닦은 다음 파로 몸을 두드려주어 약한 자극을 주어 울게 하였습니다."

"그런데 왜 파로 몸을 두드렸습니까?"

"그것은 부드러운 파로 두드려 어린아이의 몸을 상하지 않게 하기 위한 것이지요."

손사막은 임산부를 치료할 적에 언제나 그들에게 말하였다.

"마음을 편하게 먹고 찬바람을 쐬지 마셔요."

집안사람들도 임산부의 출산 시 당황해서는 안 되고, 근심을 표현해서도 안 된다고 하였다. 갓 태어난 아기는 얇고 따뜻한

옷을 입히며, 너무 두꺼운 옷을 입혀도 안 된다고 하였다. 유모
에 대한 선택도 엄격하여 병을 가지고 있는 사람은 유모가 될
수 없다고 지적하였다.

　당시 의서 중에도 이런 것에 대해 지적한 바가 없었으나 손
사막은 이런 세세한 것까지도 지시하였다. 그는 부녀와 소아
에 대한 연구를 계속하여 한의학 발전에 크게 공헌을 하였다.

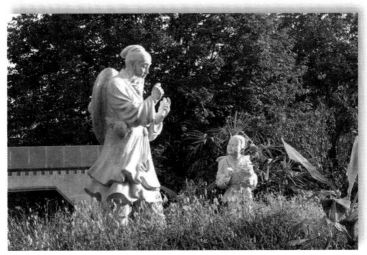

약초 개는 손사막 조상(彫像)

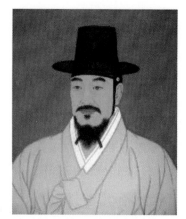

12. 임상옥과 인삼교역권

정조 3년(1779)에서 철종 6년
(1855)까지 살았던 임상옥은 4대째

임상옥

의주의 전통적 장사꾼 집안에서 태어났다. 나이 17세 때까지
는 아버지 임봉핵이 중국 사신 길을 따라다니며 장사를 배웠
다. 그는 만주어와 중국어를 직접 배웠고, 그들의 풍속을 알아
세상 물정을 피부로 배우게 되었다.

그는 사람을 신언서판(身言書判)으로 평가하는 기준도 알게
되었다. 신언서판은 사람이 갖추어야 될 네 가지 조건인 신
수·말씨·문필·판단력을 말한다.

임상옥은 열여덟 살 되던 해부터는 아버지를 따라 인삼 보
따리를 지고 연경 2천 30리 장삿길을 밟기 시작했다. 32세 때
병조판서 박종경과의 연분을 계기로 나라로부터 인삼교역권
을 얻어낸 대담한 배짱과 지략으로 청나라와의 무역에 성공하
였다.

순조 7년(1807) 총융사 박종경의 아버지 판돈령부사 박준원
은 아영대장, 금아대장에 형조판서를 역임했던 일국의 권신이
며, 순조 임금의 외할아버지가 되는 사람이다. 박종경의 누이

는 정조의 후궁으로 들어가 수빈이 되어 수빈 박씨가 낳은 아들이 순조 임금인데 박종경은 임금의 외삼촌 되는 사람이었다. 바로 그 박종경의 집에 친상(親喪)이 났다.

인간 대사(大事) 네 가지가 관(冠)·혼(婚)·상(喪)·제(祭)이기에 팔도 벼슬아치, 거부 사또들이 다투어 얼굴을 내밀어 백냥, 이백 냥씩 부의금을 보내왔다.

의주 상인 임상옥도 그 소식을 듣고 5천 냥짜리 어음을 만들어 부랴부랴 박종경 집으로 찾아가서 5천 냥짜리 어음을 눈도 깜짝하지 않고 부의금으로 냈다. 방명록을 정리하던 박종경 대감은 듣도 보도 못하던 이름으로 5천 냥의 거금을 낸 이름 없는 상인 임상옥을 발견하였다.

"임상옥을 사랑으로 불러라!"

임상옥은 이미 하인들을 매수하여 쉽게 사랑방으로 찾아갈 수 있었다.

"대감, 의주 임가 문안 아뢰오!"

박종경은 천하의 군권(軍權)을 잡은 총융사답게 오만하게 한마디 한다.

"거기 앉게."

한마디 해놓고 찾아온 손님 두어 사람과 함께 아랫목에서 이야기만 늘어지게 주고받을 뿐이었다. 거의 하루 반나절이 넘어가기에 임상옥은 견디다 못해 절을 하며 하직인사를 올렸다.

박종경은 위엄 있는 목소리로 임상옥에게 말했다.

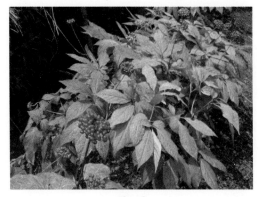

인 삼

"절을 두 번 하는 것은 돌아가신 분에게만 하는 것인데, 어쩐 일인가?"

"대감님, 첫 번째 절은 인사 올린 것이고, 두 번째는 제가 이만 물러가겠다고 절을 올리는 것입니다."

"거기 앉게!"

박종경은 손님을 물리면서 임상옥을 쳐다보았다.

"내가 요즈음 속이 좀 거북하이."

"대감께서 속이 거북하시다니, 저는 의미를 모르겠습니다. 혹 과식이라도?"

"하하, 그게 아닐세."

"그럼……"

"난 지금 서울 장안의 군권과 치안을 맡고 있는 총융사인데, 하루에 남대문으로 사람이 몇이나 출입하는지 그걸 모르겠어. 몇몇 사람에게 물어보니, 어떤 사람은 대략 2천 명은 넘을 것이라고 하고, 어떤 사람은 7천 명도 넘을 것이라고 대답한단 말이야. 그런데 자넨 그 수를 알겠나?"

임상옥은 자기를 시험해 보려는 것을 알아차리고 정신이 번쩍 들었다.

"두 명입니다."

"두 명이라……?"

임상옥은 힘을 주어 대답했다.

"두 명입니다."

"어째서지?"

"하루에 남대문 안으로 2천 명이 들어오건

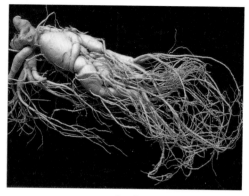

인 삼

7천 명이 출입하건 그 중에는 대감에게 이(利)가 될 사람과 해(害)를 끼칠 사람이 있을 뿐입니다. 이익도 손해도 주지 못할 사람이라면 대감에게는 아무 쓸모가 없는 사람이지요."

"그래 맞아 두 사람이지!"

이 말의 뜻은 '나 임상옥은 대감에게 이익을 줄 사람입니다' 라는 의미가 포함된 말이었다.

이렇게 임상옥은 순간적인 기지와 담력과 판단력으로 인삼 교역권을 얻게 된다. 그 당시 인삼 한 근은 은자(銀子) 25냥이었다. 그 당시 무역량은 8천 근 내지 4만 근이었으니 엄청난 인삼 교역권이었다. 당시 국가 비축 은자의 총액이 42만 냥인 데 비해 임상옥이 주무른 인삼 무역액은 은자 1백 냥이 넘었으니 나라 재정을 잡아 흔든 셈이었다.

※ 인삼의 효능을 이야기하기 위해 「열전에」 삽입하였다.

13. 왕의 이름과 약초 이름

옛날 봉건사회에서 군주(君主)는 그 지위가 매우 높아 하늘 아래에서 최고의 위치였다. 즉 하늘과 동등시하여 황제들은 이렇게 말하였다.

"짐은 하늘이다. 짐은 신(神)과 같다."

일반 백성은 황제의 이름을 감히 입에 담지도 못하고, 만일 황제의 이름을 함부로 부르면 죄가 되어 감옥에 가두고 심하면 죽이기까지 하였다.

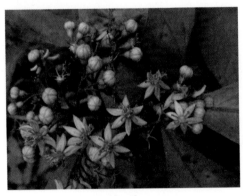

상 산

한약초 이름도 예외일 수가 없었다. 바로 황제의 이름과 같거나 황제의 이름과 발음만 같아도 한약초의 이름을 바꾸었다.

한약초 중에 상산(常山)은 일종의 담(痰)을 토하게 하거나 열을 없애는 약이다. 담으로 인한 간질병과 학질에 쓰이는데, 원래 그 약초의 이름은 항산(恒山)이었다. 이야

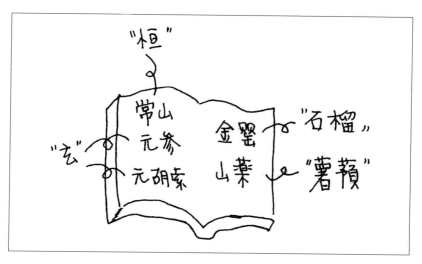

기에 따르면 서한(西漢) 때 문제(文帝) 유항(劉恒)이 즉위를 하여 유항과 항산의 항(恒)이 똑같기 때문에 항산의 이름을 상산(常山)으로 바꾸어 지금까지 사용하고 있다.

석류(石榴)는 석류피, 잎, 꽃 모두 약으로 쓰이는데, 석류피는 설사를 막아주고, 장에 있는 기생충을 몰아내고, 오래된 설사를 치료하고, 피가 섞인 변혈(便血), 탈항, 정액이 저절로 흘러나오는 활정(滑精), 붕루, 대하, 기생충으로 복통을 일으킬 때 좋은 약초이다.

석류는 옛날에 금앵(金罌)이란 다른 이름이 있었다. 전류(錢鏐)는 중국 오대십국(五代十國) 시기에 오월국왕(吳越國王)이다. 당(唐)나라 말기에 동창(董昌)을 따라 농민 봉기군을 진압하고 진해절도사(鎭海節度使)가 되었다. 뒤에 동창을 물리치고 양절십삼주(兩浙十三州)를 점거하여 월왕(越王), 오왕(吳王), 오월왕(吳越王)이 되었다.

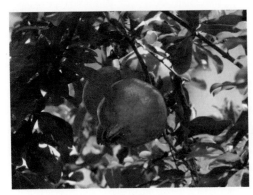

석 류

이 전류(錢鏐)의 류 (鏐)와 석류의 류(榴)가 중국식 발음이 똑같아 석류의 이름을 금앵으 로 바꾸었다가 오월왕 이 죽자 석류의 원명을 다시 사용하게 되었다.

산약(山藥)은 비장을 튼튼하게 하고, 폐를 보하며, 신장을 바로잡고 정을 튼튼하게 키워주는 좋은 약이다. 《본초강목(本草綱目)》에는 「산약은 신장의 기를 증진시키고, 비장과 위를 튼튼하게 하고, 설사와 이질을 막아 준다(山藥益腎氣 健脾胃 止泄痢)」고 기재되어 있 는 약으로 원래의 이름은 서여(薯蕷)라고 했었다.

당(唐)나라 때 이예 (李豫)가 왕위에 올라 서여의 여와 이예의 예가 발음이 똑같아 서여를 서약(薯藥)으로 바꾸었다. 그런데 송 (宋)나라 영종(英宗)인

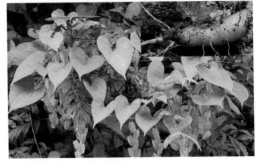

산 약

조서(趙曙)가 즉위를 하여 조서의 서와 서약(薯藥)의 서가 발음 이 같아 또다시 이름을 바꾸어 산약(山藥)으로 바뀐 것이다.

원삼(元蔘)은 음액(陰液)을 자양하고, 열을 없애주며, 번조감

(煩燥感)을 없애고, 해독하는 효과가 있어 열병과 번갈 (煩渴)을 치료한다. 또 허열(虛熱)이 나 며, 잠을 잘 때 땀 이 나고, 불면증과 피를 토하거나 코

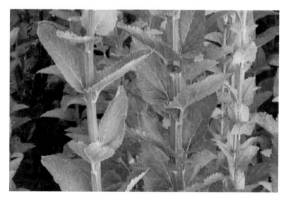

현 삼

피가 날 때, 목 부위가 붓고 아플 때 나력(瘰癧 : 임파결절)을 치료한다. 원삼의 원래 이름은 현삼(玄蔘)이었다. 청(淸)나라 강 희(康熙) 황제인 현엽(玄燁)이 즉위하여 현(玄)을 쓰지 못하게 하여 원삼으로 이름을 바꾸었다.

특히 강희(康熙)·옹정(雍正)·건륭(乾隆) 세 왕조 때는 「문 자옥(文字獄)」이라 하여 필화사건이 있었다. 글을 쓸 때 황제 의 이름이 들어가는 글을 쓰면 안 되었다. 만약에 글을 쓸 때 황제의 이름이 들어가면 옥에 가두었기에 「문자옥」 이라 하 였다.

중국에서 왕조시대에 황제의 이름에 들어간 한자를 쓰거나 황제가 싫어하는 글자를 사용했다는 죄를 뒤집어씌워 관직을 박탈하거나 비판적 지식인을 사형까지 시킨 황제의 전횡을 일 컫는 말이다.

반대파 학자나 관료들을 제거하기 위한 수단으로 악용되기 도 했다. 2011년 말, 중국 법원이 인터넷에 정부에 비판적인 글

을 올린 두 작가에게 국가전복 선동 혐의를 적용해 징역 10년 안팎의 중형을 선고한 것에 대해 현대판 인터넷 문자옥이란 비판이 일고 있다.

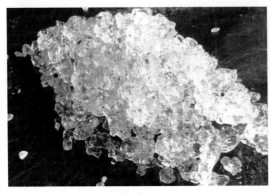

현명분

황제의 이름은 감히 입에 담지도 못했다. 강희황제의 이름에 현이 있기에 현(玄)을 쓰지 못하였다. 그리하여 현(玄) 대신 원(元)을 써서 약재 중 현명분(玄明粉)은 원명분(元明粉)으로, 현호색(玄胡索)은 원호색(元胡索)으로 바꾸어 지금까지 사용하고 있다.

당시에는 부모님의 함자도 마음대로 부르지 않고 한 자 한 자 띄어서 대답했다. 하물며 한 나라의 왕의 이름을 마음대로 부를 수 없던 것은 당연한 일이다. 그러나 일본이 조선을 침공하여 조선 이름 앞에 왕의 성(姓)을 마음대로 넣어 「이씨 조선(李氏朝鮮)」 또는 「이조(李朝)」라고 하여 나라를 깔보게 만들었다.

일본은 왕의 이름을 마음대로 써서 굴복시키겠다는 의도로 이씨조선 또는 이조라는 말을 생겨나게 하였다. 한약재 이름도 왕의 이름과 같게 바꾸어 부르게 했다. 어찌 한 나라의 국호를 마음대로 왕의 이름을 넣어서 부르게 하였는지 글자에 대한 큰 음모였다.

또한 일제치하에서는 조선 사람을 「조센징(朝鮮人)」이라는 말로 깔볼 때 쓰거나 혹 천하게 사용하였는데, 본래의 뜻은 조선인이라고 해서 말 자체는 나쁜 뜻이 아니었다.

지금도 러시아 중앙아시아에 사는 사람들은 「고려인」이라고 부르고, 중국에 사는 교포들을 「조선족」 또는 「조선 사람」이라고 한다. 우리는 지금부터라도 「이씨조선」이라든가 「이조」라는 말 대신 떳떳하게 「조선」이라는 말을 쓰고 글자에 대한 모욕적인 잔재를 타파해야 할 것이다.

함자(銜字)라는 말은 예부터 웃어른의 이름자를 말할 때 쓴다. 생존한 분에 대하여는 함자라고 하며, 작고한 분에 대하여는 휘자(諱字)라고 한다. 함자나 휘자를 말하는 경우에는 이름자 사이마다 자를 넣어서 부르거나 글자를 풀어서 말하는 것이 예의였다. 이렇듯 부모님의 함자도 귀하게 부르는데 한 나라에 왕이었던 분의 이름을 넣어서 「이씨조선」이라는 말은 앞으로는 쓰면 안 될 것이다.

14. 임상옥의 배짱과 지략

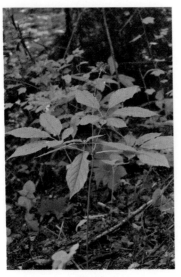

인 삼

중국에서 인삼은 세상에서 제일 귀한 약재라 했다. 중국인들 사이에는 고려 인삼은 죽은 사람도 살려낸다는 말이 있을 정도로 귀한 약재였다.

한번은 임상옥이 인삼을 마차에 수북이 싣고 북경으로 갔다.

"임 대인, 이번에도 인삼을 가지고 왔소?"

북경의 큰 장사꾼들이 임상옥이 머무는 회동관으로 들락거리면서 흥정을 걸어왔다.

"값은 한 냥에 얼마요?"

"은자 5백 냥은 받아야겠소."

"허허, 너무 비싸오. 2백 냥씩에 넘겨주시오."

임상옥은 북경 장사를 한두 번 다닌 것도 아닌데 벌써 북경 장사꾼끼리 불매동맹을 맺고 인삼을 싸게 살 욕심이 있었다.

"조선 인삼이 아무리 불로영초라고는 하지만 너무 비싸다. 해마다 값이 오르기만 하니 우리 북경 상인들이 버릇을 좀 고쳐 놓아야겠다."

"그러게 말일세!"

"2천 30리를 끌고 온 인삼을 우리가 사주지 않는다면 제 놈이 어쩌겠어?. 우리 청국 상인들이 배에 힘을 주고 끝까지 버티기만 하면 인삼 값은 도라지 값으로 떨어지고 말 걸세."

"과연 그렇게 될까?"

"걱정 말고 자네들은 내 말을 듣게나. 절대로 한마음이 돼서 인삼 값을 떨어뜨리세."

북경의 거상들이 한통속이 되어 불매동맹을 한다면 임상옥의 인삼은 2백 냥이 아니라 나중에는 50냥에라도 팔 거라 생각했다.

"나리, 북경의 거상들이 인삼을 사려 하지 않습니다."

북경의 회동관에서 조선 사신들이 머무를 수 있는 것은 일정 기간 동안이고, 기간이 차면 다시 산해관, 요동반도를 거쳐 2천 리 길을 걸어 조선으로 돌아가야 한다. 인삼을 못 팔면 객비뿐만 아니라 여비도 없는 몸이 된다. 그러나 이런 사정을 잘 알고 있는 임상옥은 배짱을 두둑하게 먹고 아무런 내색도 하지 않았다.

"지금 여비로 남겨 둔 은자가 얼마나 되는가?"

"4천 냥이 남아 있습니다. 그러나 내일 모레면……"

임상옥은 은자 2천 냥을 가지고 북경의 제일 번화한 청루로

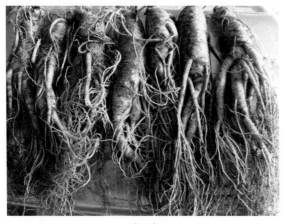
인 삼

들어가 북경 거상들도 한번 소리치고 노는 데 1천 냥이면 큰돈을 풀었다고 소문이 나는 청루로 올라가 한 자리에서 2천 냥을 다 써버렸다. 이튿날 임상옥은 나머지 2천 냥을 그 청루에 들어가 또 썼다. 내일이면 회동관을 떠나야 했다. 북경의 거상들은 임상옥의 동정을 샅샅이 염탐하고 있었다.

"웃기는 짓이지. 아무리 조선 거상 임상옥이지만, 이번만은 안 될 걸."

"글쎄, 내일이면 북경을 떠날 텐데, 아마 내일이면 싸게 팔아야 할 걸."

"이틀 동안을 청루에서 4천 냥을 쓰며 놀았다고 하더군."

마침내 조선 사행들이 북경의 회동관을 떠나 귀국길에 올라야 할 날이 오고 말았다. 아침부터 날씨는 청명하지만 회동관을 둘러싼 울타리밖에는 보이지 않는 긴장이 감돌았다. 임상옥은 일찌감치 아침밥을 먹고 나서 귀국할 채비를 하며 종을 시켜 한쪽에서 말안장을 놓고 짐 보따리를 꾸렸다.

"주인님, 인삼을 어떻게 할까요?"

"전부 마당 한가운데 쌓아 놓게!"

"네!"

"인삼에다 불을 질러 버려라!"

"네?"

"시키는 대로만 하게!"

임상옥은 느닷없이 노한 얼굴이 되었다. 10여 명의 종들이 그 노기에 질려 정말로 불을 질러버렸다. 회동관 넓은 마당 한가운데서 천상천하에 처음 보는 배짱 싸움이 벌어진 것이다.

너도 망하고 나도 망하자는 식이다. 매캐한 향과 연기가 코를 찌르며 피어오르기 시작하였다.

"거상 임상옥이 수십만 금의 인삼을 태워 버리는구나!"

울타리 밖에서 동정을 염탐하던 중국 상인들의 얼굴이 파랗게 질려버렸다. 팔고 안 팔고 문제가 아니고 싸고 비싸고 문제가 아니었다.

"인삼을 태우다니, 천하 명약을 불태워 버리다니?!"

처음에는 상상을 초월한 임상옥의 미친 짓에 기가 질렸고, 두 번째로 천하의 명 약초를 태워버리는 데 분노를 느꼈다. 세 번째는 임상옥의 인삼을 못 사면 올 일 년 동안 중국에는 인삼이 없다는 것을 알고 중국 상인들은 임상옥에게 뛰어들었다.

"임 대인 왜 이러십니까? 이 천하 명약이 재가 되면……!"

"천하의 명약이라도 명약을 몰라보는 사람에게는 안 팔겠소."

"우리가 인삼을 몰라보다니요. 어서 불을 끄도록 이르시
오!"

"당신들에게는 안 팔겠소."

"값은 얼마든지 내리다! 어서 불이나 끄시오."

승부는 쉽게 끝나고 말았다. 인삼 값은 그 자리에서 몇 배가
뛰어올라 임상옥은 오히려 불태운 인삼 값의 손해보다도 대여
섯 배의 이익을 보고 비단을 산더미처럼 싣고 돌아갈 수 있었
다.

※ 인삼의 효능을 이야기하기 위해 「열전에」 삽입하였다.

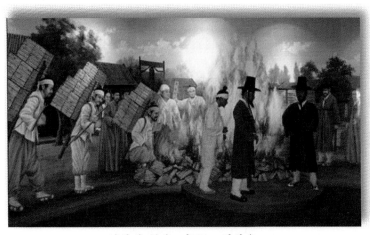

인삼에 불을 지르는 임상옥

15. 유완소의 이름

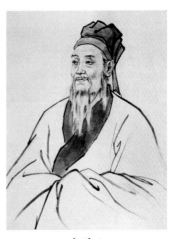

유완소

중국의 금원(金元) 시대에는 유완
소(劉完素), 장자화(張子和), 이동원
(李東垣, 아고李杲), 주단계(朱丹溪)
라는 유명한 의원들이 있었다. 그들을 금원사대가(金元四大家)
라 일컬었다.

그 중 유완소(1110~1200)는 지금의 하북성 하간(河間)현 출
신이다. 그는 전염병의 원인을 화열(火熱)로 보는 한량파(寒凉
派)의 창시자였다.讀懂

유완소는 어려서 빈곤한 가정에서 자랐다. 그의 어머니가 불
치의 병으로 돌아가신 것을 계기로 의학에 입문하였으며, 이후
로는 항상 명의가 되는 것을 꿈꾸어 왔다.

그는 한의학의 원전이라고 하는 《황제내경(黃帝內經)》의
「소문(素問)」을 주로 연구하여 책을 만들었다. 그가 남긴 저
서로는 《소문요지론(素問要旨論)》과 《소문현기원병식(素問
玄機原病式)》이 있다.

그의 이름 「완소(完素)」는 앞서 말한 《황제내경(黃帝內
經)》의 소문을 완전히 연구했다는 의미이다.

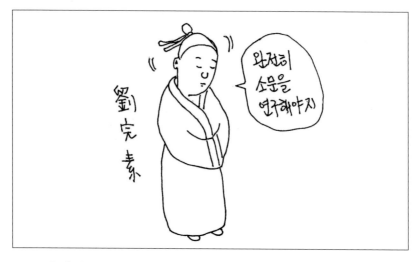

《황제내경》의 오운육기(五運六氣)를 개괄하는 《소문지진요대론(素問至眞要大論)》의 「병기십구조(病機十九條)」에는 논술한다.

육기(六氣, 여섯 가지 외사)는 모두 화(火)로 변할 수 있다.

六氣皆能化火　육기개능화화

외사(外邪)라는 것은 외부로부터 몸에 침입하는 사기(邪氣, 나쁜 기운)를 말하는데, 외사에는 여섯 가지가 있다. 이것을 육음(六淫)이라고도 한다. 외사에는 바람(風), 추위(寒), 여름의 더위(署), 습한 것(濕), 건조(燥), 화기(火)가 있다. 화기는 온열(溫熱)을 말한다.

① 풍(風)은 바람으로, 병이 주로 봄에 발생한다. 땀이 날 때 바람을 맞거나, 혹은 잠이 들 때 바람을 맞게 되면 병이

나게 된다.

② 추위(寒)는 병이 주로 겨울에 발생한다.

③ 더위(署)는 여름에 발생한다. 강렬한 햇볕 아래서 일을 하거나 쉽게 더위를 먹어 생기는 병을 말한다.

④ 습기(濕)는 주로 여름에서 가을로 넘어가는 계절에 발생한다. 더위와 비로 인해 생기는 병이다.

⑤ 건조(燥)는 병이 가을에 발생한다. 건조한 기후로 쉽게 병이 난다.

⑥ 화기(火)는 더운 여름철에 많이 생기는 병이다.

이런 여섯 가지 외사(外邪)가 화(火)로 변할 수 있다는 《진요대론(眞要大論)》의 요지를 고수하겠다는 뜻으로 수진(守眞)이란 자(字)를 지었다. 또한 호(號)는 《황제내경》의 현기(玄機)를 통달하여 처리하는 선비라는 뜻인 통현처사(通玄處士)이다.

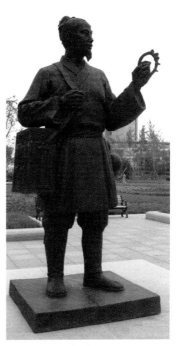

그의 의술이 한층 더 높아지자 당시 조정에서는 그에게 「증삼차(曾三次)」의 벼슬을 하사하였으나 거절하고, 나중에 「고상(高尙) 선생」이라는 사호(賜號)를 받게 되었다.

유완소

그는 항상 연구하는 마음가짐으로 의학에 대한 강한 집념을 가지고 노력하며 일생을 살았다.

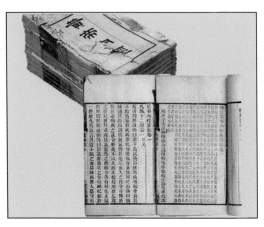

황제내경

제3장. 한의漢醫의 발전

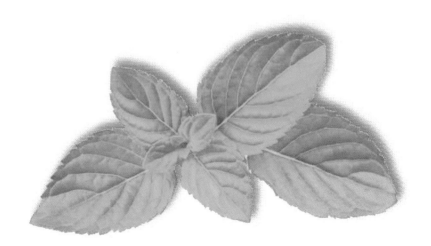

1. 토기 약탕기

중국 삼국시대(三國時代) 육긍(陸矜)이라는 돌팔이 의사가 있었다. 그는 오랫동안 강호(江湖)를 돌아다니며 의술의 경험방을 습득하여 도처에서 환자를 치료하며 약을 팔고 다녔다.

어느 해, 그는 각지를 떠돌다 허창(許昌)에 오게 되었다. 그때 마침 조조(曹操)가 편두통으로 고생한다는 소문을 들었는데, 도처에 방문이 붙어 있는 것을 보았다.

> 편두통을 치료할 수 있는 명의를 구함

"그래 이번이 출세할 절호의 기회다."

그는 자신의 의술로 조조의 편두통을 치료하여 권세와 재물을 갖게 되는 좋은 기회로 생각하고 군영(軍營)으로 찾아갔다.

"제가 책임지고 치료하겠습니다. 만약에 치료하지 못하면 목숨을 내놓겠습니다. 치료할 수 있게 허락하여 주십시오."

그래서 그는 조조의 진맥을 하게 되었다. 그는 구리(銅)로 만들어진 약탕기에 처방한 약을 달였다. 그리고는 약을 조조에게 복용하도록 했는데, 약을 먹은 후 병의 상태는 오히려 더

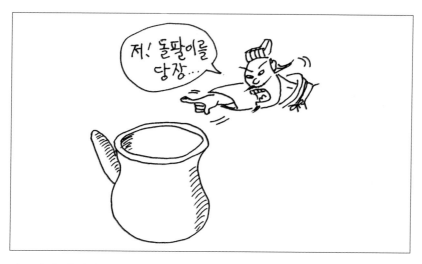

욱 심하여졌다.

　"아니 약을 먹었는데, 치료는커녕 점점 더 아프구나."

　곁에 있던 군의(軍醫)가 조조에게 보고하였다.

　"예부터 약은 토기 약탕기에다 달입니다. 그런데 그가 약을 달인 약탕기는 동(銅)으로 만든 약탕기입니다. 의원들 사이에는 구리로 만든 약탕기는 사용하지 않습니다."

　조조는 군의의 말을 듣고 소리쳤다.

　"감히 엉터리 돌팔이가 나를 해치려 하는구나!"

　화가 몹시 난 조조는 사병에게 명령을 내려 육긍을 문 밖으로 끌어내 죽여 버렸다.

　이것은 약을 달일 때는 약탕기의 선택이 중요하다는 것을 이야기하는데, 제일 좋은 약탕기는 토기로 만든 것이다. 철로 만든 약탕기는 약 달이는 데 적합하지 않다. 왜냐하면 일부 한약 중에는 수렴성 식물소(植物素)의 일종인 타닌(tannin)이 함

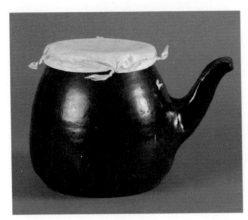

약탕기

유되어 철과 기타 금속
과 만나면 물에 녹지 않
은 타닌산염(tannate)이나
타닌철(tannin iron)로 변
하기 때문이다. 이런 물
질은 인체에 해가 되는
물질이다. 그 밖에 한약
성분 가운데 치료 작용
을 가지고 있는 알칼로

이드(alkaloid)가 타닌(tannin)이 없으면 물에 용해되지 않기 때
문에 약효가 떨어진다.

2. 상의의국 上醫醫國

춘추시대 진(晉)나라 평공(平公) 17년(BC 541년), 평공이 병에 걸렸다. 진(秦)나라의 경공(景公)은 의화(醫和)라고 부르는 의관(醫官)을 파견하여 진평공을 치료하게 하였다.

의화가 진(晉)나라로 오는 도중이었다. 진평공은 꿈을 꾸게 되었는데 꿈속에서 두 사람이 나타나 그 중 한 사람이 말했다.

"의화는 의술이 고명한 의원인데 그전 무의(巫醫 : 무당)와 다르기에 우리를 찾으면 어떡하지? 어디 숨을 데가 있을까?"

다른 한 사람이 말했다.

"심장 아래 흉격 위인 고황(膏肓)에 숨으면 그가 어떻게 찾겠니?"

의화는 진나라에 도착하자마자 진평공의 병세를 진찰하고 궁을 나왔다. 대신인 조문자(趙文子)가 쫓아 나오면서 물었다.

"왕의 병은 어떻습니까?"

"저로서는 고칠 방법이 없습니다. 이미 병이 고황(膏肓)에 있기에 고칠 수가 없습니다."

이후로 병이 매우 위급하고 치료하기 힘들 때에 「병입고황(病入膏肓)」이란 말을 썼다.

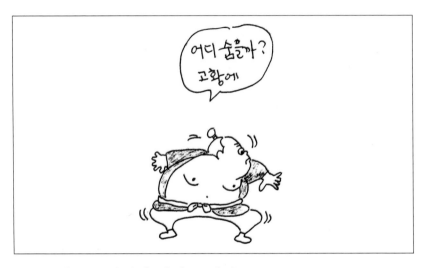

조문자는 놀라면서 다시 물었다.

"무슨 병이기에 고칠 수가 없습니까?"

"왕께서는 귀신에 쒼 것도 아니고, 음식으로 온 것도 아닙니다. 다만 현명한 신하를 멀리하고 여색에 빠져 있어 생긴 것입니다. 황음쾌락(荒淫快樂)으로 그에게 충신들이 충언을 고하지도 않고, 이미 마음도 떠나 있지요. 천지신명도 그를 보호하지 못할 것입니다. 만약 왕께서 다시 회복한다 해도 모든 제후들은 그를 따르지 않을 것이오."

조문자는 그의 말에 불쾌해 하며 말했다.

"나를 비롯해 진나라 몇몇 대신은 왕을 보좌하여 제후(諸侯)의 맹주(盟主)가 된 지 8년이 되었소. 지금까지 나라 안에는 아무 일도 없이 편안하고, 제후들은 나라를 배반한 적도 없는데 무슨 근거로 왕에게 충신이 없다고 하시오. 또 천지신명도 왕을 보호하지 못한다니?"

의화는 그의 말에 다시 입을 열었다.

"내가 들자니, 큰 나무는 높고 험한 곳에서는 자라지 못합니다. 소나무와 잣나무는 습기가 많고 낮은 땅에는 자라지 않습니다. 왕이 여색에 빠진 것을 보십시오. 진나라가 맹주가 되어 지낸 8년은 너무나도 길었소. 어찌 더 유지가 되겠소?"

조문자가 기분이 상해 다시 말했다.

"당신은 일개 의관으로서 국가의 질병을 고칠 수 있다고 생각하오?"

"상의의국(上醫醫國), 즉 의술이 높은 의사는 나라의 병도 고칠 수 있소."

예로부터 나라를 다스리는 것을 인체의 질병과 건강을 살피는 의사의 일에 비유하곤 했다. 훌륭한 의사는 나라를 치료한다는 「상의의국(上醫醫國)」이란 말에서 비롯되었다.

조문자는 다시 물었다.

"그러면 우리 왕께서는 몇 년이나 더 살 것 같소?"

의화는 잠시 생각하더니 대답을 하였다.

"만약 제후들이 진나라를 반대하지 않고, 국왕이 계속 여색에 빠져 있으면 3년밖에 살 수가 없을 것입니다. 만약 제후들이 진나라를 반대하고 여색을 멀리한다면 몸은 즉시 회복되지 않지만 10년을 살 것이오. 만약에 10년 안에 죽지 않으면 진나라는 큰 화가 닥쳐올 것입니다."

조문자는 그의 말을 귀담아듣지 않고 의화를 보냈다. 그 이듬해 조문자는 죽었고, 제후들은 진나라를 반대하며 초(楚)나라를 따랐다. 진평공은 근심걱정으로 지냈고 10년 후에 과연 그가 죽었다.

그 후에 「상의의국(上醫醫國)」이라는 고사가 나와 명의와 높은 의술을 칭송하는 데 사용하였고 또한 정치를 잘하는 현명한 대신들을 가리켜 말하기도 한다.

《국어(國語)》 진어(晋語)에 있는 이야기다.

의화(醫和)는 춘추시대 진(秦)나라 사람으로, 최초의 전문직 의원 중 한 사람이다. 옛날에는 전문적인 의원보다는 문학가로서 의술을 하거나, 공직에 있으며 의원을 하는 사람들이 많았지만, 의화는 백성의 치료만을 하는 의원이었다.

그를 후세 사람들이 화완(和緩)이라고 불렀다. 의화는 최초로 육기태과(六氣太過)가 병의 원인이 되었다고 말했다.

하늘에는 여섯 가지 기운이 있고
도리에 어긋나 여섯 가지 질병이 과하면 즉 재앙이 된다.
음사(陰邪)는 한(寒)의 질병을 만들고
양사(陽邪)는 열(熱)의 질병을 만들며,
풍사(風邪)는 말기의 질병을 만들고
습사(濕邪)는 소화기 질병을 만들며,
컴컴한 사기(邪氣)는 정신질환을 만들며
밝은 사기(邪氣)는 심장질환을 만든다.

天有六氣 淫生六疾 過則爲災　천유육기 음생육질 과즉위재
陰淫寒疾 陽淫熱疾 風淫末疾　음음한질 양음열질 풍음말질

雨淫腹疾 晦淫惑疾 明淫心疾　우음복질 회음혹질 명음심질

또 그는 설명하였다.

질병은 마치 벌레 먹은 것과 같으니,
귀신 들린 것도 아니고 음식을 잘못 먹어 그런 것도 아니다.
미혹되어 (마음의) 뜻을 상했기 때문이다.

疾如蠱 非鬼非食 惑以喪志　질여고 비귀비식 혹이상지

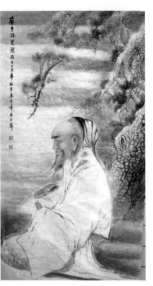

3. 이침耳針과 노지에 Nogier

당나라 손사막(孫思邈)의 저서 《비
급천금요방(備急千金要方)》에는 귀에
다 침을 놓는 이침(耳針)으로 황달과

손사막

한서역독(寒暑疫毒) 등을 치료했다고 기록하고 있다.

명나라 때 《침구대성(針灸大成)》에는 이첨(耳尖 : 귀의 위
끝부분)에다 뜸을 떠 각막염을 치료한 사실이 기재되어 있다.

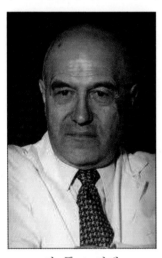

1957년 프랑스의 의사 장 폴 노지
에(P. Nogier)는 귀가 자궁 속에 있는
태아의 형상과 비슷하다는 사실에 착
안하여 귀의 혈자리를 발견하여 세계
최초의 이혈도(耳穴圖)를 만들어 귀
에서 치료 점들을 찾아내고 임상적인
효과를 기술하여 처음으로 학문적인
체계를 세웠다.

그는 귀를 자극하는 방법으로 움

장 폴 노지에

직이지도 못할 만큼 허리 통증이 심
한 사람을 즉시 정상적으로 활동할 수 있게 하였고, 자율신경

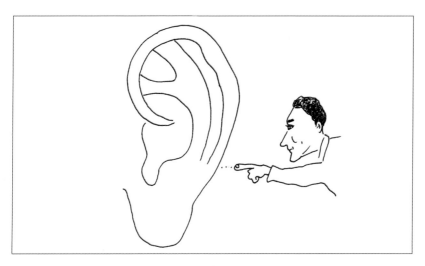

의 지배를 받는 내장이나 비뇨생식기의 기능 이상이 있는 환자들을 치료했다.

노지에는 일찍이 침구술을 배웠으며 그는 외과진료를 하였다. 어느 날, 고질적인 좌골신경통 환자가 진료실을 찾았다.

"그동안 앓아왔던 좌골신경통이 없어졌어요!"

"예?!"

환자는 민간요법으로 시술하는 의사에게서 불에 달군 젓가락으로 귀에 화상을 입히는 방법으로 치료를 받았다. 그 후로 좌골신경통이 없어졌으며, 통증도 완전히 사라진 것이다. 이런 방법은 한의학에서 온 것이라 노지에는 놀랐다.

"맞아! 한의학 고서(古書)에 이침이 있었어."

그는 흥분된 마음으로 귀에 화상을 입혀서 치료하는 의사를 방문하여 그에게 치료법을 배웠다.

"그런데 귀에다 화상을 입히면 대단히 고통이 있는데 다른

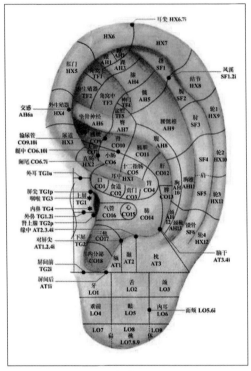

이혈도

방법이 없을까?"

그는 골똘히 생각하였다.

"그래, 맞아! 침술을 이용하여 보자."

그는 귀에다 침을 놓으니 똑같은 치료 효과를 보았다.

노지에는 한방의 침구 기초이론을 바탕으로 6년간 연구를 하였다. 마침내 이침으로 각종 동통과 고혈압, 월경불순과 정신병 등을 치료하였다.

그 밖에도 광범위하게 사용하여 이혈도(耳穴圖) 분포의 법칙을 제시하였으며 귀의 모양이 마치 태아가 거꾸로 있는 형상으로 「이혈치료도(耳穴治療圖)」를 만들었다.

이혈요법(耳穴療法)은 프랑스에서 동양으로 전해오게 되어 점진적으로 각국의 의료계가 관심을 갖게 되었다. 이혈도는 점점 체계화를 하여 많은 발전을 가져오게 되었다.

4. 의성醫聖 장중경

장중경

동한(東漢) 시기의 의학자 장중경(張仲景)은 남양(南陽) 열양(涅陽) 사람으로 이름은 기(機), 자는 중경(仲景)이다. 후대에 의성으로 일컬어질 정도로 저명한 중의학자(中醫學者)이다. 전래되는 의서와 비방을 수집하여 《상한잡병론(傷寒雜病論)》을 저술했다. 그 밖의 저서로 《상한론(傷寒論)》, 《금궤요략(金匱要略)》 등이 있다.

장중경은 고향에서 소문 난 효자로서, 어려서부터 경서(經書)를 탐독하였으며 한(漢)나라 영제(靈帝, 168~189) 때 효렴(孝廉)에 천거되었는데, 그때 나이가 불과 17세였다.

그는 장사(長沙) 태수로 있으며 의술에 더욱 정진하였다. 그는 동한(東漢)시대의 양대 명의 중 한 사람이 되었다. 그를 「의중지성(醫中之聖)」, 또는 「의방지조(醫方之祖)」라고 불렀다. 또 다른 한 사람의 명의는 누구나 알고 있는 신의(神醫) 화타(華陀)이다.

당시는 정세가 불안하고 국가 간의 전쟁과 전염병이 유행하였다. 당시의 중국 사회에서는 무당이 주술로 사람의 질병을

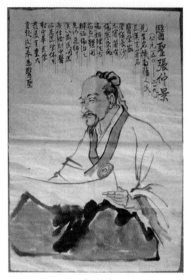

장중경

고칠 수 있다고 하여 부적과 법술 (法術)만으로 많은 생명들을 죽게 하였다. 질병이 있어도 의학으로 치료를 받지 못하는 그 때의 배경 이 그에게는 의학을 더욱 연구하 게 하는 계기가 되었다.

장중경의 집안은 남양성 안에 200여 명이나 되는 대가족이었는 데, 10년 동안 상한병(傷寒病)으 로 3분의 2가 죽었다. 장중경은 이러한 죽음의 그늘 아래 어린 시절을 보내게 되어 의술을 배우겠다는 결심을 하게 되었다.

그는 의학에 관한 서적을 탐구하며 그 당시 명의인 장백조 (張伯祖)를 찾아가 그의 문하에서 의술을 배웠다.

장백조는 장중경의 후덕한 성품이 마음에 들어 자신의 임상 경험을 모두 전수하여 주었다.

명성 있는 학자와 정치가를 찾아가 자신의 부족한 점을 찾아 조언을 들음으로써 식견을 넓혔다.

당시 서생들에게는 오직 공명과 이익을 추구하며, 의학에 대 하여 경시하는 풍조가 있었다. 또 백성들은 건강에 대해 무지 하여 병이 나면 일단 술사(術士)나 무당에게 의탁하여 자칫 생 명을 잃곤 했다. 이에 장중경은 생명의 존귀함을 다시 한 번 생 각하며, 의학 발전을 위하여 헌신하기로 결심하였다.

　장중경은 스승인 장백조(張伯祖)로부터 배운 그 동안의 의술 경험과 지식을 분석 정리하고 본인의 임상을 가하여 의술을 발전시켰다.

　난치병 환자가 있으면 밤을 새워 치료 방법을 찾아내 치료하였고, 희생과 근면으로 의학 연구를 계속하였다.

　장중경은 옛 고서에 나와 있는 의학을 다시 한 번 연구하여 임상 과학술의 다른 점을 찾아내 바로잡았다. 그래서 그의 명성은 더욱더 높아졌고, 그를 찾는 환자들은 날이 갈수록 늘어났다. 특히 백성들이 미신과 귀신을 숭배하는 심리를 타파하였다.

　당시 상한병(傷寒病)이 창궐하여 많은 사람들이 죽었다. 전염성이 강한 상한균(typhoid bacillus)의 감염으로 일단 발병이 되면 치료가 힘들었고, 병균이 장내에 있으면서 혈액, 변, 오줌으로 병균을 배출하였다. 증세로는 열이 나며, 춥고, 변비도 있고, 설태(舌蓄)가 두껍고 식욕이 없어진다. 더욱 심해지면 정신이 혼미해지고, 온종일 정신을 못 차리며, 치료 시기를 놓치면 무력해지며, 결국에는 죽는다.

　상한병이란 현대의 감기를 포함한 유행성 질병을 말한다. 지금은 좋은 치료법이 많아졌지만, 당시로는 치료 방법이 없어 많은 사람이 죽었다. 장중경은 이런 상한병에 대해 특별히 관심을 가져 수년간의 연구와 경험을 토대로 마침내는 《상한론(傷寒論)》이란 위대한 서적을 저술하였다.

　이 책이 후대에 약으로 치료하는 경전(經典)이 된 것은 지금도 한의학책인 《본초학(本草學)》이나 《방제학(方劑學)》의 처음 부분에는 상한론에 관한 신온해표약(辛溫解表藥)으로 시작하고 있는 이유이다.

한의학에는 자기 혼자만의 치료 처방이 있으면 혼자만 알고 다른 이에게는 알려주지 않는 경향이 있었다. 그러나 장중경은 많은 사람들이 치료되기를 원해 자신이 심혈을 기울여 연구하여 만든 비방을 세상 사람들에게 공개하였다.

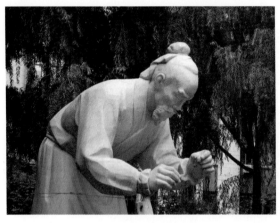

신의(神醫)라 불리는 화타도 《상한론》을 읽고 나서 감탄하여 이렇게 말했다.

"이 책이야말로 활인서(活人書)다!"

화 타

《상한론》은 한(漢)나라 때 의학의 대표적인 서적이 되어 한(漢)나라의 의학이라고 해서 「한의학(漢醫學)」이 탄생하게 되었다.

《상한론》에는 외감증(外感症) 397가지의 치료 방법을 제시하였고 113개의 단방(單方 : 한 가지 약초로 치료하는 처방)이 있으며, 병(病)과 증(症)의 진찰을 생동감 있게 상세히 기술하였다. 그는 환자를 진단할 때는 확실하게 증상을 찾아내기 전에는 경솔히 처방을 내려 약을 쓰지 않도록 특별히 조심을 하였다. 그는 이렇게 말했다.

질병을 살피고 병을 힘써 물으며 입으로 말한다.
모름지기 상대를 대할 때는 탕약이 편리하다.
촌맥(寸脈)을 눌러서 보고 척맥(尺脈)에서는 잡지 말며
다리에서 잡지 말고 손에서 잡아라.
삼부(三部)에서는 참여하지 말고
움직이며 숨을 쉬고
50이 되지 않아도 단기간에 결정적인 증후를 알지 못하고
구후(九候)는 전과 유사하지 않다.
한 궁궐이 밝아지며 다 보지 않아도
소위 대롱을 보고 버리는 것이다.
이는 보기에 죽은 것 같아 다시 살아나지 못하기에
고로 치료하기 힘든 것이다.

省疾問病　務求口給	성질문병　무구구급
相對斯須　便處湯藥	상대사수　변처탕약
按寸不得尺 握手不得足	안촌불득척 악수불득족
人迎趺陽 三部不參	인영질양　삼부불삼
動作發息 不滿五十	동작발식　불만오십
短期未知決候 九部曾無髣髴	단기미지결후 구부증무방불
明壹闕庭 盡不見察	명일궐정　진불견찰
所謂窺管而已 夫欲視死別生	소위규관이이 부욕시사별생
固亦難矣	고역난의

그의 상한론 가운데 증상 발전의 과정과 현상, 인체의 저항력의 강약, 생리 병리의 반응, 병세의 경하고 중하고 완만하고 위급한 변화현상을 좇아 서술하여 동시에 「삼음삼양(三陰三陽)」으로 귀납(歸納)하여 여섯 개의 증후(症候)로 나누었다.

예로서 태양증(太陽症)은 사기가 인체의 표(表)에 있어 일반 발열성 질환으로, 양명병(陽明病)은 위장질환으로, 소양병(少陽病)은 병의 사기(邪氣)가 반표반리(半表半裏)로 양성병(陽性病)의 질환이다.

태음병(太陰病)은 병의 사기가 몸의 안에 있으며 허한(虛寒)의 현상이 있는 자이며, 궐음병(厥陰病)은 반리반표(半裏半表)로 흉부에 있으며, 소음병(少陰病)은 병이 리(裏)에 있으며 허양(虛陽) 증상이 있는 사람이다.

그는 음(陰)·양(陽)·표(表)·리(裏)·한(寒)·열(熱)·허(虛)·실(實) 여덟 가지 병증을 판별하는 방법을 이용하였고, 음양(陰陽)·표리(表裏)·한열(寒熱)·허실(虛實) 등 팔강(八綱)도 응용하였다. 이런 것은 계통적 분석과 귀납을 하여 후세 의사들의 병 진단학을 체계화하였다.

그 밖에 「한(汗)·토(吐)·하(下)」로 병을 치료하는 방법 세 가지가 있다. 한(汗)은 땀을 내어 열을 없애는 방법을 사용하는데, 주로 마황탕(麻黃湯) 같은 종류를 위주로 하고, 토(吐)는 토하여 사기를 몰아내는 방법인데, 과체산(瓜蒂散) 위주로 하며, 하(下)는 배설하여 도정부양(導正扶陽)하여 승기탕(承氣湯), 오령산(五苓散), 치자탕(梔子湯) 종류로 사용한다.

장중경은 《상한론》 외에 《금궤요략(金匱要略)》, 《평병요방(評病要方)》, 《요부인방(療婦人方)》, 《오장론(五臟論)》, 《구치론(口齒論)》

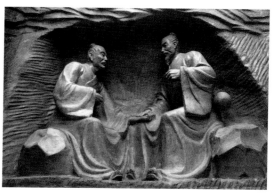

만세의종 장중경 부조

등 귀중한 책들을 저작하였지만 아쉽게도 대부분 소실되었다.

장중경은 약물의 보존과 복용 방법을 간편하게 하기 위하여 환제(丸劑), 산제(散劑), 고약(膏藥)으로 만든 성약(成藥)의 창시자이기도 하다. 의학 발전에 많은 기여를 하였고 수만의 생명을 구하였다.

장중경은 어려서부터 편작(扁鵲)을 동경하고 존경하였다. 더욱이 편작이 제환공(齊桓公)의 병 상태를 말한 「육불치(六不治)」에 대한 이야기를 통해 그의 신기(神技)의 의술에 탄복하지 않을 수 없었다. 장중경 또한 여러 해 동안 의학을 통해 치료하면서 편작과 같은 경험을 하였다.

그가 낙양(洛陽)과 수무(修武) 일대에 있을 때 한 청년 문학가를 알게 되었다. 그는 「등루부(登樓賦)」를 지은 「건안칠자(建安七子)」의 한 사람인 왕찬(王粲)이었다.

왕찬의 자(字)는 중선(仲宣)으로, 재능이 뛰어나고 자태 또한 듬직하며 기상도 높았다. 그가 장중경을 알게 되었을 때는 그의 나이 약관 20세였다. 왕찬의 기상은 바로 뜨는 해와 같았고, 말할 때 풍기는 언어 또한 고상하였다.

장중경은 왕찬의 얼굴을 찬찬히 살펴보며 관형찰색(觀形察色)을 하여보니, 몸의 상태가 정상이 아니란 것을 알게 되었다. 그는 왕찬에게 말하였다.

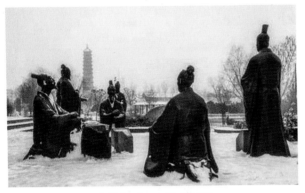

건안칠자 조상(彫像)

"왕찬 선생, 당신 몸에는 병의 뿌리가 자리 잡고 있네요."

왕찬은 그 소리를 듣고 기분이 나빴다.

"내가 무슨 병이 있다고 그러십니까? 다시 보시오. 나의 몸 상태는 매우 좋습니다. 조금도 불편하지 않습니다."

왕찬은 한 마디로 잘라 말했다. 장중경은 진지하게 권고를 하였다.

"당신이 느끼지 않을 때이기에 병의 뿌리는 깊지 않습니다. 지금 약을 복용하면 근본치료가 될 것입니다. 그러나 치료를 하지 않으면 점점 심해져 나중에는 고치지 못할 것입니다."

왕찬은 장중경의 말을 받아들이지 않고 마음속으로, "이 사람이 자기가 의원이라고 괜히 이름을 내려고 하는구나." 하고 생각했다.

"내가 병이 있다면 어떡하시려고요?"

"내가 오석산(五石散)을 드릴 테니 속히 복용하면 치료가 될 것입니다."

왕찬은 장중경의 말을 듣고는 다시 말했다.

"그러면 내가 대체 무슨 병에 걸렸는가요?"

장중경은 천천히 입을 떼었다.

"선생의 병은 무서운 마풍병(痲瘋病)입니다. 만약 선생께서 내 말을 믿지 않고 약을 먹지 않으면 20년 후에 당신의 눈썹은 점점 빠지고, 그로부터 반년 후에 죽을 것입니다."

왕찬은 몹시 화가 나서 속으로 비웃었다.

"흥! 지가 20년 후의 일을 어떻게 아나?"

"좋소! 당신의 충고를 고맙게 받아들이겠습니다. 약을 주시오. 내가 복용하리다."

장중경은 오석산을 그에게 주었다.

그 후 며칠이 지나 장중경은 왕찬을 만났다. 그의 낯빛을 보니 변하지 않았다.

"약을 복용하고 있습니까?"

"나는 제 때에 복용하고 있습니다."

장중경은 다시 자세히 그를 보더니 말했다.

"그런 소리 하지 마시오. 얼굴을 보니 약을 복용하지 않고 있군요."

"나는 정말 약을 먹었소."

장중경은 할 수 없이 머리를 흔들면서 한마디 했다.

"아니 선생은 귀중한 생명을 어찌 그리 소홀히 생각하십니까?"

왕찬은 장중경이 병이 있다는 말을 곧이듣지 않고 약을 먹지 않았던 것이다.

세월이 흘러 20년이 지났다. 왕찬이 40세가 되던 해에 장중경이 20년 전에 말한 대로 왕찬은 눈썹이 빠지기 시작하더니 187일 만에 죽었다. 이러한 사실을 알게 된 사람들의 입에서 탄성이 나왔다.

"과연 장중경은 의중지성(醫中之聖)이다!"

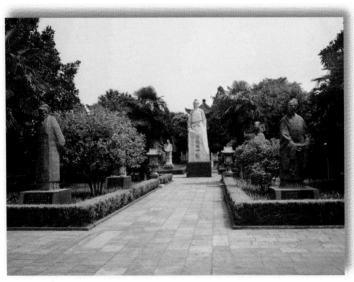

남양 의성사(醫聖祠) 안의 장중경 상

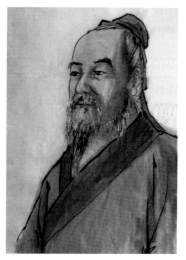

장중경

5. 약 끓일 때 쓰는 물

현대에는 한약을 끓일 때 쓰는 물을 그리 중요시하지 않는다. 옛 날 사람들은 물 선택에 많은 연구를 하였다. 그들은 수질(水質)에는 경중(輕重)이 있고, 성질(性質)에는 동정(動靜)이 있고, 미 (味)에는 후박(厚薄)이 있다고 인식 하였다. 그리고 지역에 따라 수질 의 차이가 있다. 약을 달이는 물에 따라 약효도 다르다.

여기에는 과학적인 규명이 있다. 마산의 몽고정(蒙古井)은 예로부터 물맛이 좋아 그곳의 물로 술을 담 근 명주가 있다. 또 천호동의 약수, 청주의 약수 등은 예부터 잘 알려 져 있다.

이렇듯 수질이 양조하는 데 중요 한 역할을 한다. 마산의 몽고정은 고려시대 칭기즈칸의 군대가 이곳

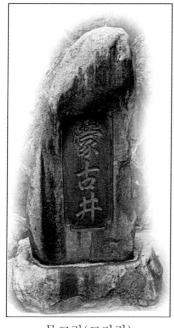

몽고정(고려정)

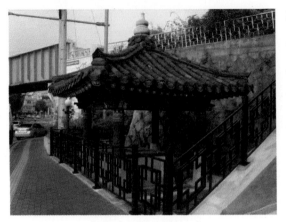

마산에 있는 몽고정

까지 와서 이 우물을 먹었다고 해서 몽고정이라 불렀다. 이 물로 만든 간장은 다른 간장과 다른 맛을 낸다.

각 지하수 중에는 화학원소의 성분과 함량이 다르기 때문이다. 각종 미량원소는 인체에 영향을 미치기에 어떤 물을 선택하여 물을 끓이느냐에 따라 약효는 다르게 나타난다.

동한(東漢)시대 장중경의 《상한잡병론(傷寒雜病論)》에는 약용(藥用)에 쓰는 물을 청장수(淸漿水)·감란수(甘瀾水)·요수(潦水)·마비탕(麻沸湯)·백음(白飮) 등 다섯 가지로 구분하였다. 그 후에 역대 의가들이 잘 다듬고 보충 발전하여 몇 십 가지로 구분하였다.

《본초강목》에는 하늘에서 만든 물 천수(天水) 30가지, 땅에서 만든 물 지수(地水) 30가지로 구분하였다.

다음은 여러 가지 물을 분류하여 정리한 것이다.

1) **계절수(季節水)** : 춘하추동 계절의 물이다. 이는 각 계절의 타고난 기(氣)를 지니고 있기에 성질이 다르다. 물론 사용할 때는 다른 처방이 된다.

185

① 우수(雨水) : 입춘(立春) 때 내린 비는 함평무독(鹹平無毒), 승발지기(升發之氣)를 갖추고 있다. 발산(發散), 보중익기약(補中益氣藥)에 사용하면 효과가 있다. 즉 맛은 짜고, 차갑지도 더운 성질도 아니고 독이 없으며 기를 위로 올라가게 한다. 땀을 내거나 몸의 기를 보하는 약에 쓰면 효과가 있다.

② 노수(露水) : 가을 이슬을 채집한 물로 거서(祛暑), 윤폐(潤肺) 약에 사용하면 효과가 있다. 즉, 여름 더위를 가시게 하고, 폐의 기를 잘 돌게 하는 효과가 있다.

③ 액우수(液雨水) : 입동(立冬) 후 10일에서부터 소설(小雪)까지 채집된 빗물을 액수(液水)라고 한다. 살충(殺蟲), 소적(消積) 약에 사용하면 효과가 있다. 즉 몸의 벌레들을 죽이며, 몸의 뭉친 곳을 풀어주는 효과가 있다.

④ 설수(雪水) : 눈을 녹인 설수는 성질이 대한(大寒)이고, 계절의 온열(瘟熱), 전광(癲狂) 병의 약에 사용하면 효과가 있다. 열병과 정신질환의 병에 사용하면 효과가 있다.

2) 천상공중수(天上空中水) : 이것은 물이 지면에 떨어지기 전의 물로서, 오염이 되지 않은 상태의 물이다.

⑤ 요수(潦水) : 요수는 빗물인데 땅에 떨어지기 전의 물로서, 조비위(調脾胃), 거습열(祛濕熱) 약에 사용하면 효과가 있어 미(味)는 박(薄)하다. 즉 맛은 엷고 소화기계통을 조절하고 몸의 습과 열을 제거하는 약에 사용하면 효과

가 있다.

⑥ 상지수(上池水) : 반천하(半天河)라고 하는데, 중국 남북
조(南北朝)시대 때 저명한 의가 도홍경(陶弘景)은 "대나
무 울타리 꼭대기에 있는 물이나 나무 구멍에 있는 물(此
竹籬頭水及 空樹穴中水)"이라고 말했다. 전해 내려오는
말로는 편작이 상지수를 마시고 인체 내부 오장육부를
보았으며, 심지어 사람 뒤에 있는 것도 보였다고 하였다.

3) **지상수(地上水)** : 수원(水源)이 크고 계절과 기후에 제한
을 두지 않고 대부분 많이 사용하는 물로서 여러 가지가 있다.

⑦ 장류수(長流水) : 또는 동류수(東流水)·천리수(千里水)·
감란수(甘瀾水)라고 하는데 강이나 하천에 흐르는 물이
다. 이것은 병후의 허약, 비위부족(脾胃不足), 과로 후 음
허(陰虛) 등에 사용하면 효과가 있다. 즉 소화기계통이
약하거나 과로 후에 몸이 약해져 있을 때 사용하면 효과
가 있다.

⑧ 역류수(逆流水) : 강이나 하구에 역류하는 물로 이것은
중풍(中風)·졸궐(卒厥)·두풍(頭風)·학질(瘧疾) 등의 병
에 사용하면 효과가 있다. 장류수나 역류수는 부패하지
않고 신선하며 깨끗한 것이 특징이다. 즉 중풍이나 별안
간 쓰러졌을 때, 머리가 지끈거리며 아플 때, 학질 등에
사용하면 효과가 있다.

4) **지하수(地下水)** : 지하수는 광물질이 풍부하게 함유되어

있어 치료 작용이 있
다.

⑨ 온천수(溫泉水) :
온탕(溫湯)이라고
하며, 외부로 씻
으면 개선(疥癬),
풍습관절동통(風
濕關節疼痛 : 현

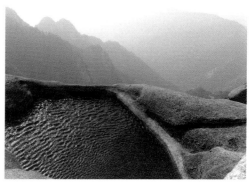
황산 온천

대의 신경통), 반신불수 등에 유효하다. 즉 피부의 옴이
나 신경통, 반신불수 등에 효과가 있다.

⑩ 신급정수(新汲井水) : 우물물을 길어서 쓰는 물로 열리
(熱痢)·보음(補陰)·퇴허열(退虛熱)·반위(反胃)·소갈
(消渴) 등의 약에 쓰인다. 농촌에서 많이 쓰이는데 우물
물은 청결하여야 하고 비교적 이상적인 약 달이는 물이
다. 이 물은 열을 동반한 이질이나 몸의 진액을 보할 때,
평소에 열이 많아 그 열을 없앨 때, 위가 거북하고 식사
를 못하고 토할 때, 입이 마르고 물이 많이 먹힐 때 등에
쓰면 효과를 본다.

5) 가공수(加工水) : 옛 사람들은 자연 그대로의 물이 부족하
여 물을 가공하여 질병을 치료하는 데 이용하였다.

⑪ 명수(明水) : 방수(蚌水), 방저수(方渚水)라고 한다. 큰 말
씹조개에 빙편(冰片)을 조금 넣으면 오래되지 않아 말씹

조개(蚌蛤)에서 액체를 분비한다. 이것을 채집하여 한약 끓일 때 넣으면 감한(甘寒)하고 청열(淸熱) 생진(生津) 작용을 한다. 또 명목안신(明目安神)하고 소아의 번열(煩熱)을 없애고 갈증을 없애준다. 청(淸)나라 때 유명한 설생백(薛生白) 의원은 열사(熱邪)가 표리(表裏) 삼초(三焦)에 가득 있을 때 이 물로 치료하였다. 즉, 눈을 밝게 하고 소아들의 열과 입이 마를 때 사용하면 효과가 있다.

⑫ 생숙탕(生熟湯) : 음양수(陰陽水)라고 하며 생수와 끓인 물 반반씩 같이 넣은 것으로 소식(消食) 용토(湧吐) 약에 사용한다. 기타 가공 후의 약용 물은 부뚜막에 오래된 진흙으로 된 조심토(灶心土)로 만든 물, 난초에 담근 물인 침란수(浸蘭水), 대장간의 달군 칼을 넣은 물인 마도수(磨刀水), 쌀뜨물인 미감수(米泔水) 등이 있다.

약을 달이는 물의 종류는 다양하지만 기본적으로 꼭 필요한 것은 수질이 좋아야 하고 청결하고 잡 물질이 없으며 신선하여야 한다.

1947년 중국의 성도(成都) 지역에 온병(溫病)이 심하게 퍼졌을 때 이사치(李斯熾) 의원에게 어떤 환자가 왕진을 청했다. 이의원은 환자를 망색(望色)과 진맥(診脈)을 하였다. 온병(溫病)으로 변증하여 약을 처방한 다음 환자는 돌아갔다. 이틀이 지난 아침 그 환자가 이의원을 찾아왔다.

"의원님이 주신 약을 먹고 병이 더 심해져 번조발광(煩燥發狂)이 되는군요!?"

번조발광은 몸이 불안하고 초조하며 가만히 있지 못하는 것을 말한다. 이의원은 자신이 내린 처방을 검토하였다. 그러나 처방에는 아무 이상이 없었다. 그는 마침 환자가 가져온 약 찌꺼기를 자세히 보았다.

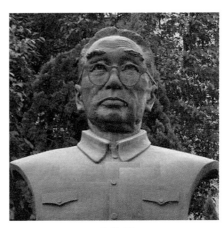

이사치

"혹시 먹던 약을 볼 수 있을까요?"

환자가 먹던 한약을 보니 끈끈한 상태로 되어 있었다. 이의원은 환자에게 물었다.

"약에 어떤 물을 넣었나요?"

환자가 가져온 물은 우윳빛 색깔이 나고 손으로 만져보니 미끄덩거렸다. 물은 깨끗하지 않고 탄산나트륨 가루가 묻어나왔다.

"이 물은 강한 알칼로이드(alkaloid)가 함유된 물입니다. 이 물 때문에 병이 낫지 않았던 것입니다."

이의원은 처방을 바꾸지 않고 그대로 신선한 우물물로 다시 끓여 먹게 하니 과연 환자는 광조(狂躁)에서 안정을 찾고 몸이 나았다. 이의원은 다시 한 첩을 더 먹게 하여 환자는 치료가 되었다.

인체의 70%~80%가 물로 구성되어 있다. 그러기에 물은 매우 중요하다. 체내의 물은 1~2%만 잃어도 갈증과 괴로움을 느끼고, 5% 정도를 잃으면 반 혼수상태에 빠지고, 12%를 잃으면 신진대사가 원활히 이루어지지 않아 체내의 독소를 배출시키지 못하여 자가중독을 일으켜 1주일도 못 가서 사망하게 된다.

물은 우리의 입을 통하여 위와 장으로 내려가 흡수되어 간장과 심장으로 순환되고 혈액과 세포로 순환이 되며 신장을 통하여 배설이 되는데, 생명유지에 필수적인 역할을 한다. 순환하면서 동화 기능, 배설 기능, 체온조절 기능을 얼마나 수행하느냐가 건강에 매우 중요하다.

물은 생리적으로 신장의 부담을 덜어주어 건강유지를 하여주며, 혈액의 끈기를 없애주어 뇌졸중을 막아주므로 중년 이후로는 물을 많이 마시는 것이 좋다. 또한 목 점막의 저항력을 길러 감기를 예방하고, 감기에 걸렸을 때 물을 충분히 마시면 열이 빨리 내려간다.

술을 마실 때 충분히 물을 마시면 간장의 부담을 줄여주며, 과음 후 두통은 체내의 수분 부족이기 때문에 충분히 물을 마시면 예방된다. 알레르기 질병은 물을 마시면 원인물질이 배출되어 알레르기를 치료하며 운동 후에 물을 많이 마시면 피로가 빨리 풀린다. 노인들은 수면부족이 되기 쉽기에 물을 충분히 섭취해야 한다.

물을 마시는 방법은, 깨끗하고 순수한 물을 차게 자주 마시며, 하루에 약 2리터의 물을 마시면 좋다. 물에는 미네랄 성분이 있는데, 미네랄이 인체에 3.5%밖에 되지 않지만 다량원소와 미량원소가 함유되어 있다. 다량원소는 칼슘, 인, 칼륨, 유황, 나트륨, 연소, 마그네슘 등이 있으며 인체의 약 3%를 차지하며, 미량원소에는 철, 망간, 동, 요오드, 아연, 몰리브덴, 불소, 크롬, 비소 등이 있는데 이것은 인체의 0.5% 정도 된다. 이러한 물이 한약을 끓일 때 매우 중요한 관계를 갖게 되는 것이다.

6. 세종대왕의 건강진단서

훈민정음을 반포한 세종대왕은 22살에 왕위에 올라 54살에 세상을 떠날 때까지 32년 동안 늘 격무에 시달려 40대에는 건강이 급속히 나빠졌다. 세종은 29명의 자식을 두었다.

그래서 세종은 이미 장성한 세자에게 왕권을 물려주고 자신은 일상 업무에서 물러나기를 염원했다. 40세가 되던 1436년 왕세자의 섭정문제를 제기했으나, 신하들의 반대로 뜻을 이루지 못한 세종은 마침내 1442년에 이를 성사시킨다. 만류하던 신하들을 설득할 수 있었던 것은 날로 악화되어 가던 자신의 건강상태 때문이었다.

1439년 세종 21년 6월 21일의 《세종실록(世宗實錄)》에 42세 때 자신의 병세가 기록되어 있다.

「내가 젊어서부터 한쪽 다리가 지나치게 아팠는데 10여 년만에 조금 나았다. 또 등의 부종으로 아픈 지도 오래다. 아플 때는 마음대로 돌아눕지도 못해 그 고통을 참을 수가 없다. 지난 계축년 봄에 온천에서 목욕하려 했으나 대간에서 폐가 백성에게 미친다고 하고, 대신도 안 된다고 말하는 이가 있었다. 내가 두세 사람이 청하기에 온천에서 목욕을 했더니 과연 효

험이 있었다. 그 뒤에 이따금
다시 발병할 때가 있으나, 그
아픔은 전보다 덜하다. 또 소
갈증이 있은 지 열서너 해가
되었으나 그 역시 이제는 조
금 나았다. 지난해 여름에 또
안질을 앓아 오래 정사를 보
지 못하다가 가을 겨울에 이
르러 조금 나았다. 지난 봄
무술을 배운 뒤에는 왼쪽 눈
이 아파 안막을 가리는 데 이
르고, 오른쪽 눈도 어두워져

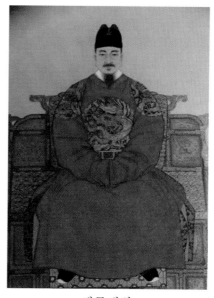

세종대왕

서 한 걸음 밖에 사람이 있는 것은 알았으나 누구인지를 알지
못하겠으니, 지난봄에 무술을 배운 것을 후회한다. 한 가지 병
이 겨우 나으면 한 가지 병이 또 생기니 나의 노쇠함이 심하
다.」

세종 23년(1441) 11월 20일 조정은 청나라에 간 사신 고득종
이 왕의 허락 없이 세종대왕의 병을 알리고 청의 황제로부터
약재를 얻어왔다.

《세종실록》에 따르면 고득종은 청나라의 예부상서 호영
에게 이렇게 말했다.

"우리 전하께서 요즈음 북쪽 오랑캐가 변경을 침략해 밤낮
으로 근심하시기 때문에 소갈병을 얻은 데다 또 안질이 있으

셔 청나라 조정에 아뢰어 의약을 묻고자 하나, 다만 번거롭게 할까 두려워 감히 못할 뿐입니다."

고득종은 세종의 건강을 걱정하는 충성심에서 이렇게 말을 했지만, 국가기밀인 왕의 건강상태를 외국에 알린 죄로 그 당시 고득종과 함께 있은 서장관 김담, 이순지, 김지, 김한, 김신 들은 의금부에 가두고 심문하였고, 그 때까지 돌아오지 않은 고득종에게는 체포령이 내려졌다.

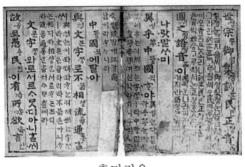

훈민정음

뒷날 문종(文宗)이 되는 왕세자에게 대부분의 업무를 이양한 뒤에도 세종의 격무는 계속 되었다. 이 시절의 업적 가운데 하나가 바로 1443년에 창제하고 1446년에 반포한 「훈민정음」이다.

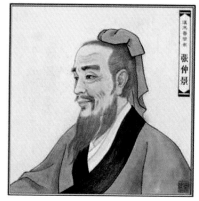

장중경

7. 최초의 관장법 灌腸法

장중경(張仲景)은 젊은 시절
동향 사람인 장백조(張伯祖)에
게 의학을 배웠다. 장중경은 하나를 배우면 열을 알 정도로 총
명하고 박학하여 의학공부의 진보도 빨랐다.

어느 날, 한 환자가 장백조 의원에게 찾아왔다.

장백조 의원이 물었다.

"증세가 어떤가요?"

"예, 입이 마르고 열이 높고 정신이 몽롱합니다."

장백조는 맥을 보았다. 곁에 있던 장중경에게 말했다.

"이 병은 열사상진(熱邪傷津) 체허변비(體虛便秘)다. 즉 열
이 몸의 진액을 손상시켜 몸이 허약해진 변비다."

장백조는 환자가 변비이기에 강렬한 설사약을 써야 했지만
환자가 몸이 허약하여 자칫 몸이 감당하기가 힘들어 맘대로
쓸 수가 없었다. 반나절이나 깊이 생각했지만 좋은 처방이 떠
오르지 않았다.

속수무책인 스승의 곁에서 장중경도 여러 가지로 치료 방법
에 골몰하다가 문득 좋은 처방이 떠올라 스승에게 말했다.

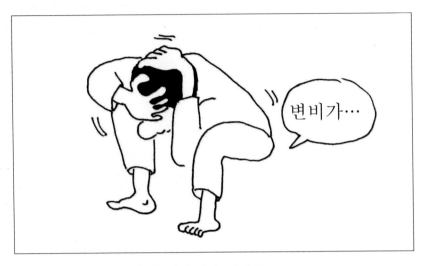

"제게 좋은 방법이 떠올랐습니다."

장중경은 자기의 생각을 스승 장백조에게 자세히 설명했다. 장백조는 장중경의 말을 듣자 찌푸렸던 양미간이 펴졌다.

장중경은 동으로 된 그릇에 꿀을 넣고 미지근한 불에다 끓이면서 나무젓가락으로 계속 저으니 꿀이 점점 끈적끈적해졌다.

끓인 꿀이 식기를 기다려 길고 가느다랗게 해서 끝을 약간 뾰족하게 만들어 환자의 항문에다 천천히 밀어 넣었다. 그러자 잠시 후에 환자의 항문에서 변이 나오기 시작했다. 그리고 몸의 열사(熱邪)도 같이 몰아내어 환자의 건강이 회복되었다.

스승 장백조는 이런 치료법에 매우 감탄하였다. 이것이 세계 최초로 약물을 사용한 관장법이었다.

이후에 장중경은 본인의 치료 경험을 적은 《상한잡병론(傷寒雜病論)》에 기재하였다. 처방 이름은 「밀전도방(蜜煎導

力」이라 하였다. 이 치료 처방은 상한병에 진액이 휴손(虧損)이 심한 대변비결(大便秘結)의 병증을 치료한다. 대변비결을 줄여서 변비라고 한다. 이런 처방을 생각한 장중경은 후세에 의성(醫聖)으로 추앙받았다.

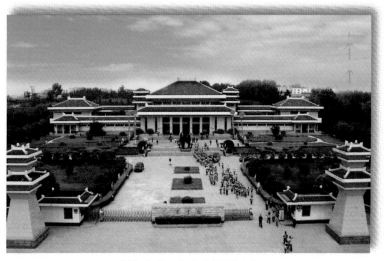

장중경의 의성사(醫聖詞)

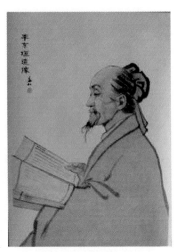

8. 이동원과 보음약

이동원

금원(金元)시대에 네 사람의 유
명한 의원이 있었다. 이들을 「금
원사대의가(金元四大醫家)」 라고
부른다. 공사학파(攻邪學派)의 장자화와 쌍벽을 이루며 대립하
는 이동원(李東垣, 李杲)의 학설이 있다. 이 학설은 소화기계통
의 비장과 위장을 보하여야 한다는 온보비위(溫補脾胃)로 질병
을 치료하는 것이다. 후세 사람들은 「보토파(補土派)」 라고
불렀다.

어느 날, 변경(汴京)에 술을 관리하는 왕선포(王善浦)가 병에
걸렸다. 변경은 북송시대 때의 수도로 지금의 하남성 개봉(開
封) 시다.

왕선포의 증세는 소변이 잘 나오지 않고 눈이 돌출되고 복
부가 팽창되어 있는데, 마치 북과 같고, 무릎은 딱딱하고 음식
을 못 먹어 병이 매우 위중하였다. 그는 여러 의원을 청하여
치료를 받아 보았지만 별무효과였다.

대부분의 의원들은 감담삼설(甘淡渗泄) 약의 이뇨 약물을
처방하였다. 감담삼설약이라는 것은 현대로 말하면 소변을 잘

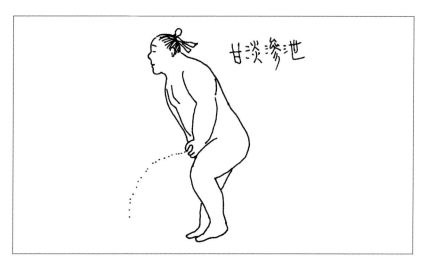

나가게 하는 약물을 말한다.

병의 상태가 위급하여 집안 식구들은 수소문하여 유명한 이동원 의원에게 왕진을 부탁하였다. 이동원은 환자를 자세히 보고 진맥을 하였다.

"흠, 이 병은 매우 복잡한데? 일반적인 방법으로는 치료가 안 되겠군."

이동원은 환자의 식구들에게 말했다.

"내가 돌아가서 치료 방법과 처방을 좀 더 생각해 보아야 겠습니다."

이동원은 집에 돌아와 환자의 증상을 생각하며 의서 《내경 (內經)》을 보며 치료 방법을 연구해 보았지만, 별 뾰족한 생각이 떠오르지 않았다. 종일토록 생각하다 어느덧 밤이 되었다. 그는 옷도 벗지 않은 채 침대에 올라 계속 치료 방법에 골똘하였다. 그러다 순간 그는 별안간 이불을 젖히고 벌떡 일어

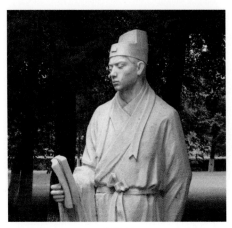

이동원

나며 소리 질렀다.

"그래 그거야! 생각났어!"

그는 혼자 중얼거렸다.

"《소문(素問)》 영란비전론(靈蘭秘典論)에 「방광은 물이 고이는 곳으로서, 소변을 저장하고 기화(氣化)작용을 통해 배출한다(膀胱者 州都之官 津液藏焉 氣化則能出矣)」라고 씌어 있었지!"

이동원은 생각하였다.

"그래 환자가 소변이 안 나오는 것은 기화불리(氣化不利)이기 때문이야. 전에 의원들이 담삼(淡滲)의 양약(陽藥)으로 기화(氣化)를 촉진시켰는데, 왜 안 되었을까?!

왕빙(王冰)이 해석한 《내경(內經)》에는, 「양이 없으면 음의 발생이 없고(無陽者陰無以生), 음이 없으면 양의 변화도 없다(無陰者陽無以化)」라고 했는데……"

기화(氣化) 과정은 음정(陰精)과 양기(陽氣)를 서로 돕는 공동작용으로 완성된다. 그런데 환자가 오래된 병 때문에 감담삼설(甘淡滲泄) 약으로 화양(化陽)하여 음액을 손상하였으니 양(陽)은 있는데 음(陰)이 없어 기화가 안 되어 치료가 되지 않았던 것이다.

그는 이튿날 일찍 환자의 집으로 가서 보음약(補陰藥)을 복용하게 하였다. 환자가 약을 먹고 나서는 점점 회복하여 완치가 되었다.

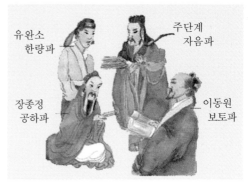

유완소
한량파

주단계
자음파

장종정
공하파

이동원
보토파

금원사대가

몸에는 음과 양이 있다. 음에는 진액, 땀, 침 등 모든 물질을 일컫는데, 양은 기(氣)를 말한다. 이 환자는 몸이 약해서 음액이 모자라 오는 병이기 때문에 음액을 보충하는 약을 복용하여 완치한 것이다. 소변이 안 나가는 것만 치료한 것이 아니라, 몸을 보해서 치료한 것이다.

9. 태의서 太醫署

수(隋)·당(唐)나라 시대는 문화가 융성하였고 의학 또한 발전하였다. 당시에는 의학 방면의 임상실험이 풍부해 각종 전염병과 병리학, 해부학도 진일보하였다. 치료 체제 또한 근본적인 변화를 일으켰다. 당시 관에서 주관하는 의원인 태의서(太醫署)가 있어 침구 전문의 과목이 설립되었고 의학교도 설립되어 태의서에서 책임 관리하였다.

그곳에는 침사부(針師部)·안마사부(按摩師部)가 있으며 침박사(針博士)·침조교(針助敎)·침사(針師)·침공(針工)·침생(針生)·안마박사(按摩博士)·안마사(按摩師) 등의 직책이 있었다.

침박사가 교육을 담당하여 경맥, 공혈(孔穴), 침구(鍼灸) 방법 등을 가르쳤다. 교재로는 《침경(針經)》,《소문(素問)》,《침구갑을경(鍼灸甲乙經)》을 기본 교재로 하였다.

이것은 세계 최초의 의무행정과 의학교육의 기구로서, 이는 846년에 창설된 이탈리아 살레르노(Salerno) 의과학교보다 200여 년 앞선 것이었다.

수·당(唐)나라 때 경락도(經絡圖)는 색깔별로 그려졌다. 견

권(甄權)의 「명당인형도(明堂人形圖)」 또한 색깔별로 그려졌
고, 손사막(孫思邈)의 「명당인형도」를 기초로 정면, 측면, 배
면의 경락을 색깔별로 세 폭 크기의 경락도가 그려졌다. 그 가
운데 십이경맥을 구별하여 청(靑)·적(赤)·황(黃)·백(白)·흑
(黑) 다섯 가지 색으로 표시하였고, 기경 팔맥은 전부 녹색으로
표시하였다. 침구의학 역사상 경락도의 채색하는 선례를 남겼
던 것이다. 왕도(王燾)도 십이경맥의 분포를 열두 폭의 경락도
로 그렸다.

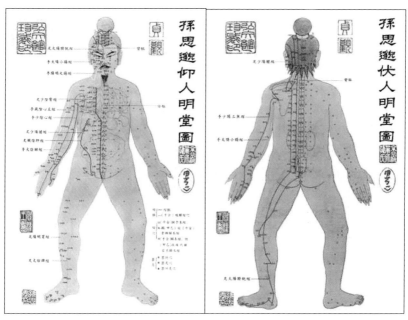

손사막의 「명당인형도」 (앞)　　　　손사막의 「명당인형도」 (뒤)

10. 침구 혈위穴位의 유래

　　오랜 옛날, 석기시대 때 농부와 사냥꾼이 같은 동네 이웃에 살았다. 어느 날, 사냥꾼은 다리에 통증이 심해 집에 누워 있었다. 그는 며칠 동안 집에 누워만 있었지만 조금도 호전될 기미가 보이지 않았다.

　　그는 다리가 아파도 사냥을 나가야만 했기 때문에 이를 악물고 외출할 수밖에 없었다. 아픈 다리를 끌고 산으로 올라가는데 순간 발을 헛디뎌 넘어졌다. 다리에서는 피가 흐르는데 이상하게 아팠던 다리에 통증이 가셨다. 사냥꾼이 다리의 상처를 자세히 보니 뾰족한 돌부리에 찔려 출혈이 났던 것이다.

　　"피는 나는데 통증은 없어졌네!?"

　　피가 난 자리를 자세히 보니 그곳은 비골소두(腓骨小頭) 아래 요함처(凹陷處 : 함몰 부위)였다.

　　"이상하다! 돌부리에 찔렸는데 통증이 없다니?"

　　그는 산을 가볍게 뛰어올라 산토끼와 꿩을 많이 잡아 집으로 내려왔다.

　　그리고 반년이 흘렀다. 옆집 농부가 다리가 아파 침상에서 일어나지 못하고 있었다. 소식을 듣고 사냥꾼이 농부의 집을

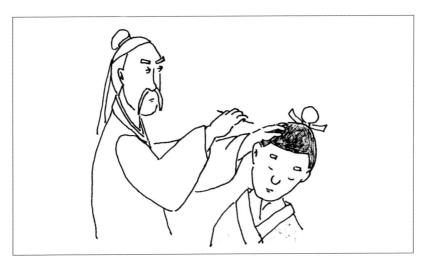

방문하였다.

　"웬일입니까? 어디 아파요?"

　"예, 다리가 아파서 일어설 수가 없어요."

　"어디 좀 봅시다."

　아픈 자리를 보니 전에 자기가 돌부리에 찔려 아팠던 곳과 똑같았다. 그때 산에서 돌부리에 찔렸지만 아프지 않았던 일이 생각났다.

　"맞아!"

　사냥꾼은 집 밖으로 나가서 뾰족한 돌을 집어 들고 환자의 방으로 돌아왔다.

　"아니! 웬 돌을?"

　환자는 화들짝 놀라 사냥꾼을 쳐다보았다.

　"잠자코 있어요. 내가 치료를 해드릴 테니."

　사냥꾼은 농부의 다리 바깥쪽(양능천 혈자리)에 상처를 냈

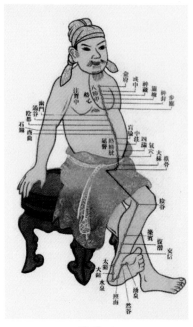

경락도

다. 그러자 금방 다리의 통증이 가라앉기 시작하더니 마침내 치유가 되었다. 그러고 난 후에도 농부는 다리가 아프면 돌을 갈아 통증이 있는 곳을 찔러 아픔을 가시게 하였다.

당시 사람들은 그곳을 혈위(穴位 : 혈자리)라고 말하였고 막연하나마 그곳을 「폄구처(砭灸處)」라고 하였다. 바로 그것이 「폄침(砭針)」 즉 돌침이었다.

세월이 지나 풍부한 경험이 쌓이게 되자 사람들은 혈위가 명확하게 인체 내부의 통로와 연결이 되고 그곳이 기혈(氣血)이 운행이 되며, 인체의 안팎과 연결되는 것을 알게 되었는데, 이것이 바로 경락(經絡)인 것이다.

11. 척택 尺澤

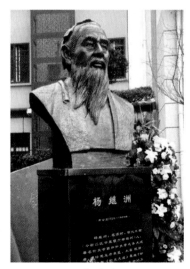
양계주

　명(明)나라 때 구주지방에 왕
(王)씨 성을 가진 한 남자가 무거
운 것을 들다가 허리를 다쳤다.
　"허리를 전혀 움직일 수가 없네."
　그는 인근에 용하다는 의원들에게 침을 맞았지만 별로 차도
가 없었다. 마침 친구가 문병을 왔다가 양계주 의원을 추천하
였다.
　"양계주 의원에게 한번 침을 맞아 보게나. 모두들 용하다
고 하던데."
　"침은 많이 맞았는데……."
　"양계주 의원의 침은 달라. 그의 침을 맞고 금방 일어서는
사람도 봤어."
　그는 양계주 의원에게 사람을 보내 왕진을 청하였다.
　양계주가 와서 보더니 단번에 허리가 삔 것을 알았다.
　"허허! 허리를 꼼짝도 못하겠군."
　"의원님, 하루 벌어 하루 먹고 사는 막노동꾼이 이렇게 누
워 옆구리도 아파 꼼짝 못하고 있으니, 빨리 낫게 해주셔요."

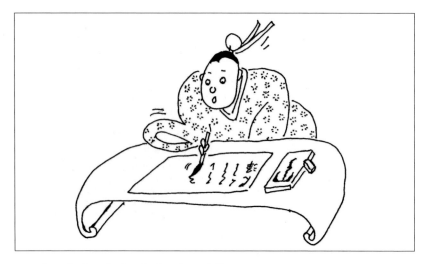

"그럼세. 빨리 낫게 해주지."

양계주는 침통에서 침을 꺼내 팔꿈치 안쪽의 척택혈(尺澤穴)에다 침을 놓고 위중(委中)혈과 인중(人中)혈에도 침을 놓았다. 침을 놓은 지 얼마 되지 않아 환자가 말했다.

"의원님, 허리가 편해진 거 같아요. 통증이 가셨어요."

양계주(楊繼州, 1522~1620)는 명대(明代)의 이름난 침구학자(鍼灸學者)이다. 이름은 제시(濟時)이고 삼구(三衢 : 지금의 절강성 구현) 사람이다. 대대로 의원 노릇을 하던 집안 출신으로 할아버지가 일찍이 태의원(太醫院) 태의(太醫)를 지냈다.

어릴 때 과거공부를 하였고, 벼슬을 하면서 여러 번 액운을 당하자 마침내 의원 노릇을 하였다. 일찍이 가정제(嘉靖帝)의 시의(侍醫)를 지냈고 융경(隆慶) 2년(1568년)에 성제전(聖濟殿) 태의원을 지냈으며, 만력(萬曆) 연간(1573~1620)에도 여전히 태의원 의관을 지냈다.

그는 책을 많이 읽어 여러 의원들의 학설에 밝았고, 40여 년간 의원 생활을 하여 임상경험이 풍부하였다. 특히 침구(鍼灸) 시술에 능통했고 병을 치료할 때 늘 침과 함께 약을 중시하였

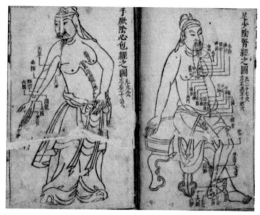

침구대성

다. 그는 많은 의학책을 널리 찾아 모으고 집안에 대대로 전하여 내려오는 《위생침구현기비요(衛生鍼灸玄機秘要)》의 바탕 위에서 개인의 임상경험을 결합하여 《침구대성(鍼灸大成)》을 저술하였고, 또한 《원기비요(元機秘要)》도 저술하였는데 분실되어 전하여 내려오지 못했다. 그의 의술은 명성이 널리 펴졌다.

산서(山西)의 감찰어사 조문병(趙文炳)이 병에 걸렸다. 많은 의원들이 치료를 하였지만 효과를 보지 못하자, 마침내 양계주 의원의 왕진을 청했다.

"여러 의원들이 다녀갔지만 효과가 없습니다."

"흠, 이 병은 위비병(痿痹病)이로군요."

"고칠 수 있습니까?"

양계주 의원은 미소를 지으면서 침 세 방으로 그를 치료하였다.

척택(尺澤)은 팔의 척골(尺骨) 부위에 있으며 택(澤)은 못을 의미하기에 수태음폐경(手太陰肺經)이 맥기(脈氣)가 마치 물이 돌아오는 듯한 곳이라는 의미의 혈자리다.

척택은 폐결핵, 각혈, 폐렴, 기관지염, 효천(孝喘), 인후종통(咽喉腫痛), 흉막염, 방광괄약근 마비(요실금), 소아마비, 팔 경련, 견갑(肩胛) 신경통, 단독(丹毒)에 사용한다.

최근 척택에 침을 놓으니 혈압이 떨어지는 효과가 있어 고혈압 환자에게 효과가 있으며, 또한 결장(結腸)의 연동(蠕動)작용이 조절이 되어 결장하부 혹은 직장(直腸)의 연동작용이 증강이 되는 것을 발견하였다. 고질적인 해수(咳嗽) 환자 440명에게 척택에다 스트렙토마이신(streptomycin)을 주사하니 96.8%의 효과가 있었다.

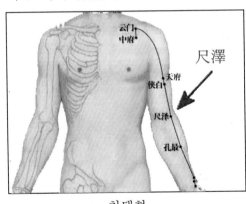

척택혈

또 비뉵(鼻衄 : 코피) 환자 220명에게 좌측 척택에다 자침(刺針 : 침을 놓음)하니 모두 효과가 있었다. 척택의 공능(功能)은 청설폐열(淸泄肺熱), 화위이기(和胃理氣), 서근지통(舒筋止痛)이다.

12. 진맥의 대가

왕숙화

서진(西晉)시대 때 한 노동자가
냉병(冷病)으로 매우 추위를 타서
두꺼운 이불을 덮고 침대 밑에는 화로를 넣어 활활 타오르게
하였다. 그럼에도 불구하고 환자는 여전히 추위로 부들부들
떨었다. 가족은 의원을 모셔다가 진맥을 받았다.

"어디 한번 진맥을 해봅시다. 어허! 매우 심각한데. 오석산
(五石散)을 먹어야 하겠는데, 열 첩 이상 먹어야 될 걸세."

오석산(五石散)은 일명 한식산(寒食散)으로 한식(寒食)·한
음(寒飮)·한의(寒衣)·한와(寒臥)에 능하며 추위를 타면 탈수
록 좋아서 환자로 하여금 정신을 차리게 하여 위(魏)나라와 진
(晉)나라 때 매우 유행한 처방이다. 그러나 이 처방을 오래 복
용하면 왕왕 죽기도 하였다.

그런데 환자는 오석산을 먹으면 먹을수록 더욱 더 추위를
타고 여름철인데도 솜을 누빈 옷을 입을 지경까지 되었다. 돌
팔이 의사의 처방 때문이었던 것이다.

어느덧 겨울이 오고 가족은 왕숙화 의원을 청하게 되었다.

왕숙화 의원은 진맥을 해보더니 말문을 열었다.

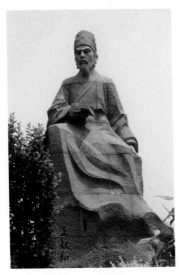

왕숙화 조상(彫像)

"대열병(大熱病)이로군요."

"다른 의원은 냉병(冷病)이라고 하였습니다."

"내가 말하는 대로 하면 틀림 없이 치료가 될 걸세."

"정말로 나을 수 있습니까?"

"옷을 다 벗고 돌 위에 앉아 있게나."

왕숙화 의원은 가족들을 시켜 도자기 병에 물을 계속 담아오라고 하더니 환자의 머리 위에서 물을 뿌리도록 지시하였다.

머리에 수십 병의 물을 뿌리니 환자는 거의 빈사지경에 이르는 듯했다. 가족들은 그 모습이 측은하여 눈물을 흘리고 있었다.

7, 80번을 뿌리자, 환자의 몸에서는 김이 모락모락 나기 시작하였다. 그 때 왕숙화는 가족들에게 마른 수건을 가져다 몸을 닦아주라고 한 다음 환자를 다시 침대에 뉘었다. 두꺼운 이불도 필요 없게 되었다. 그리고 이튿날에는 치유가 되어 침상에서 일어나 정상적으로 걸어다니게 되었다.

형대보(邢大寶)라는 환자가 있었다. 그는 두훈(頭暈 : 어지럼증)과 목현(目眩 : 눈의 현기증) 증상에다 체력기쇠(體力氣衰)하였다. 왕숙화 의원은 진맥한 후에 환자의 가족에게 말했다.

"형(邢) 도련님은 상한(傷寒)병으로 맥(脈)이 나타나지 않으면 일 년 내에 죽을 것입니다. 이미 늦은 것 같습니다. 치료할 수가 없습니다."

과연 일 년이 다 되어 형대보는 세상을 떠났다.

왕숙화는 맥을 짚어 보는 것만으로도 그 사람이 오래 살 사람인지 죽을 사람인지를 알게 되었다.

서진(西晉)시대의 이름난 의사 왕숙화(王叔和)는 산서성(山西省) 고평(高平) 사람으로, 이름은 희(熙)이다. 일찍이 태의령(太醫令)을 지냈고, 맥학(脈學)에 대하여 깊이 있게 연구하였다. 《맥경(脈經)》 10권을 엮어 고대 맥학을 체계화하였다. 이것은 현존하는 최초의 맥학 전문서적으로 국외에 대하여도 영향을 끼쳤다.

그는 또한 장중경(張仲景)의 《상한잡병론(傷寒雜病論)》을 정리하여 고대 의학문헌의 보존과 의학발전의 촉진에 대하여 이바지하였다.

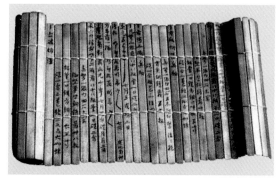

죽 간

서한(西漢) 말년 군벌(軍閥)이 할거하고 전쟁이 계속되어 서진(西晉)까지 내려오면서 장중경의 《상한잡병론》은 이미 많이 손실되었다.

옛날에는 죽간(竹簡)이라 하여 대나무에다 글을 파서 끈으로 묶어 책(冊)을 만들었다. 책(冊)이란 한자는 대나무 조각을 끈으로 이은 것을 표현한 것이다.

이미 손상된 《상한잡병론》에 왕숙화가 노력하여 본인의 의학적 견해를 정리해서 《상한론》과 《금궤잡병론》으로 나누어 외감병(外感病)과 내과병(內科病)으로 구별해 저술함으로써 명저(名著)가 만들어지게 되었다. 왕숙화의 노력으로 장중경의 의서는 지금까지 이어오면서 왕숙화의 《정통의방(精通醫方)》이라는 명저가 탄생한 것이다.

특히 왕숙화의 《맥경(脈經)》은 24가지의 맥의 상태를 기록한 최초의 맥에 대한 의서이다.

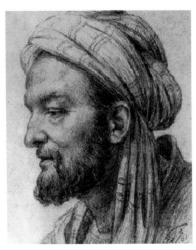

아비센나

아랍의 명의 아비센나(Avicenna, 980~1037)는 그의 저서 《의전(醫典)》에 맥에 대한 것을 처음 소개하였는데, 이것은 282년 서진(西晋) 시대 왕숙화의 《맥경(脈經)》보다 700년 뒤진 것이다.

왕숙화는 요골동맥에서 24가지의 맥의 종류를 파악하는 방법을 기재하였는데, 그는 최초의 맥에 대한 의학자였다.

맥의 종류는 부맥(浮脈)·규맥(芤脈)·홍맥(洪脈)·활맥(滑脈)·삭맥(數脈)·촉맥(促脈)·현맥(弦脈)·긴맥(繁脈)·침맥(沈脈)·복맥(伏脈)·혁맥(革脈)·실맥(實脈)·미맥(微脈)·삽맥(澀脈)·세맥(細

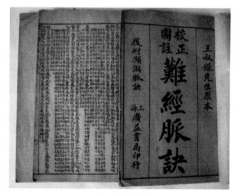

난경맥결

脈)·연맥(軟脈)·약맥(弱脈)·허맥(虛脈)·산맥(散脈)·완맥(緩脈)·지맥(遲脈)·결맥(結脈)·대맥(代脈)·동맥(動脈)을 크게 8가지로 나누어 사람의 맥상을 명확한 기준으로 분별하고 정하였다.

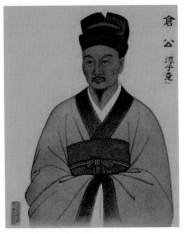

순우의

13. 발바닥의
용천혈 湧泉穴

《사기(史記)》 편작창공열전(扁鵲倉公列傳)에 용천혈로 치료한 이야기가 있다.

제북왕(濟北王)의 유모가 몸이 아파서 매우 힘들어 했다.

"웬일인가?"

"예, 발에 열이 나서 못 견디겠습니다."

제북왕은 유모의 말을 듣고 사람을 시켜 의원을 불렀다.

"순우의(淳于意) 의원을 모셔오너라!"

순우의 의원은 유모의 맥을 보며 말했다.

"족열(足熱)이 심한가요?"

"예."

옆에서 제북왕이 순우의에게 물었다.

"무슨 병인가"

"열궐(熱蹶)입니다."

"치료할 수 있겠는가?"

순우의 의원은 고개를 끄덕이며 침통에서 침을 꺼내 발바닥 세 군데를 찔렀다.

"어떻습니까? 발바닥에 열이 있는가?"

"신기하게 침을 맞는 순간 열이 떨어졌습니다."

순우의는 바로 용천(湧泉)에다 침을 놓았던 것이다.

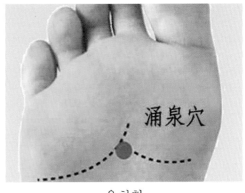

용천혈

용천혈은 족소음신경(足少陰腎經)이 시작하는 혈로서, 이곳은 혈압을 떨어뜨리는 작용을 한다. 애조훈구(艾條熏灸 : 뜸의 일종)로 하면 태아의 위치를 교정시킬 수 있다. 임신 28주 후에 태아의 위치가 교정이 되지 않으면 제왕절개수술을 해야 하는데, 이때 용천혈을 꾸준히 애조훈구로 하면 태아의 위치를 교정시킬 수 있어 순산을 할 수 있다.

동물실험 결과 용천혈을 자극하면 뇌의 세로토닌(5-hydroxy-tryptamine)과 노르아드레날린(noradrenalin)의 분비가 변화되는 것을 발견할 수 있었다. 또한 산후의 유즙(乳汁) 분비가 되지 않는 환자 83명에게 용천혈에 자극을 주니 80명에게 효과가 있었으며 히스테리실신(hysterical syncope)에도 효과가 있다.

비뉵(鼻衄, 코피가 나는 증세) 환자들에게 용천혈을 자극해주면 단번에 지혈이 되고, 고혈압 환자 22명에게 용천혈을 자극하니 서장압(舒張壓, 이완기압)이 이완이 되어 이 가운데 13명이 5년 동안 혈압이 정상치가 되었다는 보고가 있다.

송(宋)나라 때 유명한 시인 소동파(蘇東坡)는 다리를 씻고 걱정이 없어졌다는 시구(詩句)를 적었다.

주인이 나에게 발을 씻고 잠을 자도록 권하여,
침상에 누워 자명고 소리를 듣지 못했다.

主人勸我洗足眠　주인권아세족면
倒床不復聞鍾鼓　도상불복문종고

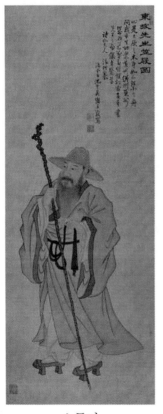

소동파

이것은 잠자기 전 따뜻한 물로 발을 닦으면 몸이 편안해지고 병을 예방하며 몸을 강하게 하는 강신(强身)작용을 한다는 것이다. 실제로 발을 따뜻한 물로 닦으면 익기해서(益氣解暑)·조정기혈(調整氣血)·소제피로(消除疲勞)·증진식욕(增進食慾)·서근활혈(舒筋活血)의 공효가 있다.

또한 실면쇠약(失眠衰弱)·관절산통(關節酸痛)·두훈목현(頭暈目眩)·유뇨변비(遺尿便秘)·소화불량(消化不良)·요통위통(腰痛胃痛)·각선각한(脚癬脚汗)·동창(凍瘡) 등 전신이나 국부질환에 치료와 예방을 하여준다.

옛사람들은 말했다.

봄에 발을 씻으면 양기가 위로 오르고 빠져나가지 않는다.

여름에 발을 씻으면 서습을 없애준다.

가을에 발을 씻으면 폐를 윤택하게 하고 장(腸)도 윤기 있게 해준다.

겨울에 발을 씻으면 단전이 따뜻하고 후끈해진다.

春天洗脚 升陽固脫　춘천세각 승양고탈

夏天洗脚 暑濕可袪　하천세각 서습가거

秋天洗脚 肺潤腸濡　추천세각 폐윤장유

冬天洗脚 丹田溫灼　동천세각 단전온작

각근(脚根 : 발꿈치)은 인체의 근본이기 때문에 인체 경기(經氣)의 발원지이다. 발은 족삼음경의 시초요, 족삼양경의 마지막이다. 일본학자 시바타 가즈노리(柴田和德)는 인체의 오장육부가 발바닥에 상응되어 인체에 질병이 있으면 발바닥에 동통(疼痛) 감각의 반사구(反射區)가 있다고 하였다.

반사는 감각기관이 주어진 자극에 의식과는 관계없이 특정한 근육이나 몸의 부위에 활동을 규칙적으로 일으키는 현상이다. 그런 현상이 나타나는 부위를 반사구라고 한다. 즉 반사신경 조직이 집중되는 곳을 반사구(Reflex Zone 또는 Reflex Point)라고 한다.

발에는 반사구가 있어서 관계되는 부위의 병증에 가장 먼저 민감하게 반응을 한다. 반사구를 지압하면 그 작용으로 인하여 혈액을 여과하는 신장 등의 배성기관에 있는 침전물 등이 몸

밖으로 배출되며, 순환기능이 정상으로 회복되는 순환원리가
있다.

　요즘은 발바닥 지압이 유행인데, 이것은 발바닥 지압의 이런
원리가 몸을 튼튼하게 하고 질병을 몰아내는 역할을 하기 때문
이다.

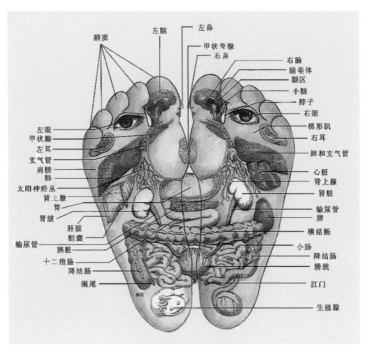

반사구(Reflex Zone)

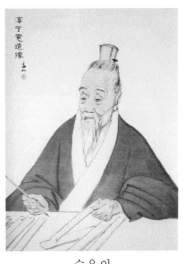

순우의

14. 진적診籍으로
병을 고찰한 창공

중국 고대의 전설적인 명의 편작(扁鵲)이 죽고 100년 후에 또 한 명의 명의가 나타났다. 서한(西漢) 초기의 창공(倉公)은 국가의 창고를 주관하는 태창장(太倉長)으로 있었기에 사람들은 그를 존칭하여 「창공」이라 불렀다.

창공의 성은 순우(淳于)이고 이름은 의(意)이며 한(漢)나라 제국(齊國) 임치(臨淄) 사람이다. 그는 기원전 205년인 고조(高祖) 2년에 태어났다. 사마천(司馬遷)은 그를 기려 《사기(史記)》에 「편작창공열전」편을 썼다.

창공의 의학상 가장 위대한 공헌은 바로 「진적(診籍)」을 처음으로 만든 것이다. 진적이란 병사(病史 : chart)를 기록하는 장부로서, 서양의학의 유사한 기록보다 수백 년 앞서 만들어졌다.

창공은 환자의 병을 볼 때는 언제나 환자의 성명, 주소, 증상, 병명, 맥상(脈象, 맥의 상태)과 치료 과정을 자세히 기재하여 기록을 남겼는데, 이 기록을 진적이라고 한다. 그는 병력(病歷)을 기재할 뿐만 아니라 또 병의 치료 의견인 의안(醫案)까

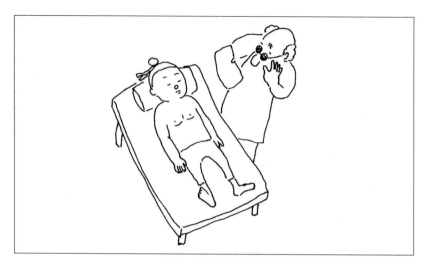

지도 기재하였다.

　《사기》 편작창공열전에서 문제(文帝)가 창공에게 물어본 25명의 치료진적(治療診籍)이 있다.

　그 진적 가운데는 내과, 소아과, 부인과 등 각종 병증이 기재되었고, 병명으로는 학질(瘧疾), 용산(湧疝), 폐상(肺傷) 등 10여 가지 병명이 있으며, 진단은 망진(望診)·문진(問診)·문진(聞診)·절진(切診)을 하였다.

　망진(望診)은 얼굴이나 몸의 상태를 바라보고 진단하는 법이다. 문진(問診)은 병의 상태를 환자에게 물어보며 진단하는 방법이고, 문진(聞診)은 목소리를 듣거나 냄새를 맡아서 진단하는 방법이다. 절진은 몸 일부의 동맥을 만져서 진단하는 방법이다.

　또한 방약(方藥)과 침구(鍼灸) 등 치료 방법이 기재되어 있었는데, 약을 쓸 때 탕제(湯劑)·산제(散劑)·환제(丸劑)·주제

(酒劑)·함수제(含漱劑) 등의 처방 명칭이 있었다.

탕제는 약을 끓여서 복용하게 만든 것이고, 산제는 가루를 내서 만든 것이다. 환제는 알약으로 만든 것이고, 주제는 술에 담가서 먹게 만든 것이며, 함수제는 입에다 머금고 있게 하는 것이다.

또한 병기(病機 : 병리의 구조와 원리)와 병변(病變 : 병의 변화 상태)을 자세히 기록하여 그의 높은 의술을 나타낼 뿐만 아니라, 후세를 위하여 귀한 의학유산을 남겼으며, 병기와 병변의 기록 가운데는 적지 않은 저명한 의안(醫案)도 있다.

어느 날, 창공은 한 연회석에 참석하였다. 그 자리에는 제왕후(齊王后)의 동생 송건(宋建)이 있었다. 송건의 얼굴색이 건조한 것을 보고 창공이 조심스럽게 말하였다.

"공께서는 병이 있습니다. 4, 5일 전 허리가 아프며 구부리지도 못하고 소변이 잘 나오지 않았을 것입니다. 빨리 치료하지 않으면 병이 신장(腎)으로 들어갑니다. 아직 오장(五臟)까지는 침투하지 않았으니 빨리 치료하여야만 합니다."

송건이 이 말을 듣고 대답하였다.

"맞소, 내 허리가 매우 쑤시고 아프오."

송건이 4, 5일 전 어떤 사람이 네모난 돌을 운반하고 있는 것을 보고 그도 같이 운반하려다 그 돌이 너무 무거워 쓰러진 것이다. 그리고 그날 저녁부터 허리가 아파서 소변도 못 보고 있던 상황이었다. 창공은 약을 처방하였다.

"처방된 약을 복용하고 몇 시간 후면 병이 나을 겁니다."

이것은 창공이 망진(望診)으로 병을 진단한 한 가지 의안이
었다.

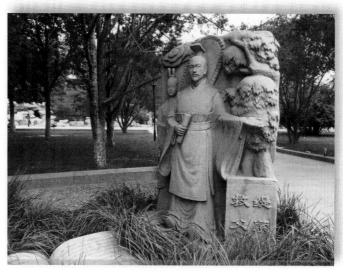

순우의와 딸 제영

15. 화타의 오금희 五禽戱

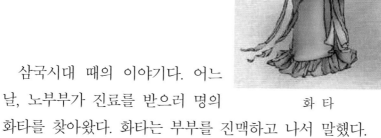

화 타

삼국시대 때의 이야기다. 어느
날, 노부부가 진료를 받으러 명의
화타를 찾아왔다. 화타는 부부를 진맥하고 나서 말했다.

"몸에 힘이 없죠?"

"예."

"그러면 매일 식사 후 백 걸음을 걸으세요."

"백 보……?"

"너무 운동을 하지 않아 몸이 매우 쇠약합니다. 근육과 뼈
를 움직여 약해지지 않도록 하셔야 합니다."

화타는 노인 부부를 진맥 후 곰곰이 생각하였다.

"어떻게 하면 몸을 튼튼히 보전할 수 있을까?"

팔다리를 튼튼하게 하기 위한 운동법을 만들어야겠다는 생
각이었다.

화타는 연수(延壽) 또는 장수를 위해 보건체조를 연구하였
다. 화타가 약초를 채집하러 산에 올라갔을 때 동물들의 움직
임을 관찰하던 중 이런 생각이 떠올랐다.

"그래, 맞아. 동물들이 자기 몸을 이용도 하고 몸을 튼튼하

게 하기 위하여 끊임없이 움직이는구나!"

그는 다시 산으로 올라가 동물들의 특성을 파악하고 움직이는 형태를 관찰하였다. 그리고 다섯 가지 종류의 동물 움직임의 특성을 이용하여 보건체조를 창시하였다. 그 체조 이름이 「오금희(五禽戱)」이다. 평상시 오금희를 연습하면 몸의 오장육부가 튼튼해진다. 화타는 오금희에 대해 이렇게 말했다.

"누구나 항상 적당한 운동을 하여야 합니다. 그래야만 비로소 소화가 왕성하여지고 혈맥의 순환도 잘 되어 질병 예방과 노화를 막아줍니다. 오금희는 다섯 가지 종류의 동물 동작입니다. 예를 들면, 호랑이가 앞발로 가로채며 돌진하는 동작이며, 사슴은 머리를 회전하는 동작입니다. 곰은 엎어져 힘을 다해 엎드리는 동작이며, 원숭이는 다리를 이용하여 뛰어오르는 동작입니다. 또 학은 날개를 펼쳐 하늘로 오르려는 동작입니다. 이런 동작으로 전신을 단련하고 근육과 뼈를 자유자재로 하여 부드럽게 해주면 질병을 제거하고 몸을 단단하게 해줍니다."

그는 제자 오보(吳普)에게 오금희를 전수하여 매일 연마하도록 하였다.

"너는 오늘부터 나를 따라 동작을 익히도록 하여라."

"예, 알겠습니다."

화타가 몸을 날리는 듯 다섯 가지 동작의 시범을 보였다. 오보는 화타의 동작 하나하나를 놓치지 않고 수련을 계속하여 훗날 90여 세까지 활동하였고, 귀와 눈이 밝아지고 신체도 건강해졌다. 오금희의 상세한 동작은 다음과 같다.

첫째. 선문호세희(羨門虎勢戱) : 호흡을 멈추고 머리를 움츠리고 싸움하는 자세로 마치 양 앞발로 천근의 쇠를 들어 올리며 가볍게 일어나고 조용히 호흡을 내뿜는다. 몸을 바로잡고 공기를 마셔서 복부까지 들이마신다. 상부의 호흡으로 하여금 복부 내에 다시 돌아오게 하는 데 5번 또는 7번 하는 동안 마치 천둥소리를 느낄 수 있게 한다. 이렇게 하면 기맥(奇脈)을 온몸으로 돌게 하여 정신이 상쾌해지고 백병(百病)을 제거해 준다.

둘째. 경상웅세희(庚桑熊勢戱) : 호흡을 멈추고 마치 곰이 주먹을 비틀 듯이 하여 몸을 옆으로 일으키며, 다리를 좌우로 벌려서 바로 서서 골절까지 울리도록 호흡을 양 옆구리에 보낸다. 허리에 힘을 주어 3~5차례 하면서 배를 불리지 않으면 근육과 뼈가 열리고 정신을 안정하게 하며 양혈(養血)을 하게 한다.

셋째. 사성기녹세희(土成騎鹿勢戱) : 호흡을 멈추고 머리를 낮추는 것이 마치 사슴이 다리를 비트는 자세로 사방을 응시하듯 흔들며 몸을 바로잡는다. 신(腎)을 웅크리고 다리를 세우고 뛰어 오른다. 다리를 계속 연결하여 하늘을 향해 2, 3차례 몸에 진동을 준다.

넷째. 비장방원세희(費長房猿勢戱) : 호흡을 멈추고 마치 원숭이가 나뭇가지를 움켜잡듯이 다른 한 손에는 과일을 잡고 몸을 돌리듯 있으면 기가 바뀌고 호흡을 삼켜 복부로 들이마시면 땀이 나는 느낌이 난다.

다섯째. 항창자조세희(亢倉子鳥勢戲) : 호흡을 멈추고 새가 꼬리를 감추고 하늘로 나는 자세로 기를 머리끝으로 모은다. 두 손은 몸 앞으로 내밀고 머리와 허리는 엎드리며 위로 튀어 오르듯 한다.

이상은 다섯 가지의 동물 동작을 설명한 것으로, 화타는 생명의 조화를 이루어 몸을 튼튼하게 하고, 병을 예방하는 체조법을 만들었다. 그의 「오금희(五禽戲)」는 병을 예방하고 장수하게 하는 체조법이다.

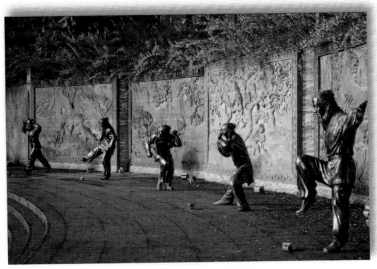

화타의 오금희 조소(彫塑)

16. 성의학자 性醫學者 감시 甘始

《후한서(後漢書)》 감시전(甘始傳)에 보면 2000여 년 전 중국에 성의학자들이 있었다는 사실을 알 수 있다.

감시는 후한 태원(太原) 사람으로 도술(道術)을 좋아했다. 스스로 말하기를, 한아(韓雅)에게 도를 배웠다고 했는데, 늙어서도 젊은 용모를 유지했다. 일찍이 조조(曹操)가 불러 그 도술을 물어보고 실천했다. 살아 있을 때 백 살이 넘었는데, 언제 죽었는지는 알 수 없다.

감시는 성의학(性醫學)을 연구하여 스스로 실험의 대상이 되어 실전적인 성의학을 발전시켰다.

감시의 성격은 조용하고 말수가 적었다. 후에 그는 도가(道家)와 음양가(陰陽家)의 친구와 교분을 나누었으며, 그들에게 영향을 받아 연단(煉丹 : 도가의 불로장생약)과 불로장생술을 연구하여 「방사(方士)」가 되었다.

그 당시 방사들의 사회적 지위는 대단했으며 사회에 공헌한 바가 컸다. 진시황(秦始皇)과 한(漢)나라 무제(武帝) 등은 선단(仙丹)의 광신자들이었으며, 불로장생술을 연구하는 방사들을 존경하였다. 방사들이 자연계에 있는 광물과 동식물을 가지고

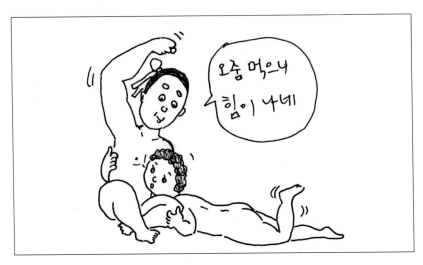

실험하여 불로장생약을 연단하는 과정 중 물리적 변화와 화학적 변화가 발생하여 수많은 과학기술의 발명을 하게 되었다. 한 가지 좋은 예가 화약(火藥)의 발명이었다.

고대 중국에서는 성의학을 방중술(房中術)이라고 불렀으며, 황제(黃帝) 시절에 이미 《용성음도(容成陰道)》라는 책도 저술되었다.

또 《한서(漢書)》 예문지(禮文志) 방기략(方伎略)에 보면, 「방중술에 대하여 여덟 명의 대가가 쓴 책이 있었다. 지금은 모두 소실되어 상세한 내용조차 알기 어렵다. 그러나 대부분 남녀 간의 성생활 방법과 수태(受胎)에서 출산(出産)까지 여러 가지 질병의 치료방법을 수록해 놓았다(房中共有八家有關著作 今已早佚 內容不詳 大抵皆言陰陽交合 及種子之術).」고 기록되어 있다.

《열선전(列仙傳)》에는 「감시는 태원(太原) 사람으로 기

(氣)를 잘 통하게 하고, 식사도 하지 않고 천문동(天門冬)을 복용하며, 방중술을 행하여 용모가 검게 변하였다. 그 후 그는 점점 윤택하여져서 후에는 왕옥산(王屋山)으로 들어가 신선이 되었다.」 라고 기재되어 있다.

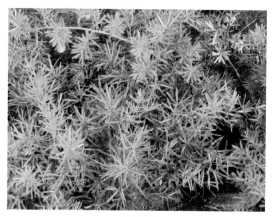

천문동

《후한서》 감시전에는 「감시, 동곽연년(東郭延年), 봉군달(封君達) 세 사람은 방사(方士)로 부인술(婦人術)에 능하며, 음식과 소변을 조절하며, 거꾸로 매달려 있기도 했다. 그리고 정기(精氣)를 아끼고 오래 살았다. 그의 호(號)는 청우사(靑牛師)이며, 무릇 백여 세에서 이백 세까지 살았다.」고 하였다.

한무제(BC 140~BC 87)에게는 방사들을 대신하여 감시가 「용행단(龍行丹)」을 제조하였다. 용행단이란 나방과 여러 가지 약초로 만든 것인데, 나방은 교배 시간이 길고 강한 정력을 갖고 있기 때문에 동기상구(同氣相求)의 원칙을 응용한 것이다. 성질은 최음 작용이 있다.

한무제가 이것을 복용한 뒤 후궁을 비롯하여 빈(嬪)과 기(妓)들이 모두 무제와 동침할 때 오르가즘의 극치를 느껴 이성을 잃어버리고 모두 혼수상태에 있었다고 감시의 방중술 책에 기

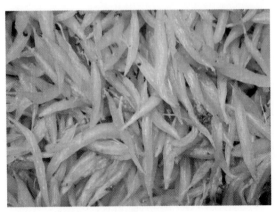
천문동

록되어 있다.

삼국시대 위(魏)나라의 조조(曹操)는 감시를 비롯한 몇몇 방사들을 궁안으로 불러들였다. 조조는 방사들에게 정력을 증강시키는 방법과 무병장수하는 방법을 연구하도록 명령하였다. 감시는 조조가 위험인물이라는 것을 알고 있었다.

조조의 눈에 거슬리는 일을 하면 금방 화를 낸다는 것을 알아차린 감시는 조조의 명령을 따르지 않았다. 조조는 감시를 불러들였다. 그러나 감시는 양생익수방을 조조에게 알려주지 않고 자신의 오줌을 마실 것을 조조에게 권고하였다.

총명한 조조의 둘째아들 조식(曹植)은 감시가 방중술의 비법을 감추고 있다는 것을 알아차렸다. 그래서 아버지 조조에게 건의하여 방사들로 하여금 방중술과 불로장생약을 개발하게 할 것을 명하게 하였다.

조식이 직접 방사들과 함께 단약을 제조 감시하였으며 방사들의 일상생활도 함께 감시하였다. 그리고 나서야 조식은 방사들이 자신의 소변을 마신다는 사실도 알아냈다.

만약 조식이 직접 방사들과 함께 일하지 않았으면 방사들이

자신의 소변을 마신
다는 사실을 전혀
몰랐을 것이다.

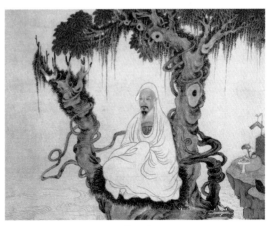

감시는 소변 속에
격정소(激精素)가 들
어 있음을 발견하였
다. 격정소는 현재
의 남성 성호르몬인
테스토스테론과 같

감 시

은 것이다. 당시 방사들은 암암리에 자신의 정력을 증강시키
기 위하여 소변을 시음하였다. 그 결과 소변이 정력을 증강시
킴을 확신하였다.

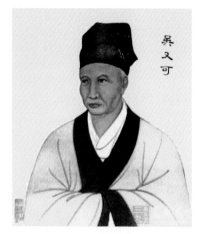

17. 오우가와
온역론 瘟疫論

오우가

명나라 말 온역학파를 형성하고 온역학설의 선구자가 된 오우가(吳又可, 1582~1652)가 지은 《온역론(瘟疫論)》이란 책이 있다. 오우가는 고소동정(姑蘇洞庭, 지금의 강소성 오현) 사람으로, 이름은 유성(有性)이고 호는 담재(淡齋)이다.

명나라 말년에 연이은 전쟁으로 재난이 계속되었고, 온역이 나라 전역으로 퍼져 나갔다. 1408년 영락(永樂) 6년에서부터 1645년 숭정(崇禎) 16년까지 230여 년 동안 큰 온역이 19차례나 있었으며, 그 때 사망자 수만 몇 십만 명에 달하였다.

숭정 15년(1642) 전후에 발생한 온역은 맹렬한 기세로 전파하여 강소성, 절강성, 하북성, 산동성 등을 위협하였다. 오우가의 고향도 예외는 아니었다.

《오강현지(吳江縣志)》에 근거하면 「당시 한 골목에 100여 가구가 살았는데 어느 한 집도 온역을 피해간 집이 없으며, 한 가구에 10여 명이 살았는데 한 사람도 살아난 사람이 없었다.」라고 기록되어 있다.

온역은 지금의 유행성 전염병으로 이런 비참한 정경을 그는 매우 심각하게 여겼다.

"그래 의원의 책임이 중대하다."

그는 과거공부를 접어 두고 의학연구의 길로 들어섰다.

이전 역대 의학자들은 온역(瘟疫)은 어느 정도

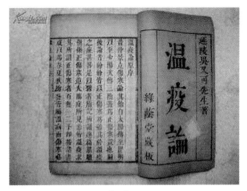

온역론

의 수준에 그쳤지만, 병의 원인, 감염 경로, 특징과 치료 원칙 등을 조사하고 관찰하여 연구하기 시작하였다.

많은 의원들은 온역을 상한(傷寒)으로 오진하여 상한 치료 법으로 치료하였지만 적지 않은 환자를 죽음으로 몰았다.

어떤 의원은 온역을, 「하늘에서 내려온 요마(妖魔)」 라고 까지 하며 얼굴색이 변한 환자를 감히 쳐다보지도 못하였다.

"온역이 도대체 어떤 병인가?"

오우가는 열정을 다해서 병의 원인과 발병 경로를 찾기 위 해 병이 전염되는 것 따위는 두려워하지 않고 온역이 발생된 지역으로 들어갔다. 그래서 환자를 직접 보면서 증상을 관찰 하고, 병의 상태를 기록하였다. 그는 진찰과 치료 과정 중에 나름대로 발견한 것이 있었다.

"온역이 유행하는 지방은 남녀노소 모두가 전염이 되고 일 단 병이 걸리면 빨리 치료하여야지, 그렇지 않으면 병의 진행 이 빨라져 악화되면 2, 3일 내 죽고 마는구나!"

그는 여러 시골마을을 다니며 치료하였다. 마을마다 사망자 수는 같지 않고 성별과 연령도 차이가 있었다. 그러나 증상은 대부분 같았다. 오우가는 이런 경험을 바탕으로 온역 치료를 발전시켜 나갔다.

한동안 동남아와 중국에서 유행되었던 질병 사스(SARS, 重症急性呼吸器症候群, Severe Acute Respiratory Syndrome)도 바로 온역의 일종이다. 사스에 대한 한약 처방을 소개하면 다음과 같다.

<처방 1>
생지황(生地黃)・패장초(敗醬草)・의이인(薏苡仁)・길경(桔梗)・생감초(生甘草).
효능 : 익기화습(益氣化濕), 청열해독(淸熱解毒).

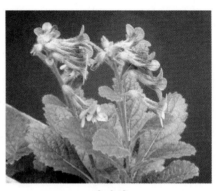
생지황

<처방 2>

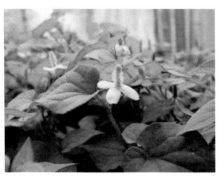

어성초(魚腥草)・야국화(野菊花)・인진(茵蔯)・패란(佩蘭)・초과(草果).
효능 : 청열해독, 이습화탁(利濕化濁).

어성초

<처방 3>

포공영(蒲公英)·금은화·대청엽(大靑葉)·갈근·소엽(蘇葉)

효능 : 청열해독, 산풍투사(散風透邪).

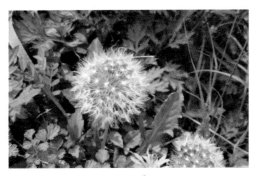

포공영

<처방 4>

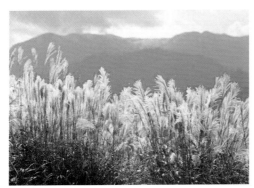

노근(蘆根)·금은화·연교(連翹)·박하(薄荷)·생감초(生甘草).

효능 : 청열해독, 소풍투사(疏風透邪).

노근(갈대의 뿌리)

<처방 5>

생지황(生地黃)·백출(白朮)·방풍(防風)·창출(蒼朮)·곽향(藿香)·사삼(沙蔘)·금은화·관중(貫衆).

효능 : 건비익기(健脾益氣), 화습해독(化濕解毒).

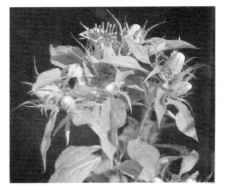

백 출

238

<처방 6>

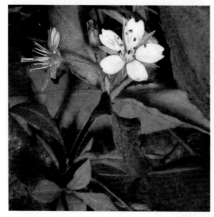

태자삼

태자삼(太子參)·관중(貫衆)·금은화·연교(連翹)·대청엽(大靑葉)·소엽(蘇葉)·갈근(葛根)·창출(蒼朮)·곽향(藿香)·패란(佩蘭).

효능 : 익기선사(益氣宣邪), 해독화습(解毒化濕).

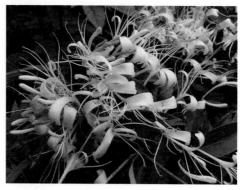

금은화

제4장. 명의名醫 치료

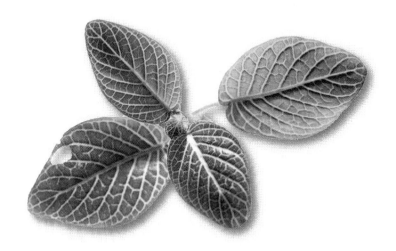

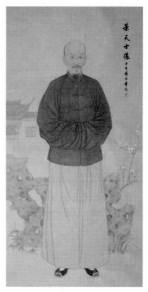

섭천사

1. 섭천사와 소갈증 消渴症

청(淸)나라 강옹건년(康雍乾年) 가을, 절동(浙東)에 사는 한 거인(擧人 : 향시鄕試에 합격한 사람)이 서울로 과거를 보러 소주(蘇州)를 지나가게 되었는데, 마침 풍한(風寒)병에 걸려 소주의 명의 섭천사(葉天士)를 찾게 되었다.

섭천사는 거인을 진단 후 천천히 말했다.

"안타깝지만, 맥을 보니 생명을 부지하기가 어렵겠습니다. 연경까지 어떻게 갈 것입니까?"

"배를 타고 갈 예정입니다."

"이번 연경으로 가는데 배를 타지 않고 걸어간다면 당신은 꼭 소갈병이 날 것이며, 그때는 어떤 약으로도 당신을 구할 수가 없습니다. 이 달까지 목숨을 부지하기 힘들 것이오."

그러고 나서 섭천사는 처방을 거인에게 주었다.

거인이 배를 같이 탄 사람들에게 그 이야기를 하자, 그들은 한결같이 말했다.

"괜히 쓸데없는 말에 신경 쓰지 말아요. 그런 말에 마음을 두면 몸만 더 상해요."

거인은 배에서 약을 복용
하니 과연 아무 일도 없었다.
섭천사의 말에 마음을 두지
않았고 계속 배를 타고 북상
하였다. 배가 진강(鎭江)에 도
착하니, 바람이 맞은편으로부
터 세차게 몰아쳐서 더 이상
갈 수가 없었다. 포구(浦口)에
배를 정박하고 배를 같이 탄
사람들과 인근에 있는 금산사
(金山寺)로 가보기로 하였다.

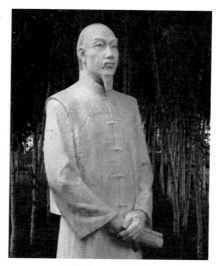

섭천사 조상(彫像)

금산사 입구에 의원 간판이 걸려 있는 것을 보았다. 그는 의
원인 노승에게 진찰을 받았다. 노승이 진맥한 후에 양미간을
찌푸리면서 말했다.

"여기서 육지로 걸어가면 소갈증이 생겨 목숨이 한 달도 유
지하지 못할 것이오."

거인은 그때야 눈물을 떨어뜨리면서 노승에게 말하였다.

"섭천사 의원이 그런 말을 하였습니다. 목숨을 구할 약이
없다고 하였습니다. 아! 섭천사 의원이 과연 명의로구나."

"무슨 소리, 약물로 병을 치료하지 못한다면 성현(聖賢)들
이 기황지술(岐黃之術)을 남겨 놓았겠는가?"

거인은 노승의 말을 듣고 급히 무릎을 꿇고 목숨을 구해달
라고 애걸하였다.

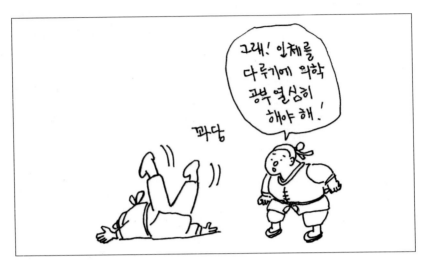

"배가 청하현(淸河縣)에 도착하면 왕가영(王家營)에 가서 가을 배를 많이 구하여 갈증이 날 때마다 배즙을 마시고 밥 대신 배를 쪄서 드시오. 배를 100근 넘게 먹으면 아무 일이 없을 것입니다."

거인은 배를 타고 청하현에 도달하니 과연 갈증이 몹시 났다. 노승의 말대로 배로써 병을 고칠 수 있었다.

거인은 금산사의 노승이 생명을 구하여준 은혜를 보답하기 위해 고향에 돌아올 때 연경의 토산품과 은을 사가지고 갔는데, 노승은 토산품만 받고 말하였다.

"소주(蘇州)를 지나가게 되면 섭천사에게 이 늙은이가 병을 치료하였다고 전해 주구려."

거인은 소주를 지나면서 섭천사를 방문하였다. 섭천사는 그를 보며 놀랐다.

"아니 당신은? 신선을 만났습니까?"

"신선이 아
니라 금산사에
서 노승을 만났
습니다."

섭천사는 크
게 깨닫고 이름
도 바꾸고 금산

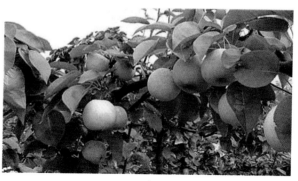

배

사로 가서 노승의 제자로 일하였다. 섭천사는 매일 노승을 따
라다니며 사람들을 치료하는 것을 보았지만 몇 백 명 치료하는
동안 특별한 처방은 볼 수가 없었다.

"스승님, 제가 대신 처방을 내려도 되겠습니까?"

노승은 고개를 끄덕였다. 노승은 섭천사의 처방을 보고 말
하였다.

"자네 의술은 섭천사와 별 차이가 없고, 따로 의원을 차려
도 되는데 왜 내 밑에서 일하는가?"

"저는 섭천사처럼 사람 생명을 잘 치료하지 못하여 의학공
부를 더욱 더 열심히 하여 잘못되지 않기 위함입니다."

그러던 어느 날, 갑자기 죽어가는 환자가 와서 진찰을 원했
다. 환자의 식구가 말했다.

"몇 년 전부터 복통이 있어 왔는데, 지금은 복통이 너무 심
합니다."

노승이 환자를 진맥해 보니 환자가 임신한 것 같았다. 노승
은 섭천사를 불러 처방전을 지시하였다. 섭천사는 진찰 후 처

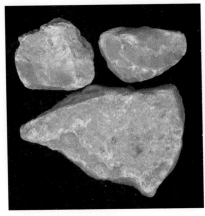
비석(砒石)

방을 냈다. 처방은 백신(白信, 砒石) 3푼이었다. 그 처방을 노승이 보더니 웃었다. 독성이 있는 백신을 쓰는 이유는 독은 독으로 치료한다는 방법이다.

"허허! 묘방이군, 나 같으면 비상 1돈으로 썼을 텐데."

그 말에 섭천사는 크게 놀라며 말했다.

"환자의 병은 충고(蟲蠱)로 신석 3푼을 쓰면 충을 죽일 수 있으며, 다른 것을 쓰면 환자가 견딜 수가 없을 것입니다."

충고는 기생충으로 인한 병의 증상이다. 그 말에 노승은 조용히 말했다.

"자네는 오직 아는 것이 충인데, 충의 대소(大小)를 모르고 있구나. 내 생각에는 충이 이미 2척이나 되는 긴 것이기에 신석 3푼만 쓴다면 충은 마비상태로 있다가 약효가 떨어진 후에는 다시 살아난다네. 내가 비상 1돈을 사용하라는 것은 충을 죽여 버려서 후유증을 없애기 위한 거라네."

노승은 비상을 익힌 채소 잎에 싸서 환자에게 복용시켰다. 밤이 되니 과연 환자는 2척이 넘는 붉은색의 충을 배출하였다. 섭천사는 의술의 무궁함을 절실히 느꼈다.

"스승님, 제가 섭천사입니다."

스승은 이름을 바꾸어 가면서까지 제자가 된 섭천사를 보고 그에게 비방을 적은 책을 주었으며, 그 때부터 섭천사는 더 많은 환자들이 소문을 듣고 몰려들었고, 의술은 한층 무르익어 갔다. 어떤 난치병은 약도 쓰지 않고 병을 치료하여 일대 명의가 되었다.

백신(白信)의 주요성분은 아비산 무수물(亞砒酸無水物, arsenous acid anhydride)로 독성이 있으며 비상 역시 주성분은 삼산화비소(砒霜, arsenic trioxide)이다.

곽 옥

2. 태의승太醫丞 곽옥郭玉

곽옥(郭玉)은 동한(東漢) 시대 신
도(新都) 사람이다. 신도는 지금의
사천성(四川省) 신도현이다. 그는 대대로 내려오면서 농사를 지
으며 면학을 하는 중산층 집에서 태어났다. 부친은 아들이 15
세가 되자 장래를 생각하게 되었다.

그의 아버지는 마음씨 좋고 천성적으로 어질고 너그러운 곽
옥이 부자가 되는 것은 바라지 않았고, 그저 남의 고통을 덜어
주는 촌락의 의원이 되기를 원했다. 그래서 곽옥을 데리고 명
의(名醫) 정고(程高)를 찾아갔다.

"제 자식이 의술을 배울 수 있도록 의원님의 제자로 삼아
주십시오."

정고는 이미 60이 지난 나이였고, 그래서 대를 이을 제자를
물색하고 있던 참이었다. 곽옥을 보자 성실하고 의원의 기본
조건은 된다고 생각하였지만, 정고는 확실한 대답은 하지 않았
다.

"내가 이 아이를 반년 동안 데리고 있으면서 의술을 배우기
에 합당한지를 살펴본 후 정식으로 제자를 삼겠습니다. 의술은

그 후에 전수하든지, 일단은 이곳에서 수련을 쌓은 다음에 결정하도록 하지요."

정고는 반년 동안 곽옥을 주의 깊게 관찰하였다. 곽옥은 조금도 흠 잡을 데 없이 인격 형성이 되어 있고, 마음씨가 너그러우며, 머리 또한 비상하게 좋은 것을 느낄 수 있었고, 학습도 열심히 하였다.

"그래, 내 후계자로 조금도 부족함이 없구나!"

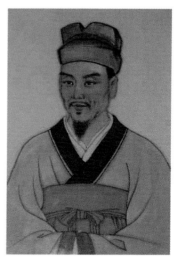

정 고

정고는 마음속으로 곽옥을 제자로 삼기로 결정하였다.

어느 날, 정고가 곽옥을 불러 말했다.

"이젠 너를 나의 제자로 삼겠다."

곽옥은 스승 정고에게 인사를 올렸다. 정고는 곽옥을 데리고 보산(寶山)으로 들어갔다. 곽옥이 배울 것이 너무나 많았다.

정고는 자기가 반평생 경험한 의술을 그에게 전수할 뿐만 아니라, 스승 부옹(涪翁)에게서 전수받은 의술까지 정성껏 전수해 주었다. 곽옥은 스승의 노력에 감동받아 더욱 열심히 연구를 하였다.

어느덧, 스승과 제자간의 의술 전수도 10년이란 세월이 흘렀다. 곽옥은 정고가 연구하여 만든 《방진육미법(方診六微法)》과 《음양불측술(陰陽不測術)》을 정통하였고, 부옹의 《침경진맥법(針經診脈法)》에 대해서도 전수를 받았다.

27세 때, 그는 많은 난치병을 치료하였고, 가난한 환자에게
는 더욱 특별한 관심으로 성심성의껏 치료할 뿐만 아니라 치료
비도 받지 않았다. 자연히 그의 치료와 덕망은 날로 높아져 30
세에는 전국 명의(名醫)가 되었다.

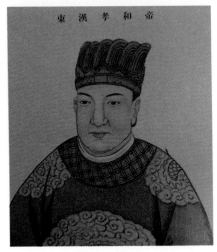

동한 화제

당시 한화제(漢和帝, 89~
105년) 때 지방정부의 추천으
로 곽옥은 조정의 태의국 시
의(侍醫)로 초빙되었다. 시의
가 된다는 것은 조정의 많은
의학서적을 살펴볼 수 있는
기회를 얻는 것이었다.

그는 많은 의학 지식을 습
득해서 의술은 더 한층 정진
하였다. 곽옥은 성품이 온화
하고 정성을 다하여 맡은바

업무를 근면 성실하게 처리하여 오래지 않아 태의승(太醫丞)으
로 승진하여 조정의 의정(醫政)을 다루게 되었다.

한화제는 곽옥의 의술이 신묘한 경지에 이르렀다는 사실을
알게 되었지만, 아직은 믿기지가 않았다. 어느 날, 화제는 태감
(太監)에게 명하여 곽옥을 궁으로 들게 하였다. 그는 급히 옷을
갈아입고 태감을 따라 입궁하여 황제를 알현했다.

"짐이 사랑하는 비(妃)가 급한 병으로 특별히 자네를 불렀

다네."

"황공하옵니다."

태감(太監)은 즉시 곽옥을 데리고 침실로 안내하였다. 침실에는 향기가 코를 찔러 정신이 없을 정도였다. 촛불이 흔들리고 침대에는 휘장이 쳐 있었다. 태감은 휘장 안을 향해 허리를 굽혀 인사를 올리면서 말했다.

"태의승 곽옥이 진찰하러 왔습니다."

휘장 안에서는 아무런 대답이 없었다. 오직 휘장 밖으로 하얀 손이 내밀어져 있었다. 곽옥은 태의승이 될 때까지 이처럼 황제와 접근한 적이 없었고, 침궁에 들어가 귀비의 병을 진맥해 본 적이 없어 매우 긴장되고 당황했다.

그는 황제에게 무릎을 꿇고 말했다.

"만수무강을 축원하옵니다. 귀비마마의 왼손을 진맥하여도 되는지요?"

황제의 허락을 받고 곽옥은 휘장 안으로부터 내밀어진 귀비의 손목을 잡고 진맥을 하였다. 이마에는 긴장으로 땀이 송골송골 배어나고 있었다.

"태의승, 귀비(貴妃)에게 무슨 병이 있는가?"

"귀비마마에게 병은 없습니다."

"뭐라고? 병이 없다고?"

곽옥은 숨을 가다듬고 다시 말했다.

"이상하옵니다. 귀비마마의 오른손 맥은 정상인데, 왼손의 맥상은 남자의 맥과 같습니다. 오른쪽과 왼쪽의 진맥이 다릅니다."

황제는 그 소리를 듣고 큰 소리로 웃으며 말했다.

"과연 곽경은 명불허전(名不虛傳)이구나! 족히 신의(神醫)라 불러도 손색이 없구려."

황제가 옆에 있던 태감에게 휘장을 열라고 하니 침대에는 두 사람이 있었다. 한 사람은 궁녀(宮女)이고, 다른 한 사람은 17, 8세 되어 보이는 나이 어린 태감(太監)이었다.

황제는 곽옥의 실력을 알아보고자 시험을 하였던 것이다.

곽옥은 사람됨이 인자하여, 병든 사람이 부자이건 가난한 사람이건 이를 따지지 않고 모두 정성껏 치료해 주었다. 그런데 한 가지 이상한 것은, 지위가 높은 사람이 병에 걸리면 곽옥도 그들의 병을 잘 고치지 못할 때가 있다는 것이었다.

황제는 이를 이상하게 여기고, 곽옥에게 병을 치료를 받지 못했다는 한 귀인(貴人)을 불러 그에게 낡은 옷을 입혀 가난한 사람처럼 꾸몄다. 그리고는 곽옥을 불러 그를 치료하게 하였다. 곽옥은 그에게 몇 대의 침을 놓았는데, 그의 병은 매우 빠르게 나았다.

황제는 그 영문을 알 수가 없어서 곽옥을 불러 어찌된 일인지 물었다. 곽옥은 이렇게 대답하였다.

"귀인들은 지체가 높은 까닭에, 그들을 치료할 때면 저의 마음에는 두려움이 가득하여 자연히 치료 효과가 떨어집니다. 이처럼 지위가 높은 사람들의 병을 볼 때에는 네 가지의 어려움이 있습니다. 귀인들의 마음에는 어떤 생각이 있어 저를 믿

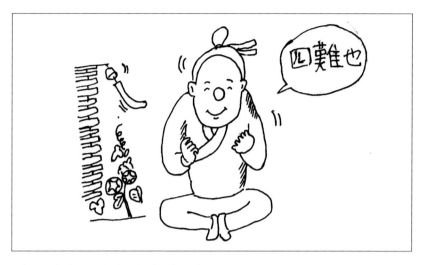

지 못한다는 점이 첫째 어려움이고(自用意而不任臣 一難也), 근육과 뼈가 강하지 않다는 점이 둘째 어려움이고(骨節不强 二難也), 귀인들은 신중하게 몸을 보살피지 않는다는 점이 셋째 어려움이고(將身不謹 三難也), 편한 것만 좋아하고 일하기를 싫어한다는 것이 네 번째 어려움입니다(好逸惡勞 四難也). 이러한 것들 때문에 치료가 어렵다는 것이옵니다."

여기서 "편한 것만 좋아하고 일하기를 싫어한다"라는 뜻의 「호일오로(好逸惡勞)」라는 고사가 생겨났다.

황제는 곽옥의 말을 듣고 매우 만족하였다. 그는 의술만 고명한 것이 아니라 성격도 순박하고 후덕한 것을 알고 태감에게 명하여 곽옥에게 상을 주었다. 곽옥은 황급히 인사를 올리고 궁궐에서 나와 관청으로 돌아왔다.

이 이야기는 《후한서》 곽옥전에 실려 있으며 행림(杏林)의 가화(佳話)로 지금까지 전해 내려오고 있다.

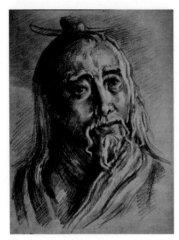

부 옹

지금부터 1,800여 년 전 동한 사천성 부강변의 조어(釣魚) 노옹(老翁) 부옹(涪翁) 밑에서 한의학 발전사상 중요한 지위를 차지하고 있는 정고(程高)가 배출되었고, 또 정고 문하에서 곽옥이 배출되었다. 청출어람(靑出於藍)의 좋은 예라 하겠다.

3. 경자평지 驚者平之

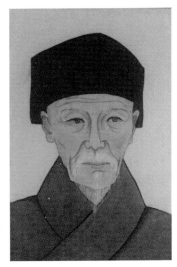

장자화(張子和)는 유완소(劉完素)·이고(李杲, 이동원)·주진형(朱震亨)과 함께 금원의학사대가(金元醫

장자화

學四大家) 가운데 한 사람이며, 한(汗)·토(吐)·하(下) 3법을 이용하여 병사(病邪)를 물리친다는 공하파(攻下派)의 시조로서 한의학계에 널리 알려져 있다. 그의 이름은 장종정(張從正)이고 자(字)는 자화(子和)이며 호(號)는 대인(戴人)이다. 그는 또한 심리치료의 권위자였다.

위덕신(衛德新)이라는 사람이 아내와 같이 여행 도중 여관에 들었다가 한밤에 강도를 당하여 놀라서 부인이 침상에서 떨어졌다. 그 후로부터 그의 아내는 작은 소리만 들려도 놀라며 기절을 하고 인사불성이 되었다.

남편은 여러 의원을 청하여 진료를 받아보았지만 나아지지 않았다. 근 일 년이 되도록 호전될 기미가 보이지 않았다.

그러던 중 주위의 소개로 장자화에게 왕진을 부탁하게 되었다. 장자화는 세심하게 관찰하고 진단을 내렸다.

"그래, 담기상패(膽氣傷敗)야!"

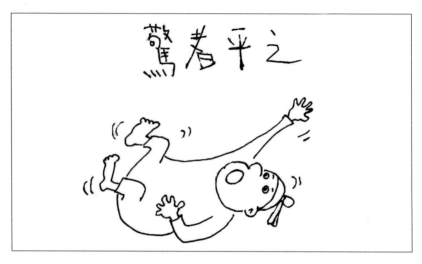

장자화는 심리요법으로 치료하기로 작정하였다. 그는 여자 두 명을 시켜 부인의 양손을 붙잡도록 하였다. 환자를 높은 의자에 앉힌 다음 환자 앞에 찻잔 받침대를 놓았다.

"여기를 보세요."

말이 끝나기도 전에 탕 하는 소리가 났다. 장자화가 몽둥이로 찻잔 받침대를 힘껏 두들겼다. 환자가 매우 놀라자, 장자화가 말했다.

"내가 몽둥이로 찻잔 받침대를 때렸는데, 이걸 가지고 놀래면 어떻게 합니까?"

환자가 마음이 안정됐을 때를 기다려 또 다시 몽둥이로 두들겼다. 몇 번을 반복하니 환자는 더 이상 놀라지 않았다. 그런 다음 환자를 어두운 곳으로 데려가 등 뒤에서 창호지를 찢었다. 그러자 부인은 조금 놀라더니 웃으며 물었다.

"이것이 치료하는 것입니까?"

장자화는 대답하였다.

"《내경》에는 「경자평지(驚者平之)」 라고 하였습니다. 여기서 평(平)은 평소의 뜻으로, 습관화하면 놀라지 않는다는 뜻입니다. 자주 놀라는 증상이 있는 사람은 그 요인을 찾아 습관화해 주면 평상시와 같아질 수 있습니다."

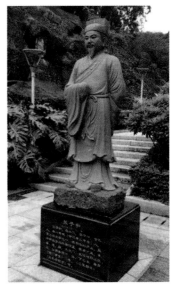

장자화 조상(彫像)

이런 설명에 환자는 고개를 끄덕였다. 그날 밤에는 장자화가 사람을 시켜 환자 방문 창을 두들겼지만 환자는 평상시와 같이 놀라지 않게 되었고, 나중에는 천둥번개가 쳐도 놀라지 않게 되었다.

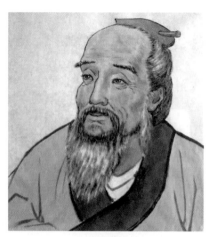

편 작

4. 기사회생 起死回生

사마천(司馬遷)의 《사기(史
記)》 편작창공열전(扁鵲倉公列
傳)에 있는 이야기다.

편작은 발해군의 막(鄚 : 하북) 사람으로, 성은 진(秦), 이름을
월(越)이라 했다. 젊었을 때 어떤 사람의 빈객관(賓客館)의 관장
이 되었다. 장상군(長桑君 : 長桑은 복성複姓으로, 君은 고대의
타인에 대한 존칭으로서 그 이름을 모르므로 군이라고 하였다)
이라는 은자(隱者)가 빈객이 되어 이곳에 몸을 의지하고 있었
는데, 편작만은 그를 기인(奇人)이라며 융숭하게 대우했고, 장
상군도 역시 편작이 보통사람이 아님을 알고 있었다.

장상군이 객사에 드나든 지 10여 년이 지난 뒤에 장상군은
은밀히 편작을 불러놓고 사람들을 멀리한 다음 말했다.

"나는 비전(秘傳)의 의술을 알고 있는데, 이제 늙어 그대에
게 전수하고 싶으니, 남에게 누설하지 말도록 하오."

편작이 말했다.

"삼가 그대로 따르겠습니다."

장상군은 주머니 속에서 약을 꺼내 편작에게 주며 말했다.

"이것을 먹는 데는 우로(雨露 : 비와 이슬. 여기서는 빗물이나 이슬이란 뜻이 아니라면 산골짜기의 오염되지 않은 물, 땅에 떨어지지 않은 깨끗한 물을 가리킨다)를 사용하도록 하오. 먹고 난 지 30일이 되면 사물을 꿰뚫어볼 수 있게 될 것이오."

그리고는 비전의 의서(醫書)를 모두 꺼내 편작에게 주고 나서는 홀연히 모습을 감추었다. 아마도 보통사람이라고는 말할 수 없을 정도였다.

편작은 그 말에 따라 약을 먹고 30일이 되자 토벽 저쪽에 있는 사람이 눈에 보일 정도가 되었다. 이 시력으로 환자를 진찰하면 오장(五藏) 기혈(氣血)의 응고가 모두 투시되었다(以此視病 盡見五藏症結). 그러나 겉으로는 맥을 보는 척했다. 의원이 되어 혹은 제(齊)나라에, 혹은 조(趙)나라에 머물렀는데, 조나라에 있을 때 편작이라고 불리게 되었다.

편작이 괵(虢)나라를 방문했다. 괵나라 태자가 병사(病死)한 직후였다. 편작은 괵나라 궁문 밑에 가서 의술을 좋아하는 중서자(中庶子 : 제후의 보좌역)에게 물었다.

"태자는 무슨 병이었습니까? 나라에서 병을 쫓는 기도가 대단했던 것으로 압니다만……"

"태자의 병은 혈기운행이 불순했던 것이 원인이었습니다. 혈기가 착란하여 발산하지 못하고, 이것이 폭발하여 내부의 장해를 일으키고 정기(精氣)가 사기(邪氣)를 제지하지 못함으로써 사기가 축적되고 발산되지 않아 정기가 공허했던 까닭에 양기는 완만해졌으며, 사기가 충실했기 때문에 음기(陰氣)가 긴장되

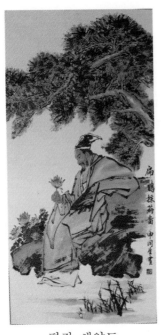

편작 채약도

어 별안간 위로 치솟아 죽게 된 것입니다."

"죽은 것은 언제쯤입니까?"

"닭이 울 때(날이 밝을 때)쯤에서 조금 전까지 사이입니다."

"입관(入棺)을 했습니까?"

"아직 입관을 하지 않았습니다. 죽은 지 한 나절도 안 된 걸요."

"나는 제나라 발해의 진월인(秦越人)이란 사람입니다. 집은 막(鄭)에 있습니다. 지금까지 태자를 곁에서 모실 기회를 얻지 못했습니다. 불행히도 태자는 돌아가신 모양인데, 나는 태자를 다시 살릴 수가 있습니다."

"선생께서는 말을 함부로 하면 안 됩니다. 이미 죽은 태자를 어떻게 살린단 말입니까? 나는 이런 말을 들었습니다. 옛날 유부(兪跗)란 명의가 있어 병을 고치는데, 탕약(湯藥)·예쇄(醴灑 : 단술과 맑은 술)·참석(鑱石 : 질병을 치료할 때 쓰는 돌로 만든 침)·교인(撟引 : 도가의 도인술導引術로 손과 발을 굽혔다 폈다 하는 의료체조의 일종이다)·안올(案扤 : 몸을 주물러서 아픈 곳을 풀어주는 치료 방법으로 안마술)·독위(毒熨 : 환부에 약물을 붙이는 것)를 쓰지 않고 의복을 헤친 다음, 잠깐 보는 것만으로 외부에 나타난 징후를 보고, 오장의 수혈(腧穴 : 배꼽의 반대방향에 있는 등의 혈穴. 오장의 맥이 모이는 곳으로, 이곳에 뜸을 뜨거나 침을 놓는다)이 있는 데를 보고는 그 위의 가죽을 찢고 살을 가르며, 맥락을 통하여 힘줄을 이어 맺고, 뇌수를 누르고 황막(荒幕 : 오장의 격중막)을 드러내고, 위장을 씻고, 오장을 흔들어 내고, 마음을 다스리고 몸을 닦았다고 합니다. 선생의 의술이 이와 같다면 태자를 살려낼 수 있겠지만, 그렇지 못한데도 태자를 살려내려고 한다면 어린아이에게 말해도 곧이듣지 않을 엉터리 수작입니다."

장시간 이야기를 한 끝에 편작은 하늘을 우러러보며 말했다.

"당신의 의술은 대롱으로 하늘을 보고(用管窺天), 좁은 틈 사이로 모양을 들여다보는 것과 같은 것이므로 그 전모를 볼 수 없습니다. 그러나 내 의술 정도가 되면 맥을 보고 안색을 바라보고 육성(肉聲)을 들으면 형용을 살필 것도 없이 병이 있는 곳을 알아맞힐 수 있습니다. 병의 바깥쪽을 듣고 속을 알며, 속을 듣고 바깥쪽을 압니다. 병의 증세는 밖으로 나타나는 것이니, 일부러 천리 밖의 먼 곳에까지 가서 진찰하지 않고도 다만 증세를 듣는 것만으로도 병을 진단할 수 있는 경우가 많으며, 덮어서 숨기려고 하더라도 숨길 수가 없는 일입니다. 내 말이 진실인 양 믿어지지 않거든 당신이 시험 삼아 궁중에 가서 태자를 진찰해 보십시오. 그 귀가 울고 코가 평평함을 볼 수 있을 것이며, 그 허벅다리를 주물러 음부에 미치면 아직도 따뜻할 것입니다."

중서자는 편작의 말을 듣고 한참 동안 눈을 멍하니 뜬 채 혀

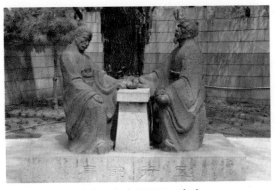

편작 행의(行醫) 석상

가 굳어져서 움직이지 못했다. 정신을 차린 중서자는 궁내로 들어가서 편작이 한 말을 괵군(虢君)에게 보고했다. 괵군은 이 말을 듣고 크게 놀라서 중궐(中闕 : 궁문의 내외 두 문의 中門)까지 나아가 편작을 맞아들이며 말했다.

"어렴풋이 오랫동안 선생의 성화는 들어왔습니다만, 아직 뵈올 기회를 얻지 못했습니다. 그런데 선생께서 이 조그마한 나라에 오시고, 다행히도 태자의 일을 염려해 주심은 참으로 고마우신 일입니다. 선생이 계심으로써 다시 살릴 수 있을 것입니다. 만약 계시지 않았던들 어떻게 다시 살릴 수 있겠습니까."

괵군은 말을 채 맺지도 못하고 가슴이 메어 흐느껴 우는데, 그 얼굴은 슬픔에 싸여 일그러지고 방울방울 흐르는 눈물을 눈썹으로 받으며 스스로 그칠 수 없어 용모까지 변하였다.

편작이 말했다.

"태자의 병세와 같은 것이 이른바 시궐(尸蹶 : 피가 위로 올라와 정신이 혼미해져 가사상태에 빠지는 병. 몸이 마치 시체와 같이 된다. 일종의 쇼크shock를 말한다)이라는 것입니다. 양기(陽氣)가 음기(陰氣) 속으로 흘러들고 그것이 위(胃)를 움직이며, 경맥·낙맥(絡脈)에 엉겨 붙었다가 다시 갈라져서 삼초(三焦)의 하초(下焦) 곧 방광으로 내려갑니다. 그러니까 양맥은 아래로 내려가고 음맥이 위를 향하여 치달리므로 팔회(八會)의 기(氣)가 막혀 통하지 않게 되는 것입니다. 말하자면 음기는 위로 올라가 버리고, 체내를 돌아서 아래로 내려온 양기는 신체의 하부에서 고동을 치지만 위로 오를 줄을 모르고, 위로 올라간 음기는 내려올 줄을 모르는 까닭에 음(陰)의 역할을 다하지 못합니다. 이렇듯 위에는 끊어진 양기의 맥락이 있고 아래는 터져버린 음기의 맥락이 있으므로 음양의 조화가 무너져 얼굴빛은 파리해지고 맥이 어지러워지는데, 그 때문에 몸은 움직이지 않게 되고 죽은 것처럼 되는 것입니다. 태자는 아직 죽지 않았습니다. 대체로 양기가 음기 속으로 들어가 오장을 지탱하는 자는 살지만, 음기가 양기 속으로 들어가는 자는 죽습니다. 이런 일은 대개 체내에서 오장의 기운이 치솟을 때 갑자기 일어나는 것입니다. 능숙한 의원은 이를 믿으나 서툰 자는 이를 의심하는 법입니다."

삼초(三焦)는 상초(上焦)·중초·하초를 말한다. 상초는 횡격(橫隔) 윗부분으로서 심장, 폐 등의 장기를 포함하는데, 호흡·혈맥·정기(精氣)·피부·근골(筋骨) 등에 관여한다.

중초는 완복부(腕腹部)로서 비장(脾臟)·위(胃) 등의 장기를 포함하며, 중요한 기능은 음식물을 소화시키는 것이다. 하초는 배꼽 이하로서, 간장·신장·대장·소장·방광 등의 장기를

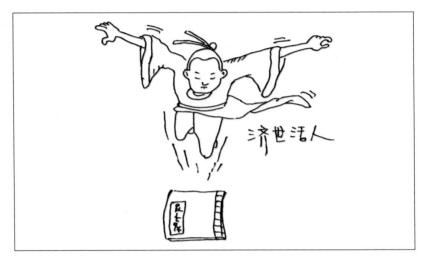

포함하며, 중요한 기능은 청탁(淸濁)을 분별하고 찌꺼기·수액(水液) 등을 배설하는 것이다. 삼초의 총체적인 기능은 인체의 기화(氣化)를 총괄하고 여러 기(氣)를 주관하는 것이다.

편작이 말하는 삼초는 이 삼초의 전체적인 부위, 그리고 이 것이 포함하는 장기와 그 기능을 가리키는 것이 아니고 특히 하초만을 가리킨다.

편작은 제자 자양(子陽)에게 숫돌로 침을 갈게 하고 몸 바깥면에 있는 유혈(踰穴), 곧 삼양(三陽 : 사람의 손발에는 각각 삼양과 삼음이 있는데, 삼양이란 태양·소양·양명陽明을 말한다)과 오회(五會 : 사람의 질병이 숨어 있는 다섯 곳으로, 백회百會·흥회胸會·청회聽會·기회氣會·노회臑會를 말한다)에 침을 찔렀다. 그리고 조금 있자 태자가 소생했다.

편작은 제자 자표(子豹)에게 명하여 5푼의 위약(熨藥)을 만들게 하고 팔함(八鹹 : 八品의 함미약鹹味藥)의 조합제를 섞어서 달인 다음, 이것을 차례로 양 겨드랑이 밑에 발라 따뜻하게 찜질을 했다.

그러자 태자가 일어나 앉았다. 다시 음양의 기(氣)를 조절하고 탕약만을 먹이기 20일 만에 태자는 완전히 회복했다. 이 일로 천하 사람들은 모두 「편작은 죽은 사람을 살리는 사람」으로 생각하게 되었다.

편작이 말했다.

"내가 죽은 사람을 다시 살려낸 것이 아니다. 나는 다만 당연히 살아날 수 있는 사람을 일으켰을 뿐이다."

황보밀(皇甫謐)의 《침구갑을경(鍼灸甲乙經)》과 명나라 고무(高武)의 《침구취집(鍼灸聚集)》, 청나라 섭광조(葉廣祚)의 《채애편(采艾編)》에 삼양오회를 설명

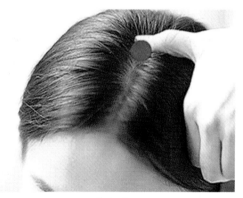

백회혈

하였다. 바로 백회(百會)혈이 삼양오회이다. 백회는 머리 꼭대기 중앙의 혈이다. 양 귀의 이은 선과 얼굴 한가운데 만나는 곳이 백회혈이다.

백회혈은 머리가 어지러울 때, 귀에서 소리가 나는 이명증, 코가 막힐 때, 탈항증일 때, 또는 여자 음부가 빠지는 음정(陰

挺)일 때 유효하며, 특히 갑자기 쓰러졌을 때 구급혈로 쓰인다.

　편작은 그 후로 기사회생의 의원으로 이름을 날렸다. 시궐의 치료 혈자리는 문헌 중에 많이 기재되었다. 송나라 왕집중(王執中)의 《침구자생경(鍼灸資生經)》 5권에 시궐을 치료하는 혈들이 아래와 같이 기록되어 있다.

　졸시궐(卒尸厥)에는 은백(隱白), 대돈(大敦)혈
　시궐폭사(尸厥暴死)에는 금문(金門)혈
　황홀시궐번통(恍惚尸厥煩痛)에는 중극(中極), 복삼(僕參)
　시궐상여사(尸厥狀如死)에는 대돈(大敦)혈
　시궐(尸厥)에는 여태(厲兌)혈로 사용한다.

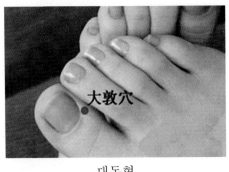

대돈혈

　왕집중은 시궐의 혈위(穴位 : 혈자리)가 대부분 정혈(井穴)에 있으며, 정혈은 음경(陰經)과 양경(陽經)의 교접하는 부위로 음양이 접하고 기혈역란(氣血逆亂)을 조절하는 작용이 있으며, 백회혈은 수족의 삼양경과 독맥이 만나고 개규영신(開竅寧神), 평간식풍(平肝熄風) 작용이 있다고 하였다.

　편작은 각지를 다니며 치료하였는데, 그의 족적은 황하강 지역으로 하북(河北), 하남(河南), 산동(山東), 협서(陝西) 등지였다.

그는 각 지역의 풍속과 습관이 달라 병도 다르다는 것을 근거로 치료하였다. 편작의 명성은 천하에 드높아졌다. 그는 한단(邯鄲) 지방

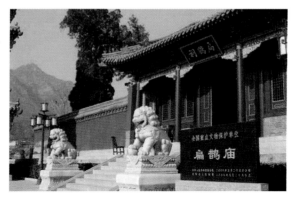

편작 사당(廟)

에서는 부녀자들의 병을 잘 보아 그곳에서는 그를 대하의(帶下醫)라고 불렀다. 대하의는 허리끈 밑의 질병을 보는 사람이라는 뜻으로 지금의 부인과의사를 말한다.

함양(咸陽)에서는 소아들의 병을 잘 보아 소아과의(小兒科醫)라고 불리게 되었다.

낙양(洛陽)에 있을 때는 노인들의 병을 잘 보았다. 그곳의 노인들은 이농(耳聾:), 안화(眼花), 요산배통(腰酸背痛) 등의 질병이 많았는데 그런 병도 잘 고쳤다. 이농은 귀가 잘 안 들리는 것을 말하고, 안화는 눈이 침침하고 눈에 뭔가 끼여 있는 듯한 것을 말한다. 그리고 요산배통은 허리와 등이 아프거나 쑤시는 증상이다. 편작은 미신(迷信)과 무당들이 병을 고치는 것을 반대하였다.

"무당을 믿고 의술을 믿지 않는 것도 병 치료를 못하는 여섯 가지 중에 하나의 해당한다(信巫不信醫六不治)."

당시 사회의 분위기는 의원을 믿지 않고 무속신앙에 매달리

는 백성들이 많았다.

진나라 태의승(太醫丞 : 의약행정의 최고 책임자) 이혜(李醯)
는 자기의 의술이 편작에게 미치지 못하는 것을 알고 자객을
보내 그를 찔러 죽였다. 결국 당대의 명의인 편작이 이혜의 시
기와 질투심으로 참사당한 것이다.

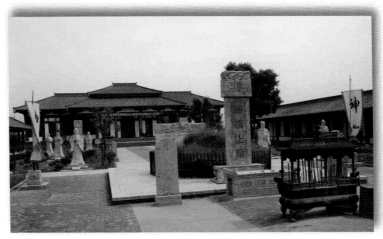

편작 기념관

5. 난산치료 難産治療

  당 태종(太宗)의 왕비인 장손(長孫) 황후가 난산으로 고생을 하고 있을 때, 이동현(李洞玄)이 당태종 이세민(李世民)의 아들 인 고종(高宗) 이치(李治)를 침술로 낳은 이야기다.

  "왕비께서 태기가 있습니다."

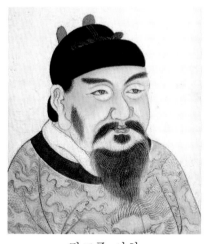

당고종 이치

  "빨리 의박사(醫博士)를 부르도록 하라."

  이동현이 진맥 후 말했다.

  "난산입니다."

  태종이 물었다.

  "어떤가?"

  "침을 놓으면 태아는 살릴 수가 있는데, 황후는……"

  장손황후는 이동현 의원의 말을 듣고 입을 열었다.

  "나는 죽어도 좋으니 태아만은 살려 주시게."

  "하지만……"

  "어서 빨리 침을 놓아주시게. 나는 상관 말고."

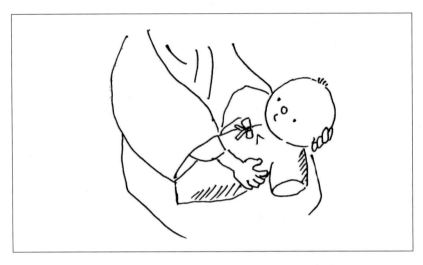

이동현 의원은 장손황후의 복부에 침을 놓았다.

"으앙!"

태자는 이의원의 침술로 순조롭게 태어났다. 그러나 장손황후는 세상을 떠나고 말았다.

이동현은 당나라 때 의박사(醫博士)로 임명되었다. 그의 침술은 뛰어나 송나라 주밀(周密)의 《제동야어(齊東野語)》에 기재되었다.

6. 대황 大黃

남북조시대 양(梁)나라 명의 요승원(姚僧垣, 499~583)은 가문 대대로 내려오는 의술을 계승하여 아버지 요보제(姚菩提)의 의술을 전수받았다. 그는 많은 난치병 환자들을 치료하였다. 무제(武帝)와 원제(元帝)의 질병을 대황(大黃)을 써서 치료한 일화가 있다.

대동(大同) 11년(545년)에 양무제는 병이 났다. 발열이 나고 마음이 불안한 증세를 보였다. 궁 안의 어의들이 저마다 처방을 올렸다.

"폐하! 대황을 복용하여 열을 내려야 하옵니다."

어의들은 대황을 복용하여야 한다고 하는데, 요승원의 의견은 달랐다.

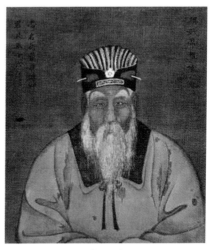
양무제

요승원은 황제를 진맥하고 나서 입을 열었다.

"폐하께서는 이미 춘추가 80이시라 장부가 허(虛)하옵나이다. 비록 열이 몸 안에 있다 하여도 준사(峻瀉)의 약을 가볍게 생각하면 정기(正氣)를 손상하옵니다."

양무제는 요승원의 말을 가볍게 여겼다. 그래서 요승원은 다시 말했다.

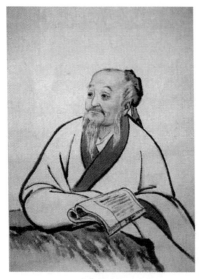

"당대 명의의 말을 어찌 듣지 않사옵니까? 산중재상(山中宰相) 도홍경(陶弘景) 명의는 대황은 장군지호(將軍之號)요, 그것은 쓰면 준쾌(峻快)라고 하였습니다. 신이 보는바 폐하의 병에 준하제(峻下劑)를 쓰는 것은 만부당하옵니다."

무제는 불쾌하여 명령하였다.

"물러가라!"

요승원은 궁궐에서 쫓겨나

도홍경

집으로 돌아왔다. 그런데 그날 밤, 갑자기 요승원은 급히 궁궐로 들라는 명을 받았다.

양무제는 요승원의 말을 듣지 않고 대황을 복용하여 열은 계속 있었고 정신 또한 혼미한데다 심계(心悸 : 가슴 두근거림)와 기단(氣短 : 호흡이 짧음)이 있었다. 그제야 양무제는 요승원을 다시 궁궐로 들라 한 것이다.

"그대가 날 치료하게."

요승원 의원이 치료하여 무제는 원기를 회복하였다.

"그대는 어떤 비법을 써서 짐의 몸을 쾌차케 하였는가?"

"대황의 고한(苦寒)한 성미로 폐하의 양기(陽氣)를 손상시켰기에 즉시 온화지법(溫和之法)을 사용하

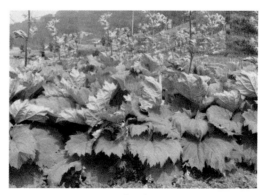
대 황

지 않으면 안 되었기에 평보지약(平補之藥)을 써서 치료하였사옵니다."

"허허! 짐이 요의원의 말을 듣지 않아 병이 지연되었구려! 과연 그대의 의술이 높구나!"

원제(元帝)가 무제(武帝)를 이어 계위한 후에 요승원에게 참군(參軍)의 직위를 주었다. 참군은 왕부(王府)에 소속된 장군의 군사 막료(幕僚)이다.

어느 날, 원제가 몸이 아팠다.

"배가 더부룩한 데다 통증이 있고 음식 생각마저 없구나."

여러 의원들은 치료 방안을 궁리하고 있었다. 그때 진맥을 한 요승원은 말했다.

"폐하께서는 대황을 복용하셔야 합니다."

다른 의원들은 일제히 반대하였다.

"무제 폐하 때 대황을 복용하여 고생한 적이 있습니다."

요승원 의원이 말했다.

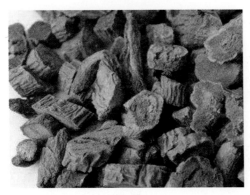

대 황

"맥은 홍대맥(洪大脈)이요, 실(實)하며 음식을 먹을 수가 없고, 위완비만(胃脘痞滿)이고 복중에 숙식불화(宿食不和)이기에 대황탕(大黃湯)으로 공하(攻下)하지 않으면 안 됩니다."

양원제는 요승원의 말을 듣고 탕약을 복용한 다음에 과연 음식이 정체된 숙식이 내려가고 비만복창(痞滿腹脹)의 질병이 씻은 듯이 나았다.

요승원 의원은 85세로 향수를 다하였고, 자(字)는 법위(法衛), 지금의 절강성의 항주(杭州) 사람이다.

그의 저서는 《집험방(集驗方)》 12권이 있었으나 소실되어 지금까지 전해지지 못하였다.

7. 공최혈 孔最穴

　우리나라 조선(朝鮮)시대 때의 이야기다. 한 농부가 간난이라는 여자아이를 들쳐 업고 허임(許任) 의원을 찾았다.
　"우리 애를 살려주셔요."
　"무슨 일인가?"
　"애가 입으로 피를 토하고 죽어가고 있어요."
　허임 의원은 간난이의 맥을 짚어보더니 아무 말도 없이 침통에서 침을 꺼냈다.
　팔죽지에 있는 공최(孔最)혈에다 강한 자극을 주며 자침(刺針)을 하였다.
　"우리 아이를 제발 살려주셔요."
　"가만히 있게. 조금만 있으면 된다네."
　그리고 척택혈과 내관혈에 연달아 침을 놓았다. 조금 있으니 간난이의 얼굴에는 화색이 돌기 시작하였다.
　허의원은 여자아이의 아버지에게 조용히 말했다.
　"이제는 됐으니 좀 안정시키고 내일 다시 오게나."
　그 다음날 간난이 아버지는 다시 딸을 데리고 왔다.
　"고맙습니다. 의원님, 어제 침을 맞고 많이 좋아졌습니다."

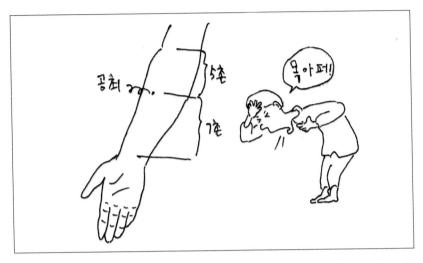

　"아직은 다 나은 것이 아닐세, 오늘 침을 한 번 더 맞으면 많이 좋아질 걸세."

　침의(鍼醫) 허임은 악공(樂工) 허억복(許億福)의 아들이다. 상민 출신으로, 침구술에 뛰어나 선조 때 임금을 치료한 공로로 동반(東班)의 위계(位階)를 받았다

　허임은 선조 때 허준(許浚)의 추천으로 선조의 편두통을 침술로 치료하여 당상관에 올랐다. 1616년(광해군 8년)에는 영평현령(永平縣令)에 임명되었으며, 이듬해 양주목사(楊州牧使)·부평부사(富平府使)를 거쳐 1622년(광해군 14년) 남양부사(南陽府使)가 되었고 인조 초기까지 내의원 침의로 활동했으며 조선에서 으뜸가는 침의(鍼醫)라는 평을 받았다.

　명의 허임(許任)은 자신이 평생 동안의 침구임상 경험을 바탕으로 나이 70대 중반쯤 되던 인조 22년(1644년)에 조선 최초

의 침구전문서인 《침구경험방》
을 저술했다.

3권으로 된 《침구경험방》은
내경(內經)의 병기십구조(病機十九
條), 즉 오장자육조(五臟者六條)와
장부 경락 주병(主內), 십이경혈,
경외기혈(經外奇穴)을 상권에 서
술하였으며 중권과 하권에는 치료
편으로 상견(常見) 질병의 취혈(取
穴 : 혈자리 잡는 것)과 중요한 66
혈, 간편하게 취혈하는 법, 보사

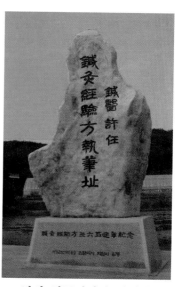

허임 침구경험방 집필지

(補瀉) 수법과 침자 수법을 소개하였다. 1778년에 일본에서도
발행한 귀한 책이다.

춘추관 사관(史官)을 지냈으며, 《침구경험방》 간행 당시 내
의원 제조(提調)로 있었던 이경석이 쓴 발문(跋文)에, 「태의
(太醫) 허임은 신술(神術)을 가진 자로 평생 구활(救活)한 사람
이 손으로 꼽아 헤아릴 수 없다. 죽어가던 사람도 살려내는 효
험을 많이 거두어 명성을 일세에 드날렸으니, 침가(鍼家자가)들
이 추존하여 으뜸으로 삼았다.」

조선 침구학사에 하나의 획을 그은 것으로 평가받는 《침구
경험방》은 「간결함」과 「실용성」이 돋보이는 역저(力著)
라는 평가를 받았다. 기존의 여러 침구 의서를 참고하면서도,
단순히 인용에 그치지 않고 자신만의 독자적인 임상경험과 독

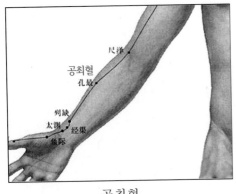

공최혈

특한 견해를 밝혔기 때문이다. 이는 허임 자신이 쓴 서문(序文)에도 잘 드러나 있다.

「이제 노쇠하여 올바른 침구법이 전해지지 못하는 것이 염려되어 평소에 듣고 본 것을 가지고 편집하여, 옛 사람들의 저술에 의존하지 않았고, 다만 내 일생 동안의 고심의 결정이다……」

공최혈의 공최는 공(孔)은 틈이라는 뜻이고, 최(最)는 극히 더 없는 뜻으로, 이곳은 기혈(氣血)이 모아지는 곳으로 기혈을 잘 통하게 하여 최적의 효과를 보게 하는 혈이 공최혈이다. 수태음폐경(手太陰肺經)의 극혈(郄穴)이다.

공최는 폐결핵으로, 피를 토하는 각혈(咯血), 인후염, 편도선염, 폐렴, 기관지염, 팔죽지의 통증, 수관절의 통증에 사용한다.

중국 제일군의대학 중의계 침구과 연구소의 구양군(歐陽群) 부교수는 30년간 급성 편도선염에 공최혈로 소염과 지통을 시켰다. 급성 편도선염이 심하면 2~3일이고 심하지 않으면 1~2일이면 치료가 되었다고 한다. 공최혈의 공능(功能)은 이기윤폐(理氣潤肺)와 청열지혈(淸熱止血)을 하여준다.

8. 방안시와 합곡혈 合谷穴

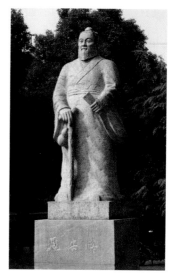

방안시

상예서(鲁詣舒)의 동성(桐城)에 사는 한 부인이 난산으로 고생하고 있었다. 이레 동안 아이를 낳지 못하고 통증만 심해져 위급한 지경에 이르렀다. 그동안 많은 의원들이 여러 가지 방법으로 치료해 보았지만 효과를 보지 못한 채 속수무책이었다.

그러던 어느 날, 방안시(龐安時)의 제자 이백전(李百全)이 이웃집에 살고 있었는데, 이러한 사실을 알게 되었다. 이백전이 그 집을 찾았다.

"제 스승님이 한 분 계신데, 침을 잘 놓기로 유명합니다."

그리하여 방안시가 왕진을 와서 진찰을 하였다. 방안시는 조심스럽게 맥을 보더니 품속에서 침통을 꺼내 산부의 복부에 침을 놓았다. 잠시 후 침을 뺀 다음 식구들에게 말했다.

"산부의 허리와 배를 따뜻하게 해주세요."

그리고는 복부를 추나요법{推拿, 신체 구조에 유효한 자극을 가하여 구조적·기능적 문제를 치료하는 한방 수기(手技)요법}으로 잠시 시술하니 임산부가 갑자기 아랫배가 아프다고

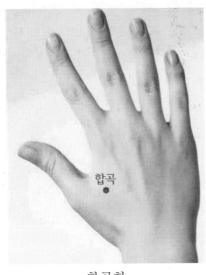

합곡혈

소리를 질렀다. 그러더니 조금 있자, "으앙!"하고 울음소리를 내며 사내아이가 태어났다. 많은 의원들이 와서 치료하였지만 효과를 보지 못했는데 방안시가 오자 얼마 되지 않아 아이를 출산을 하니 집안 식구들이 물었다.

"의원님! 참 용하십니다. 어떻게 이렇게 아이를 쉽게 낳게 했나요?"

"맥을 보니 아이가 엄마의 복부를 잡고 놓지 않고 있기에 잡고 있는 손의 호구(虎口)혈에 침을 놓았소!"

과연 사내아이 오른손 합곡(合谷)자리에 침 자국이 있었다.

이 이야기는 《송사(宋史)》 방안시전에 나오는 실화이다. 또한 《고금의통(古今醫統)》에는 다른 이야기가 있다.

원(元)나라 때 진남왕(鎭南王)의 왕비가 병에 걸려 앉지도 일어서지도 못하였다. 어의들이 치료를 하였지만 도무지 효과가 없었다. 이때 독노(禿魯) 어사(御使)가 서문중(徐文中) 의원을 추천하였다.

"무슨 병인가?"

"풍질(風疾)입니다. 신이 침을 놓으면 가할 줄 아옵니다."

서문중은 진찰한 후에 합곡(合谷)과 곡지(曲池)를 만지며 그

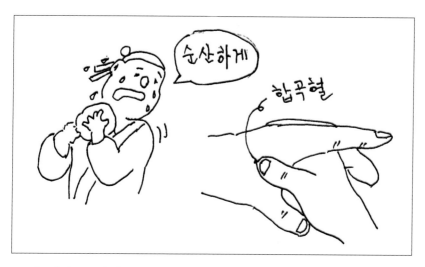

곳에 침을 놓았다. 서문중은 침술에 능해서 침을 놓을 때 왕비는 침을 놓는 것조차 모를 정도였다. 왕비가 조금 후에 손발을 펴더니 이튿날은 평상시와 같이 마음대로 움직일 수가 있었다.

진남왕은 서문중의 침술을 인정하였고 대단히 기뻐하며 연회를 베풀어 주었다. 서문중은 원나라 때 선주(宣州) 사람으로 자(字)는 용화(用和), 선주는 지금의 안휘성 선성현(宣城縣)이다.

합곡은 면역기능에 영향을 주는데, 합곡, 내관에 침을 놓으면 백혈구의 탐식기능이 높아지며 진통효과가 있다. 합곡혈은 소화기능 조절을 하는 혈이다. 합곡혈에다 침을 놓고 X선으로 관찰해 보면 위연동 파장폭이 증가되고 위 분비 기능도 조절된다.

위산도와 위 단백요소(protease) 저하 환자에게도 효과가 있다. 호흡기능 조절도 하며 혈액순환 기능조절을 하여 고혈압과 동맥경화에도 탁월하다. 체내 면역기능을 좋게 하여 합곡혈과 내관혈을 사용하면 백혈구의 탐식기능이 증가된다. 그리하여 충수돌기염(맹장염)에도 효과가 있다.

내분비 기능조절을 하여 갑상선비대에 86.9%가 합곡혈로 축소되며 호르몬기능에도 영향을 주어 합곡혈과 삼음교혈을 사용하여 30분 후에는 자궁이 수축되고, 태아가 난산일 때 최산(催産)의 효과를 준다. 합곡혈은 진통작용을 하기에 침 마취에도 합곡혈과 내관혈로 뇌하수체 Ach 함량과 Ach E 활력을 증가시켜 통증완화를 시켜준다. 또한 어린이 경풍(경기)에도 효과가 있다.

9. 노잣돈으로 치료

원(元)나라 때 이야기다. 사천(四川)에 한 스님이 있었다. 17, 8세 때에 집을 떠나 몇 년 동안 절강(浙江) 일대를 유람하며 공부를 하였다.

때때로 집 생각과 식구들을 보고 싶은 마음이 간절했다. 그가 집을 떠나올 때 어머니와 이별하던 생각을 떠올리면 고향에 대한 그리움이 마음속에 가득 찼다.

어느 날 밤, 그는 어머니가 중병으로 생명이 위급해져 자기 이름을 계속 부르는 꿈을 꾸었다. 꿈에서 깨자 그는 고향으로 돌아가야겠다는 마음을 억제할 수가 없었다. 그가 있는 곳은 고향에서 멀었고 돌아갈 노잣돈도 한 푼 없어 돌아갈 수도 없는 형편이었다. 그는 절망감에 사로잡혀 아침 일찍부터 저녁 늦게까지 고향 쪽을 바라보며 울고만 있었다. 다시는 어머니를 보지 못할 것 같았다.

그런 그가 엎친 데 덮친 격으로 병까지 걸렸다. 몸은 점점 쇠약해지고 입맛도 없어 밥 먹을 생각도 않을 뿐만 아니라 침상에 누워 죽기만을 기다렸다.

그런데 마침 이 소식이 항주(杭州)의 명의 나태무(羅太無)가

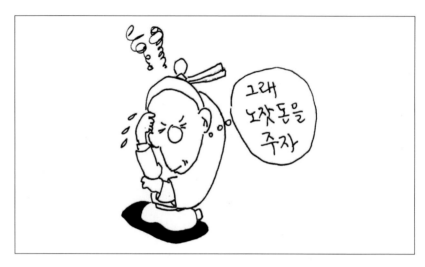

전해 듣게 되었다. 나태무 의원은 의술이 고명할 뿐만 아니라 의덕(醫德)이 높아 서민들의 아픔을 자신의 아픔처럼 여기고 환자들을 돌봐주었다.

그는 환자를 자기 집으로 데려와 숙식을 제공하고 편안하게 안정을 시켰다. 그에게 우선 영양이 있는 음식으로 몸을 보양하였다.

환자에게 영양가 있는 음식을 먹였지만 반달이 지나도 병의 상태는 호전되지 않았다. 나태무 의원은 환자에게 정성껏 대하였고 그러던 중 환자가 깊은 근심에서 헤어나지 못하고 있다는 것을 알았다. 또한 환자가 돈이 없어 고향에 가지 못한다는 것도 알게 되었다.

"걱정하지 말아요. 당신 몸이 회복된 후에 내가 노잣돈을 마련해 줄 테니, 고향에 가서 어머님을 만나보셔요."

노잣돈을 준다는 소리를 듣더니 낯빛이 변하며 소리 내어 울었다.

"저는 가난한 중인데 선생님의 은혜를 받아 어떻게 보답하겠습니까?"

그는 머리를 흔들었다. 나태무 의원은 환자의 심정을 이해하였다.

"다른 생각을 하지 마셔요. 내가 노잣돈을 준비하여 주는 것은 후에 보답을 바라는 것이 아니고 오직 당신의 생명을 구하기 위한 것입니다. 이는 의사로서 응당 해야 할 일이지요."

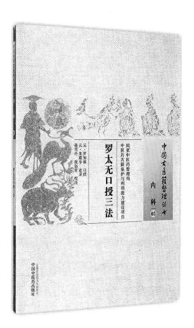

나태무의 《구수삼법(口授三法》

이 말을 들더니 환자는 비로소 마음을 열었다. 밥맛이 돌고 잠도 잘 자게 되어 기색이 점점 좋아져서 호전되었다. 얼굴에는 화색이 돌았다.

나의원은 그에게 도인승기탕(桃仁承氣湯) 3첩을 주어 파혈축어(破血逐瘀), 사하담탁(瀉下痰濁)하여 기혈(氣血)을 통창시켜 정신을 맑게 하였다.

한 달 남짓 되자 몸은 완전히 회복되어 의원에게 노비를 받아가지고 고향으로 돌아갔다.

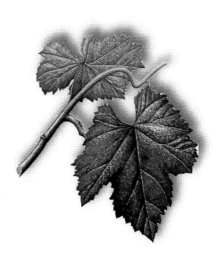

제5장. 명의열전名醫列傳

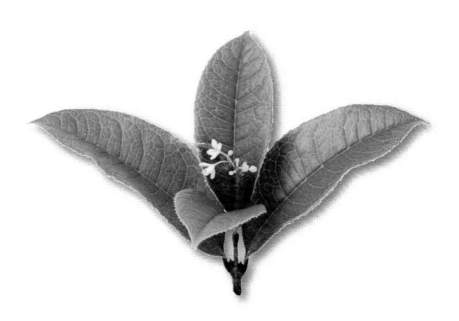

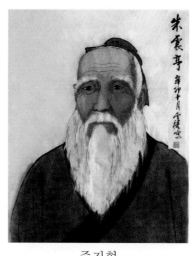

주진형

1. 자음滋陰을
주장한 주진형

　주진형(朱震亨, 1281~1358)은
원나라 의오(義烏) 사람으로, 자
는 언수(彦修), 호는 단계다. 의오는 지금의 절강성 의오현이
다. 그의 고향은 아름다운 단계(丹溪)라는 강이 흐르고 있어
그를 단계옹이라고 불렀다.

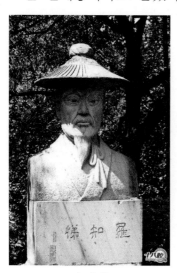

나지제

　연우(延祐) 연간에 허겸(許謙)을
사사(師事)하여 고족제자(高足弟子
: 학문이나 덕행이 뛰어난 제자)가
되었다. 이어 명의 나지제(羅知悌)
에게 배웠다.

　맑게 수양하고 절개를 굳게 지키
는 자세가 옛날 독행(篤行)한 선비
못지않아 많은 사람을 교화했다. 이
학(理學)과 의학의 결합을 주장했는
데, 태극(太極)의 이치로써 보면
《주역》과 《예기》, 《통서(通書)》

등의 뜻이 모두 《내경(內經)》과 통한다고 했다. 나아가 의학

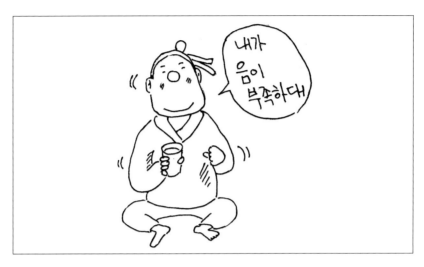

의 원리로 수심(修心)에 치중하는 이학을 전개했다.

그는 여러 가지 질병의 원인은 「몸 안에 양(陽)은 항상 여유가 있고 음(陰)은 항상 부족하다(陽常有餘 陰常不足)」라고 해서 몸의 진액은 항상 모자란다고 했다.

그리하여 주단계의 치료법은 「자음강화(滋陰降火)」를 하는데, 그것은 음액(진액)을 윤택하게 하여 몸에 열기를 떨어뜨린다는 원칙이다. 그래서 그를 「자음파(滋陰派)」의 대표적 인물로 일컫는다.

주진형은 농가에서 태어나 유년시절에 아버지를 여의고 어머니와 둘이 살았다. 그는 어려서부터 공부하기를 좋아하여 하루에 천 마디의 말도 기억하였다고 하며, 이후에는 마을의 서당에서 경문(經文)을 공부하였다.

주진형은 정주(程朱)의 이학을 원나라에 전하는 교량 역할을 했다. 후세 사람들이 양음파(養陰派)라 불렀고, 유완소(劉完

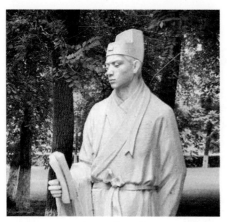

이고(이동원)

素), 장종정(張從正), 이고 (李杲, 이동원)와 함께 「금원사대가(金元四大家)」로 불렸다. 저서에 《격치여론(格致餘論)》과 《금궤구원(金匱鉤元)》, 《국방발휘(局方發揮)》, 《상한논변(傷寒論辨)》, 《외과정요발휘(外科精要發揮)》 등이 있다.

금화(金華)의 이학가(理學家) 허겸(許謙)이 동양팔화산(東陽八華山)에서 강의를 하였는데, 주진형은 26세 때 그에게서 「동남대유(東南大儒)」의 학문을 배웠다.

사람들은 모두 그에게 말하기를, "과거를 보아 높은 관리직을 얻어 좋은 생활을 하시죠."

"아닙니다. 저는 사람을 구하는 의학을 공부할 것입니다."

그는 관리직을 얻고자 공부를 하지 않았고, 자기의 수양을 위하고 자기의 학문을 높이고자 하였다. 그가 의학을 하게 된 데는 동기가 있었던 것이다.

주진형이 20여 세 때 그의 처가 사망하였다. 아이는 병에 걸렸고, 그의 큰아버지는 무민병(茂悶病)에 걸렸다. 무민병은 정신혼란과 같은 병이고, 외삼촌은 비뉵(鼻衄)으로 고생하였다. 비뉵은 코에서 출혈이 생기는 것을 말한다. 동생은 다리에 통증으로 고생하였다. 모두 손을 써 보았지만 사망을 하였다.

그가 30세가 되던 해 어머니 또한 병에 걸렸는데, 여러 가지 방법으로 치료를 해보았으나 효과가 없었다. 당시 사회풍조가 병을 치료할 때 맹목적으로 약을 「국방(局方)」으로 사용하였다. 국방은 어디가 아프다 하면 환자의 몸 상태를 보지 않고 약을 쓰는 처방이다. 증세에 맞게 약 처방을 쓰는 대증하약(對症下藥)이 한방의 특징

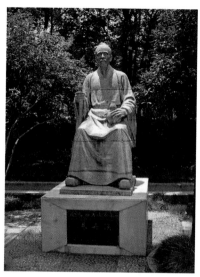

주단계

이다. 아무리 같은 두통이라도 환자의 상태에 따라 약 처방은 달라야 하는 것이다.

후에 그의 스승인 허겸(許謙)이 중한 병에 걸렸다. 하루는 허겸이 간절하게 주단계에게 입을 열었다.

"내 병은 오래된 병이네. 의술이 아주 높은 의원 아니면 고치기가 힘들다. 너는 총명하고 똑똑하니 의학공부를 하는 것이 좋을 것 같다."

주단계는 주저하지 않고 말하였다.

"한 사람이 오직 의학 한 길에 정통으로 공부하여 중생을 위하여 살아간다면 좋은 일이죠. 부귀공명을 버리고 의학을 공부하겠습니다."

그래서 그는 지금까지 공부해 온 과거(科擧) 과문(課文) 전

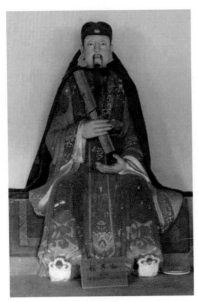

장자화

부를 불태워버리고 의학공부를 시작하였다.

주단계는 이전에 《소문(素問)》을 읽어본 적이 있었으나 쉽게 이해가 되지를 않았다. 이때부터 그는 3년간 밤낮으로 의학공부를 하였다. 3년이 지나니 그는 의학지식이 풍부해져, 그 후로 2년간 어머니의 고질병을 성심껏 치료하였다.

당시 사회에서는 남송(南宋) 관방(官方)에서 제정한 「대관(大觀) 297방(方)」이 성행하였다. 그는 그것을 손으로 베껴 연구를 거듭하여 치료하는 데 사용하였다.

그가 연구하고 치료하던 중 현재의 질병을 옛날 처방으로 치료하는데, 잘 듣는 것과 불합리한 것을 찾아내기 위해 의학의 치료규칙을 새로 건립하기 위해 그는 《내경(內經)》, 《난경(難經)》 등의 의학전서를 다시 공부하지 않으면 안 되었다.

그는 장자화(張子和)의 《유문사친(儒門事親)》, 《내경》과 《상한론(傷寒論)》을 비교해서 서로 사리를 분명히 하는 의미를 발견하고 또 다른 것을 발견하였다. 연이어 연결되는 의문은 그의 머리에서 맴돌았다.

"어떻게 고방(古方 : 옛 처방)과 오늘의 병과의 모순을 해

결할 것인가?"

"장자화의 「공병삼법(攻病三法)」을 어떻게 해석할 것인가?"

"공(攻)과 보(補)의 관계는 어떻게 처리를 하나?"

그의 고향에 있는 의원 중에는 이런 문제를 해석하여 줄 의원이 없었다.

"그래, 이 문제를 해결하려면 좋은 스승을 만나야 되겠다."

그는 이런 문제를 일러줄 스승을 만나러 고향을 떠나기로 결정을 하였다. 이렇듯 주진형은 의학에 매진하여 나중에는 고명한 의원이 되었다.

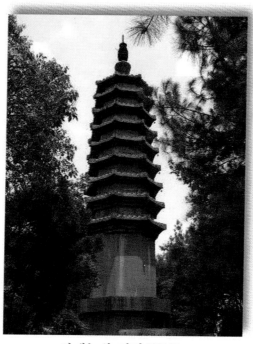

단계능원 망탑(望塔)

2. 침경맥법 정고 程高

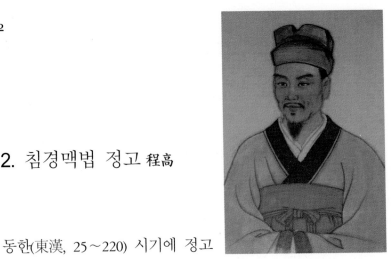

정 고

동한(東漢, 25~220) 시기에 정고
(程高)는 사천성 부강(涪江) 부근에
있는 광한(廣漢)에서 태어났다. 17세 때 부모를 여의고 천애의
고아가 되었다.

정고는 그때부터 부잣집에 가서 소나 말을 먹여주고 밥을
얻어먹었으며, 때때로 임시 고용되어 남의 집 머슴살이를 하
거나 날품팔이로 생계를 유지하였다.

어느 날, 그 일대에 유랑하는 신비스런 이상한 노인이 나타
났다는 소리를 듣게 되었다. 백발이 창창하고 남루한 의복을
입은 나이가 많은 노인은 길거리에서 구걸하며 강가에서 낚시
질을 하며, 집도 없이 떠돌이로 폐허된 집이나 사당 등에 잠을
자는 생활을 하였다. 누구도 그 노인의 이름을 아는 사람이 없
었으며, 날이 지나자 사람들은 그를 '부옹(涪翁)'이라고 불
렀다.

어느 가을, 농부 구대(邱大)는 밭에서 집으로 돌아오는 길에
여러 사람을 만났다. 그는 강변에서 한 신선을 만났다고 했다.
여러 사람들은 그 소리를 듣더니 구대의 주위로 몰려와 이것저것 물었다.

구대는 밭에서 녹두를 거두며 바쁘게 일을 하였다. 그는 반나절을 일을 하여 몹시 피곤하였다. 오래 전부터 풍습병(風濕病 : 신경통)이 있던 터라 무릎도 아파오기 시작하였다.

그는 날이 저물 때까지는 이를 악물고 고통을 참아가며 일을 끝내고 집으로 돌아가려 하였으나,

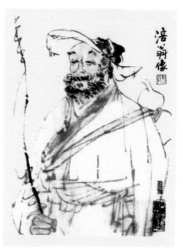

부 옹

고통이 더욱 심해져 일찍 집으로 돌아가야 했다. 그는 절뚝거리며 강변을 걷고 있었는데, 강변 바위에 앉아 낚시를 하고 있는 한 백발노인을 보았다. 그는 무심코 노인을 지나쳐 집 방향으로 계속 걸어갔다. 그때 노인이 얼굴을 돌려 그를 바라보고 말했다.

"여보시오. 당신 걷는 것을 보니 병이 있어 통증이 있나보군."

구대는 발걸음을 멈추고 힘없이 대답하였다.

"네, 맞습니다. 이 병은 오래된 데다 온몸이 아프고 두 다리는 더욱 아픕니다. 피곤하다든가 풍한기(風寒氣)를 느끼면 곧 통증이 재발합니다."

노인은 낚싯대를 내려놓고 몸에서 침통을 꺼내며 말했다.

"당신이 원한다면 내가 치료를 해주겠네."

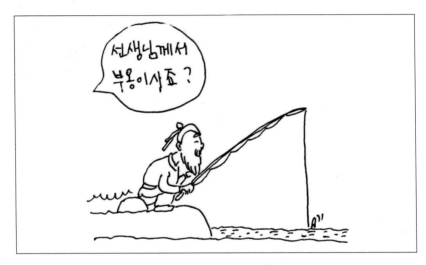

"네, 제발 제 다리를 치료해 주셔요."

노인은 그에게 몇 대의 침을 놓았다. 그는 다리에 통증이 점점 가시는 것을 느낄 수 있었다.

"몇 번 침을 맞으면 병이 나을 수 있소."

구대는 감사 인사를 드리고 집으로 돌아오다가 마을에서 사람들을 만나 노인에 대한 이야기를 하니, 마을사람들은 노인이 부옹이라고 했다.

그 후에 구대는 부옹을 찾아가 몇 번 치료를 받았다. 오랜 동안의 고질병이 완전히 나았다. 이때부터 사람들의 입에서 입으로 소문이 나기 시작하여 많은 환자들이 그에게 치료를 받았다. 그는 한 사람 한 사람 정성껏 치료하였다. 그리하여 그 초라한 노인에게 다투어 좋은 음식을 대접하려는 마을사람들로부터 존경받는 사람이 되었다. 정고가 이런 부옹에 대한 소문을 들었다.

"만약 내가 부옹처럼 치료를 잘하면 얼마나 좋겠는가!"

정고는 즉시 부옹을 만나려 강변으로 갔으나 헛걸음을 했다. 부옹의 그림자조차도 보이지 않았다. 부옹은 마을사람들이 그를 청하여 병을 치료하고, 시간이 나면 산에 올라가 약초를 캐러 가기 때문에 그전과 같이 그를 만나기가 쉽지 않았다.

정고는 조금도 실망하지 않고 그를 만나기 위해 매일 강변에 나가 보았다. 어느 날 오후, 부옹이 낚시를 하는 것을 발견하였다. 한 번도 만나 본 적이 없었으나 정고는 한눈에 부옹임을 알아보았다.

백발에 낯빛은 좋으며 인자한 웃음을 짓고 있는 부옹의 첫인상은 마치 친한 친척처럼 느껴졌다. 정고는 부옹에게 다가가서 말했다.

"부옹 선생님이시죠?"

부옹은 웃으면서 머리를 끄덕이며 대답했다.

"그래, 사람들이 그렇게 부르지. 그런데 젊은이는 왜 나를 찾고 있었나?"

"저는 단지 호기심에서 만나보고 싶었습니다."

정고는 미안한 감을 가지고 대답하였다. 부옹은 정고를 찬찬히 바라보더니 물었다.

"자네는 아직 스무 살도 안되었군?"

정고는 머리를 끄덕거렸다. 부옹은 낚싯대를 거두며 정고에게 물었다.

"자네는 무슨 일을 하고 있나?"

정고는 어떻게 대답하여야 할지 몰랐다. 얼굴빛이 어두워지며 머리를 흔들었다. 부옹은 마치 정고가 머리를 끄덕인 의미를 안 것같이 위로의 말을 하였다.

"자네는 아직 젊으니까……. 자네 이름은 무엇이며, 공부는 했는지?"

부옹의 미소는 봄날 햇빛처럼 정고의 얼어붙은 마음을 녹여 주었다. 부옹의 정겨운 물음에 정고는 병마로 돌아가신 부모님이 생각이 나서 눈시울이 뜨거워졌다.

"저는 정고라고 합니다. 2년간 공부를 하였습니다. 부모님은 모두 돌아가셨습니다."

부옹은 그가 고아라는 것을 알고 더욱 위로하였다.

"그래, 유명한 사람 중에는 가난을 이기고 열심히 하여 훌륭하게 된 사람이 많다네! 여기 앉게나."

부옹은 정고가 마음에 들었다. 부옹은 원래 3대째 의원으로, 15년 전에 부인이 심한 풍습(風濕) 신경통이 있어 많은 약을 써 보았으나 효과를 보지 못하자, 집을 떠나 산에 은거하면서 인체 생리를 연구하였다. 경혈(經穴)·맥락(脈絡)·석침(石針)을 연구하여 아내에게 침을 놓아 효과를 보아 통증에서 해방이 되었다. 산중에서 그들은 10여 년 산림을 유람하며 신선생활(神仙生活)을 하며 지냈다.

"늙은 마누라는 작년에 저 세상으로 갔다네."

부옹은 그가 연구한 맥락(脈絡)과 임상경험을 망라하여 《침경진맥법(針經診脈法)》을 저술했다.

"이제 나는 나이가 많아 산에서 내려가 나의 의술을 전수받을 적당한 사람을 찾아 세상의 병으로 고통을 받는 사람들을 치료하게 하는 것이 나의 바람이네."

그는 3개월 동안 낚싯대를 드리우며 전수받을 사람을 찾았지만 그때까지 마음에 드는 사람이 없었다. 치

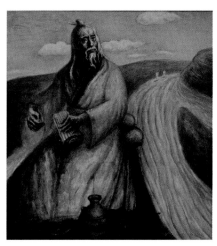

부옹(中 화가 林山)

료의 사명감을 가지고 의술을 배우고자 하는 사람을 찾고 있었던 것이다.

부옹은 정고와의 만남이 내심 기뻤다. 정고의 기질(氣質), 개성, 본성, 집안내력 등 모든 것이 적합하다고 생각하였다. 부옹은 정고를 제자로 삼으니 정고가 무릎을 꿇고 절을 올렸다. 이때부터 정고는 전심으로 부옹을 따라 의학을 공부하였다. 정고는 항상 스승을 그림자같이 따라다니며 환자를 치료하였다.

어떤 때는 부강(涪江) 부근을 동분서주하며 그를 대신하여 환자를 치료해 주고, 어떤 때는 산에 들어가 약초를 캐며 7년을 보내기도 하였다. 부옹은 자신의 의술을 남김없이 정고에게 전수하였다.

달이 밝고 선선한 바람이 부는 가을에 부옹은 75세의 나이로 세상을 떠났다. 정고는 사부(師父)의 시신을 그의 아내 곁에 모

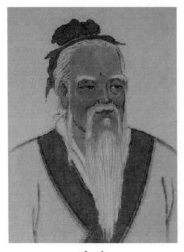

곽 옥

시고 제를 지냈다.

정고는 30세가 되지 않아 의술이 높은 명의(名醫)가 되었으며, 관청에서는 그를 여러 차례 조정에서 일하도록 부탁하였지만 사절하였다.

정고 역시 부옹 스승과 마찬가지로 자기 의술을 전수해 줄 사람을 찾고 있었다. 때마침 곽옥(郭玉)이란 소년을 만나게 되었다. 정고는 부옹 스승으로부터 전수받은 의술과 자신의 임상경험을 조금도 남김없이 곽옥에게 전수해 주고 산중으로 들어가 한가하게 은거생활을 하며 여생을 마쳤다.

부옹(涪翁)은 동한시기 사천성 부강(涪江) 근처에서 낚시를 즐겼다. 이름은 전해지지 않으나 사람들은 그를 부옹이라 불렀다. 그는 의술에 정통했으며, 《후한서》 방기열전(方技列傳)에 보면, 「부옹은 빈한한 가정에서 태어나 의학을 열심히 연구하였다. 그는 겸허하고 자만심이 없었으며, 백성들을 질병으로부터 구해준 민간의사였다.」고 기술되어 있다.

그리고 「부옹이 환자를 진맥하고 침석으로 치료하면 즉시 효험을 봤다. 그는 침경과 진맥법을 세상에 펴냈다(他見有疾者 時下針石 輒應時而效 乃著針經診脈法傳於世).」라고 기록되어 있다. 그러나 그의 저서는 애석하게도 모두 분실되고 말았다.

3. 진단의 대가 순우의

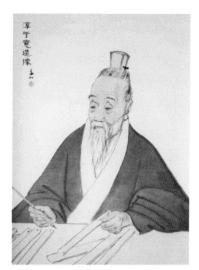

순우의

태창공(太倉公)은 제나라 태창
(太倉 : 국가의 창고)의 장관으로
임치 사람이다. 성은 순우(淳于), 이름은 의(意)다. 젊었을 때부
터 의술을 좋아했고, 고후(高后) 8년, 다시 같은 군(郡) 원리(元
里)의 공승(公乘) 양경(陽慶)에게서 수업을 받았다.

양경은 그 때 70여 세로 순우의가 일찍이 습득한 의술을 모
두 파기케 하고 자기의 비방을 새로이 전수하였으며, 황제(黃
帝)·편작이 남긴 맥서(脈書)를 전했다. 이리하여 순우의는 얼
굴에 나타나는 오장의 빛깔을 관찰하고 질병을 진단하여 환자
의 사활(死活)을 알았으며, 의심스런 질병을 판단하고 그 치료
법을 결정하는 방법을 배웠다. 또 약물론(藥物論)에도 정통했
다.

의술업을 전수받기 3년, 환자를 위하여 질병을 치료하고 사
활을 판단하는 데 효험이 눈부셨다. 그러면서도 각지의 제후를
찾아다니며 노닐기만 하고, 내 집 일을 돌보지 않고 때로는 환
자를 치료해 주지 않기도 하여 병자가 있는 집에서 그를 원망
하는 사람들이 많았다.

순우의의 진단술은 주로 절맥(切脈)으로, 그의 절맥에 대한 전설 같은 이야기가 있다.

어느 날 밤, 순우의는 꿈을 꾸었는데, 꿈속에서 봉래산(蓬萊山)을 유람하는데, 한 번도 본 적 없는 궁궐이 눈앞에 나타났다. 오직 보이는 것은 기둥에 부조(浮彫)를 하고 대들보를 채화(彩畵)로 화려하게 장식한 집이었다.

금벽의 찬란한 광경은 눈이 부셔 바로 쳐다볼 수가 없었다. 바로 그때 한 아이가 두 손에 작은 잔을 받쳐 들고 왔다. 작은 잔에는 맑은 물이 가득 차 있었다.

"창공, 피곤하시지요? 목이 마를 테니 이 물을 드십시오."

마침 순우의는 목이 마르다고 생각되어 그 물을 받아 단번에 들이켰다. 그 때 폐부(肺腑)에 상쾌한 감이 들며 한쪽 몸이 시원해지는 느낌이 들었다. 그리고 머리를 드니 「상지선관(上池仙館)」이란 글씨가 보였다. 그가 마신 물이 전설의 상지수(上池水)였던 것이다. 상지수는 선수(仙水)로 그 물을 마시면 사람의 폐부를 들여다볼 수 있는 신선들이 마시는 물이었다.

그 후로 순우의는 환자의 안색만 보고도 진맥을 한 것처럼 진단을 할 수 있게 되었다.

순우의의 진맥으로 환자의 생사에 관한 이야기가 있다.

제(齊)나라의 시어사(侍御史) 성(成)이 두통으로 시달려 순우의에게 진맥을 받았다. 순우의는 맥을 짚어보고 나서 말했다.

"당신의 병은 매우 위중한 상태입니다. 나로서는 치료할 방법이 없습니다. 뭐라 드릴 말씀이 없습니다. 죄송합니다."

순우의는 방에서 나와 동생을 불러 말하였다.

"형의 병은 저창(疽瘡)입니다. 이 저창은 위장(胃腸) 사이에 발생하는데, 5일 후면 곧 부종(浮腫)이 생기고 8일 후에 고름을 토하고 죽게 됩니다. 고치지 못하니 곧 장사치를 준비를 하십시오."

8일 후에 순우의가 말한 대로 어사는 고름을 토하고 죽었다. 순우의가 말하는 「저(疽)」는 통상적으로 외부에 생기는 악창을 말한다. 자주 보이는 부위로서 경항(頸項), 요배(腰背), 둔부(臀部) 등에 많은 작은 부스럼이 집중되어 큰 것은 손바닥과 같으며 작은 것은 밤알만하며 외부에 생기면 치료하기 힘들다. 초나라 항우의 책사 범

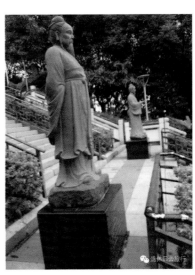

순우의

증(范增)과, 한나라 유방의 참모 진평(陳平) 등이 모두 등창이 생겨 죽었다. 내장에 악창이 생기면 생명을 부지하기가 힘들다.

성(成)의 병은 음주와 방사(房事)의 과도로 인하여 얻은 병으로서, 과연 예측한 대로 그 때에 죽었다.

제나라 낭중령(郎中令 : 궁궐문을 지키는 관직) 순(循)이 아팠을 때, 여러 의원들이 이를 보고 기(氣)가 거슬러 올라가 심장

속으로 들어간 것이라고 생각하고 침을 놓았지만, 순우의는,

"이 병은 산증(疝症)으로, 환자는 대소변이 통하지 않을 것입니다." 라고 진단했다.

순(循)이, "대소변이 안 통한 지 사흘이 되었소." 하고 말하자, 순우의는 화제탕(火齊湯)을 먹였다. 한 번 먹고 소변이 통했고 두 번 먹으니 대변이 통했으며, 세 번 먹으니 완쾌되었다.

화제탕(火齊湯)은 원래 약 처방은 망실되어 알 수 없다. 그러나 순우의가 치료한 병 가운데 화제탕을 사용한 경우가 세 번 있는데, 이에 근거해 볼 때, 열을 내리게 하고 기를 내려가게 하며, 소변 대변을 잘 보게 하는 일종의 한량제(寒凉劑)인 듯하다.

이 병은 방사 과도 때문에 생긴 것으로 순우의가 병인(病因)을 알게 된 것은 그 맥을 눌러보았을 때, 오른손 맥의 촌구(寸口 : 장심掌心 뒤 한 치의 동맥)에 맥박이 크고 고르지 못했기 때문이다. 고르지 못하면 전신의 중간 부분 이하는 물이 끓듯이 뜨거워진다. 오른손의 촌구는 아래의 심장을, 왼손의 촌구는 위의 폐장(肺臟)을 맡았는데, 좌우 어떤 맥에도 오장에 병이 있는 감응이 없었다. 그래서 이것을 산증이라고 진단하였으며, 체내에 열이 있기 때문에 오줌이 붉었던 것이다.

낭중령 순이 완전히 회복되어 많은 의원들도 순우의를 더욱더 공경하였다.

제나라 중어부(中御府 : 왕실의 사무를 관리하는 곳)의 장관 신(信)이 아팠을 때, 순우의가 들어가서 그 맥을 진찰하고, "이

것은 열병의 기(氣)이기는 하지만, 열 때문에 땀을 흘려 맥박이 약간 쇠약하나 죽는 일은 없을 것입니다."라고 신(信)에게 말했다.

그리고 또 "이 병은 흐르는 물에 목욕을 한 다음 심한 추위를 느낀 지 얼마 후에 발열한 것이 원인입니다."라고 말하자, 신은 "그대로입니다. 지난해 겨울 왕명으로 초나라에 사신으로 갔는데, 거현 양주수(陽周水)에까지 갔을 때 거교(莒橋)가 몹시 붕괴되어 있어 수레로 건너가기를 주저하고 있다가, 말이 놀라서 물속에 떨어지며 나 자신도 물속에 빠져 하마터면 죽을 뻔했습니다. 곧 관리가 구원을 와서 나를 물속에서 구출해냈는데, 옷은 흠뻑 젖고 얼마 동안 전신의 한기를 느꼈다가 불같이 열이 났습니다. 지금은 외출을 하여 찬바람을 쏘일 수가 없을 정도입니다."라고 말했다.

순우의는 곧 화제탕을 만들어 열을 내리게 했는데, 한 번 마시니 땀이 나오고 두 번 마셔 열이 내렸으며, 세 번 마시니 완쾌했다. 그럭저럭 20일쯤 복약을 하고 나자 신의 몸에는 병이 없어졌다. 신의 병인(病因)을 알게 된 것은 그 맥을 눌러보았을 때 양(陽)이 음(陰)에 합병되어 있었기 때문이다.

맥법에, 「열병은 음양의 기가 바뀌어 분별할 수 없을 때는 죽는다」라고 되어 있는데, 신의 맥을 짚어 보니, 음양의 기가 바뀌지 않았고, 양은 음에 합병되어 있었다. 음에 합병되어 있는 것은 맥이 순하고 고요하므로 치유되는 것인데, 열은 아직 가시지 않았어도 살 수는 있는 것이다.

신기(腎氣)가 때로는 탁해지는 수도 있으며, 드물게는 태음
(太陰)의 맥구(脈口 : 寸口)에 있기도 하는 것은 물 기운이며, 신
(腎)은 본래 물을 맡은 것이기 때문에 그것을 알게 된 것이다.
만약 치료가 늦었더라면 한열병(寒熱病 : 오한과 열이 번갈아
일어나는 병)으로 전이했을 것이다.

제북(濟北)의 왕궁에는 많은 궁녀들이 있었다. 어떤 궁녀는
궁궐의 주방을 관리하고, 어떤 궁녀는 의복을 관리하고 어떤
궁녀는 악무(樂舞)를 관리하였다. 어떤 궁녀는 차와 식사를 날
라 왕과 왕비를 보살펴 주고 있었다. 제북왕은 순우의를 불렀
다.

"그대는 궁궐의 모든 궁녀에게 신체검사를 하여 건강상태
를 확인해 보라!"

순우의는 궁녀들을 줄을 세워 차례로 진단을 하였다. 대부
분 신체가 건강하였으며 별다른 병을 찾아 볼 수 없었다. 그런
데 이름이 수(豎)라는 궁녀를 보더니 순우의가 제북왕에게 말
했다.

"이 궁녀의 병이 심각합니다. 내상증(內傷症)으로 지나치게
피로하면 안 됩니다. 수 궁녀에게 어떤 재능이 있습니까? 평상
시 궁궐에서 어떤 일을 하고 있습니까?"

"저 아이는 방술(方術)을 좋아하며 재주가 뛰어나 전래(傳
來)되는 방술에 대하여 새 연구를 해냈소. 작년에 저 아이를
민간에서 사들였는데, 값은 4백 70만 전이었고 그 친구가 네
명 있소. 수 궁녀는 그 중에서도 제일 뛰어납니다. 도대체 그

가 어떤 병이 있습니까?"

"수궁녀의 병은 매우 심각합니다. 병이 무거워 의법에 따르면 전혀 가망이 없습니다."

제북왕이 수 궁녀를 불러서 보니 낯빛도 좋고 괜찮아 보였다. 그래서 순우의의 말을 믿지 않았다. 이듬해 봄, 밤에 궁녀는 칼을 받들고 변소에 가는 왕을 뒤따랐는데, 왕이 변소를 떠나도 궁녀는 따라오지 않아 부르러 보냈더니 궁녀는 변소에 엎어져 피를 토하고 죽어 있었다. 그 병은 땀을 지나치게 흘린 것이 원인이며, 땀을 흘리는 사람은 의법에서는 병이 내부에 무겁고 모발과 안색은 윤택하며 맥이 쇠약해지지 않는다. 이것도 또한 내관(內關)의 병이다.

임치현 범리(氾里)의 여자 박오(薄吾)는 병이 무거웠는데, 의원들은 모두 한열병이며 죽을 것이라고 말하여 불치병인 줄 생각했는데, 순우의는 그 맥을 짚어 보고 "요하(蟯瘕 : 요충이 뭉쳐서 이루어진 덩어리)입니다."라고 말했다.

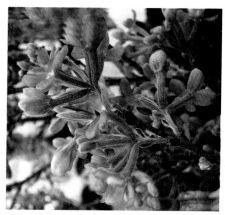
원화(팥꽃나무꽃)

요하라는 병은 복부(腹部)가 크게 되며 그 상피(上皮)는 황색으로 거칠고 이것을 만져 보면 까칠까칠하다. 순우의는 환자에게 원화(芫華=芫花 : 팥꽃나무의 꽃으로 독초로서 살충제로 쓰인다) 한줌을 먹었던바 곧 몇 되 가량의 요충(蟯蟲)을 쏟고 병은 나았다. 그리고 30일 만에 본래대로 회복했다.

요충병에 걸린 것은 한습(寒濕)의 기(氣)가 원인이며, 한습의 기가 엉켜 심하게 되어서 발산을 하지 못하게 되면 이것이 화(化)하여 벌레가 되는 것이다.

순우의가 박오의 병인을 알게 된 것은 그녀의 맥을 짚었을 때, 척부(尺膚 : 양손의 주관절肘關節 아래 寸口에 이르는 피부)의 부위를 만져보니 그것이 거칠기가 사람의 손을 찌르는 것 같았고, 머리카락은 푸석푸석하여 엉성하게 서 있었기 때문이다. 그것은 요충의 기운이 치솟은 까닭이며, 그 얼굴에 윤기가 돌면 체내의 오장에 사기(邪氣)가 없고 또 중병이 없다는 증거이다.

마지막으로 의원과 의원의 대결에 대한 이야기가 있다.

제나라 왕의 시의(侍醫) 수(遂)가 병에 걸려 스스로 다섯 종류의 약석(五石)을 갈아서 복용했다. 오석(五石)은 다섯 가지 광물을 배합한 약으로서, 오석의 배합 방법에는 여러 가지가 있다. 진대(晉代) 갈홍(葛洪)이 저술한 《포박자(抱朴子)》 내편(內篇)에 기록된 오석은 단사(丹砂)·웅황(雄黃)·백반(白礬)·증청(曾青)·자석(磁石)이다.

순우의가 그를 찾으니 수는 순우의를 보고 말했다.

"불초인 저에게는 병이 있습니다. 저를 진찰해 주신다면 더 없는 다행이겠습니다."

순우의는 즉시 진찰을 한 다음 그에게 말했다.

"당신의 병은 체내에 열이 있기 때문이오. 의론(醫論)에는 체내에 열이 있어 소변이 통하지 않는 자는 오석을 먹어서는 안 되오. 돌은 그 약성(藥性)이 강렬하기 때문이라고 되어 있건만, 그대는 그것을 복용한 관계로 소변이 잘 통하지 않소. 빨리 돌의 복용을 중지하시오. 낯빛을 보니 지금이라도 곧 종기가 날 것 같소."

그러자 수가 말했다.

"편작은 '음석으로는 음병을 치료하고(陰石以治陰病), 양석으로는 양병을 치료한다(陽石以治陽病)'고 했소. 무릇 약석에는 음양수화(陰陽水火)의 약제가 있는데, 체내에 열이 있으면 유화한 음석의 약제를 만들어 고치고, 체내가 차가워지면 강렬한 양석의 약제를 지어 치료합니다."

순우의가 말했다.

"당신이 말하는 것은 사실과 거리가 멉니다. 비록 편작이 그와 같이 말했다 하더라도 반드시 진찰을 자세히 하지 않으면 안 되오. 말하자면, 우선 도량(度量)을 세워 규구(規矩)를 정하고, 저울로 달며 맥의 상태를 살피고 안색과 맥박을 아울러 생각하며, 병을 판단하고 맥의 음양과 기(氣)의 소장(消長)과 색맥(色脈) 순역(順逆)의 법도를 생각하며, 환자의 기거동정 및 호흡의 상호 영향을 참작한 위에 비로소 치료의 가부를 말할 수 있는 것이오. 의론(醫論)에 양성의 병이 안에 들어 내열(內熱)을 내고 여기에 응하여 음성의 병이 밖으로 나타나서 한기(寒氣)를 느끼는 경우에는 강렬한 약석 및 철(鐵)에 의한 치료를 해서는 안 된다고 했소. 대체로 강렬한 약석이 체내에 들어가면 사기(邪氣)는 치우치며 울기(鬱氣)는 더욱 깊어지기 때문이오. 또 진찰법에 다분히 한기가 내면에서 웅하여 밖으로 나타나고 조금의 열이 외면에서 들어가 안에서 섞이는 경우에는 강렬한 약을 써서는 안 된다고 했소. 강렬한 약이 안에 들어가면 양기를 움직이는데, 그 때문에 음성병이 약해지면 약해질수록 양성병이 점점 두드러지게 되고 사기(邪氣)는 외표(外表)에 흘러나와 경맥의 수혈(腧穴)에서 심히 괴로워하는 결과가 되며, 화가 폭발하듯이 나타나서 종기가 되는 것이오.”

순우의가 이 말을 수에게 한 지 백여 일 만에 과연 젖 위에 종기가 생겼고, 이것이 유방 위에 있는 결분(缺盆)이란 뼈에 들어가서 죽었다.

순우의는 말했다.

“이상의 의론은 대체적인 요지에 지나지 않는 것으로서 실제로는 더욱 자세한 조리가 있다. 서투른 의사에게는 미숙한 점이 있어 의서(醫書)의 문장의 뜻과 현실의 병의 음양에 과실을 범하는 것이다.”

순우의의 진단술과 의술은 매우 높았다. 갈수록 이름이 널리 알려졌고 그를 청하여 병을 보려는 환자들이 갈수록 많아졌다. 각 지방의 고위관리나 부호들도 서로 다투어 그에게 병을 보였다. 어떤 환자는 순우의를 청하지 못하면 원한 섞인 불평을 늘어놓기까지 했다.

순우의의 명성은 더욱 더 알려져 그에게 오는 환자는 많았다. 순우의도 평범한 사람으로 건강을 지켜야 되는데 많은 환자로 휴식이 필요하였다. 휴식을 하지 못하여 환자를 돌보지 못할 때는 적지 않은 사람들에게 미움을 샀다. 그 중에는 재물과 권력이 있는 자가 있었다.

더욱 나쁜 것은 그를 시기하는 의원들이 그를 모략하여 병을 봐주지 않는 환자와 결탁하여 고발하였다. 그래서 황제가 직접 관할하게 되었다.

한문제(漢文帝) 중원(中元) 4년, 어떤 사람이 천자에게 글을 올려 순우의를 참소했다. 형죄(刑罪 : 신체를 불구로 만드는 중형)에 처해야 할 죄가 있다 해서 순우의는 역마(驛馬)에 의해 서쪽

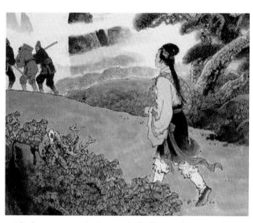

형장으로 끌려가는 아버지를 따르는 제영

장안(長安)으로 보내지게 되었다. 순우의는 딸이 다섯 있었는데, 따라오면서 순우의를 붙들고 울자, 순우의는 노하여 큰 소리로 꾸짖었다.

「자식은 낳았으되 아들을 낳지 못한 때문에 긴급한 일이 생기게 되니 아무 소용이 없구나.」

그러자 막내딸 제영(緹縈)이 아버지 말을 가슴 아프게 생각하고 문제(文帝)에게 글을 올렸다.

310

「소녀의 아비는 관리로서 제나라에서는 청렴 공평하다고 일컬었는데, 이제 법에 저촉되어 형벌에 처하게 되었습니다. 깊이 생각하건대, 죽어버리면 두 번 다시 살아날 수가 없고, 육형에 처해지면 두 번 다시 수족을 몸체에 붙일 수가 없을 것이니, 과실을 뉘우치고 갱생하려고 해도 할 수 없은즉, 결국 어떻게도 할 수 없게 될 것입니다. 이 일을 생각하면 견딜 수 없는 고통입니다. 원컨대 소녀의 일신을 바쳐 관의 노비가 됨으로써 아비의 허물을 고치게 하고 스스로 갱생토록 했으면 하나이다 (以贖父兄罪 使得悔過自信也).」

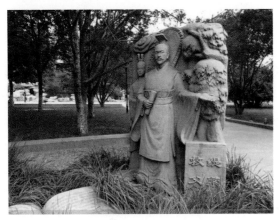

순우의와 딸 제영 소상(塑像)

이 상소문이 황제에게 주달되자, 황제는 그 딸의 마음을 불쌍히 여겼다. 그리고 그 해 안에 육형(肉刑)의 법도 폐지했다.

이것은 순우의 개인과 사회에 미친 큰 사건이었다. 순우의 사건 이후에 육형이라는 형법이 있었다. 육형은 오래된 형법으로 전설에는 하(夏)나라 때부터 시작되었다고 하는데, 4가지가 있다.

첫째 「묵(墨)」인데 죄인의 이마에 먹물 글씨를 새겨 영원히 없어지지 않게 하는 방법으로, 어느 지방에 가거나 사람들이 보기만 하여도 금방 전과가 있는 사람이라는 것을 알게 되는 것이다. 이것은 육형 중에서 제일 가벼운 것이다.

둘째, 「의(劓)」이다. 죄인의 코를 잘라 몸의 오관(五官)을 완전하게 하지 않는다. 이것은 비교적 무거운 형벌이다.

셋째, 「비(剕)」이며 죄인의 두 다리를 자른다. 이것을 「월형(刖刑)」이라고 한다. 전국시대의 손빈(孫臏)이 바로 월형으로 두 다리를 잘렸다.

넷째, 「궁(宮)」이다. 궁은 남자의 생식기를 자르는 것으로 「거세(去勢)」라고 한다. 《사기》를 쓴 사마천(司馬遷)이 바로 이런 형벌을 받았다.

4가지 육형에다 「대벽(大辟)」이 있는데 대벽은 사형을 말한다.

이 모든 것을 고대의 오형(五刑)이라고 한다. 이 모두가 황제가 나라를 다스리는 백성에 대한 수단으로 어느 것이나 모두가 참혹한 것이다.

한문제 유항(劉恒)은 중국 역사상 가장 인자한 황제로 순우의 딸의 청원서를 접수하였다. 순우의의 죄는 면제되었고 육형도 폐지했다. 역대 사학자들로 하여금 미담으로 되었다. 한문제의 육형 중 오직 묵·의·비는 폐지

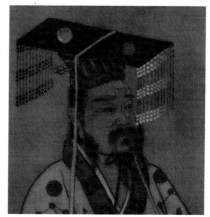

한문제 유항

되었고 궁형은 보류되어 문제의 손자인 한무제(漢武帝)에 의해 사마천이 궁형을 받았다.

전하는 바로 궁형은 줄곧 유지되다가 수문제(隋文帝) 개황 연간(開皇年間, 589~600)에 비로소 폐지되었다. 순우의의 딸 제영이 상서하여 아버지를 구한 효행은 황제를 감동시켰을 뿐만 아니라 육형을 폐지하자 후대의 무수한 사학가, 문학가, 희곡가를 감동시켜 《제영이 아버지를 구하다(緹縈救父)》라는 극을 만들었고 《제영》이란 영화도 만들어지기도 하여 감동을 줌으로써 순우의 부녀를 명의와 효녀로 부각시켰다.

이상은 사마천의 《사기》편작창공열전에 있는 이야기다.

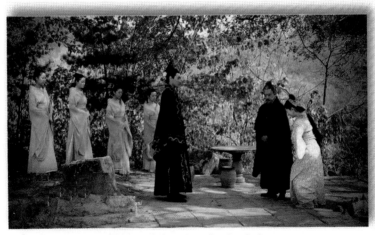

영화 《제영구부》의 한 장면

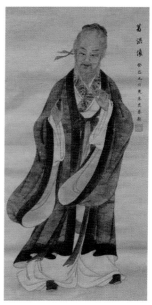

갈 홍

4. 부부 한의사

갈홍(葛洪, 281∼341)과 포고(鮑姑)는 동진(東晋)시대의 부부 침구사로 명성이 대단했다. 광동(廣東) 일대의 사람들은 그들 부부를 기리기 위한 기념지도 만들었다. 그 기념지는 삼원궁(三元宮), 포고정(鮑姑井)으로 나부산(羅浮山)에 있다.

갈홍의 자(字)는 치천(稚川)이며 호(號)는 포박자(抱朴子)이다. 사람들은 그를 「갈선옹(葛仙翁)」이라고 불렀다. 단양(丹陽) 구용(句容) 사람으로, 단양 구용은 지금의 강소성(江蘇省) 구용현이다.

갈홍은 부와 권세와 명문 출신으로, 도가(道家)의 대표적인 인물이다. 16세 때부터 여러 가지 책을 많이 읽으며 제자백가(諸子百家)에 대하여 통달하였다. 20세 때는 연단술(煉丹術)을 습득하여 그의 의료 생애가 시작되었다.

만년에는 광동 나부산에 은거하여 연단술을 더욱더 연구하여 불로장생하는 선약을 만드는 데 온 힘을 다했다. 당시 귀족이나 부호들이 장생불로 선약을 구하여 영화를 누리고자 하였

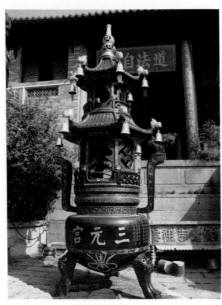

삼원궁

다.

갈홍은 연단 과정으로 약을 만드는 화학실험을 하는 도중에 승화(昇華), 증류(蒸溜) 방법을 발명하였다. 이것은 세계 최초로 제약기술의 선조가 되었다.

후세 의학의 화학을 발전시키는 데 공헌하였다. 지금 한방 외과에서 임상상에 응용하는 승강약(升降藥) 즉 홍승단(紅升丹), 백강단(白降丹)은 바로 갈홍의 연단술에서 후세에 전파된 방법이다.

갈홍은 연단술 외에 구법(灸法 : 뜸)도 연구하여 그의 저서인 《주후비급방(肘后備急方)》 중에 격산구(隔蒜灸), 격염구(隔鹽灸)와 각법(角法), 즉 발관법(拔罐法 : 부황) 등을 소개하였다. 저서에는 93가지의 병증(病症)에 30가지 구법을 채용하였다.

침구처방이 109가지이며 그 중 뜸 처방이 99가지로 90% 이상 차지하고 있으며 뜸으로 내과, 외과, 상과(傷科), 부인과, 오관과 등이 있으며, 그 중 전염병으로는 이질, 곽란, 학질, 폐로(肺癆), 역력(疫癧), 마풍병(痲瘋病), 광견병, 음식중독, 천화(天花) 등이다.

여자 침술사 포고(鮑姑, 288~343)는 부친과 남편의 영향을 받아 연단술에 관심이 있었고 구법(灸法)에 뛰어났다. 그는 사마귀를 「월정강애(越井崗艾)」법으로 치료하였고 효과가 매우 빨랐다. 후에 그의 의술은 제자 최위(崔煒)에게 전수되었다.

그 당시는 여자가 의사가 되기가 쉽지 않았다. 그의 기념비는 현재 광주(廣州) 월수산(越秀山)의 우물인데 이것이 포고정이다. 또한 도교사원이 있는데 이름이 월강원(越崗院)이다. 후에 이것을 삼원궁(三元宮)이라고 불렀으며 이것이 현재까지 보존되어 그녀의 의술을 기념하였고 진귀한 사적(史迹)이다.

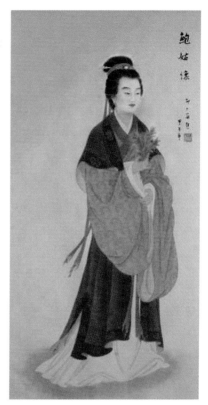

포 고

이동원

5. 이동원李東垣의
의학 입문 동기

이동원(이고)은 금원시대의 4대
의가(醫家) 중 한 사람이다. 그는
하북(河北) 진정(眞定)에서 매우 부유한 가정에서 태어났다. 진
정현 수백 리 안에 그의 조상(彫像)이 널려져 있을 정도였다.

그는 어려서부터 매우 총명하여 책읽기를 즐겨하였으며, 특
히 의학서적을 들면 다 읽을 때까지 놓지 않았다. 그의 부모는
그가 의학서적에 몰두하는 것을 보고 돈을 아끼지 않고 사방
에서 의서를 구하여 읽게 하였다. 그것은 그의 의술에 든든한
기초가 되었다.

그의 집은 부유하면서도 예절바른 집안이었다. 삼촌들도 책
읽기와 벗 삼는 것을 즐겨하여 죽림(竹林)으로 둘려진 그의 집
에는 항상 많은 사람들이 모여 시를 읊기도 하고, 시국을 담론
하는 것이 옆에서 앉아 듣기만 하는 이동원에게는 매우 큰 도
움이 되었다.

이동원이 19세 되던 해 어머니가 급병(急病)으로 고열이 나
고 혼미하였다.

"어서 빨리 의원을 모셔 와라."

여러 의원을 모셔다 진료했지만 어머니의 병은 점점 악화만 되고 마침내는 병명도 모른 채 세상을 떠났다.

그는 너무 마음이 상해 자책하였다.

"내가 왜 일찍이 의리(醫理 : 의술의 도리)를 깨닫지 못했는가? 일찍 의술을 배웠다면 어머니는 병으로 이 세상을 떠나지 않았을 텐데……"

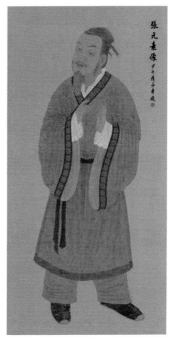

그는 천량이나 되는 금을 지니고 사방으로 명의를 찾아 다녔다. 마침내는 지인의 소개로 연조(燕趙)의 명의 장원소(張元素)를 사부로 모시게 되었다.

그는 부잣집 아들이지만 온종일 약상자를 메고 사부를 따라 산으로 가서 약재를 채집하고 분별하여 여러 마을을 다니면서 병자들을 치료하였다. 그는 맥을 잡고 처방을 쓰며 약을 조제하는 둥 처음부터 다시 배웠으며, 그의 사부는 그에 대한 가르침을 아끼지 않았다.

장원소

그는 원래 의학에 대한 기초를 잘 닦았지만 임상경험이 없던 차에 명의의 지도를 받고 실제 병자들의 각종 증상을 보고 치료하는 데서 나날이 의술이 높아졌고, 몇 년 후에는 스승(師父)인 장원소의 의술을 앞지를 정도였다.

스승 장원소(張元素)의 활동 시기는 1161년부터 1195년이었다. 이동원은 그에게 의술을 배웠다. 원소의 자(字)는 결고(潔古)이고 일찍 진사(進士)가 되었으나, 그 후 조정의 법을 어겨 삭탈관직을 당했다.

장원소는 이동원에게 의학의 이치를 알려주었다.

"옛날 사람과 지금 사람의 체질은 조금 다르다. 또 옛날 약재와 오늘날 약재의 약성에도 약간 차이가 있기 때문에 옛날 처방으로 지금 사람의 병을 치료하는 것은 병자의 생명을 대수롭지 않게 여기는 것이다."

"예, 명심하겠습니다."

"또한 각종 약재의 기미(氣味 : 맛), 후박(厚薄 : 농도), 약성(藥性 : 성질), 공효(功效 : 효능) 모두가 중요하다."

이동원은 노 스승에게 약재 감별하는 능력도 열심히 배웠다. 후에 그는 제자들에게 약초의 약재산지(藥材産地), 치료, 기미후박(氣味厚薄), 보사경중(補瀉輕重 : 약이 보하는지 사하는지 또는 약미가 가벼운지 무거운지), 근경분용(根莖分用 : 뿌리와 줄기를 구분하여 사용하는 법), 화엽이의(花葉異宜 : 꽃과 잎을 마땅히 다르게 쓰는 것) 등등 상세히 연구하여 가르쳤다.

이동원은 의술을 다 익힌 후 고향 진정(眞定)으로 돌아왔다. 그의 집은 부유해서 병을 치료하고도 돈을 받지 않았다. 다른 의사가 치료하지 못하는 병이 그에게서는 치료가 되고 완치가 되어 사람들은 그를 신의(神醫)라고 불렀다.

6. 이동원의 명치료

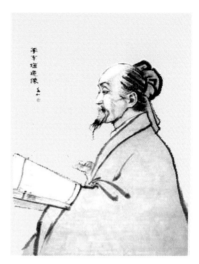

이동원

이동원(李東垣＝李杲, 1180~
1251)는 금대(金代)의 이름난 의
학자이며, 금원사대가(金元四大
家)의 한 사람으로, 자는 명지(明之), 호를 동원노인(東垣老人)
이라 하였다. 당시 이름 있는 의원 장원소(張元素)를 스승으로
모셨고, 학술에 있어서 그의 영향을 꽤 많이 받았다. 그 시대
백성들은 끊임없는 전란(戰亂)으로 인한 생활의 불안정과 굶주
림과 추위에 떨며 정신적 충격이 대단했다.

이러한 까닭에 질병이 많이 발생하였으며, 상한(傷寒)의 방
법을 응용하여 치료하여도 큰 효과가 없었다.

이동원은 오랫동안의 의료 실천 가운데에서 '안으로 비위
(脾胃)가 손상되면 온갖 병이 이로부터 생긴다'고 생각하였
다. 상한(傷寒)과 옹저(癰疽 : 종기, 창 등 외과 질환)와 안과(眼
科)도 전문분야였다. 비위 질병은 지금의 소화기질환이다.

당시 북경(北京) 경조(京兆)에서 주관(酒官)을 맡아보는 왕선
보(王善甫)라는 사람이 있었다. 왕선보는 소변을 볼 수가 없고
눈이 튀어나왔으며, 배는 북처럼 부어올랐고 무릎 이상은 뻣

뻣하며 터질 것 같았다.

많은 의사들을 불러 한결같이 감담삼설(甘淡滲泄 : 소변이 잘 빠지는 것) 약물로 치료를 해보았지만 효과를 보지 못하자 마침내 이동원 의원을 불렀다. 이동원은 자세히 환자를 관찰한 후 말했다.。

"환자의 병은 아주 복잡합니다. 일반적인 치료 방법으로는 치유가 어렵습니다. 좀 더 연구를 해보아야 하므로 집에 돌아가 방법을 찾아보겠습니다."

환자의 식구들은 이동원의 말에 따르기로 했다.

이동원은 집으로 돌아와서 환자의 증상에 대하여 곰곰이 생각해 보았다. 그리고 《내경(內徑)》을 들여다보며 한참을 고심했으나 해답을 얻지 못했다. 밤이 깊어갔다. 그는 책상에 엎드린 채 잠이 들었다. 새벽녘에 이동원은 벌떡 일어나 앉았다. 그리고 계속 "그래, 이거야!" 하고 소리쳤다.

《내경》에, 「방광은 진액을 주관하는 곳이요(膀胱者津液之府), 필히 기화로 나타난다(必氣化乃出焉)」 라고 했다.

방광은 수액이 모이는 곳이며, 진액이 저장되어 있는 곳이다. 방광 스스로 수액을 배출하지 못하며 다만 하초의 기화작용(氣化作用)의 도움을 얻어야만 수액을 밖으로 배출할 수 있는 것이다.

이동원은 "환자가 소변을 배출하지 못하는 것은 기화작용이 안되기 때문이다. 그러나 과거에 의원들이 모두 담삼적(淡滲的)인 양약(陽藥)만을 썼기 때문에 하초의 기화작용이 촉진되었을 것 아닌가? 그런데 어째서 아무런 효험이 없단 말인가?"
하고 혼자서 되뇌어 보았다.

　왕빙의 《내경주석(內經注釋)》에, 「옛 계현자(啓玄子)가
양이 없으면 음의 발생이 없고(無陽者陰無以生), 음이 없으면
양의 변화도 없다(無陰者陽無以化)」라고 기록해 놓았다. 감담
삼사(甘淡滲瀉) 맛이 있는 약재는 모두 양(陽)에 속한 약재요,
독양(獨陽)은 무음(無陰)이라. 그러기에 기화(氣化)가 안 되어
소변이 잘 통하지 않게 된 것이다.

　이동원은　왕빙의
《내경주석》을　읽고
나서 기화작용은 음정
(陰精)과　양기(陽氣)의
공동작용으로　이루어
진다는 것을 터득했다.
물론 감담삼설약은 기
화작용을 촉진시켜 주
었지만, 환자가 오랫동

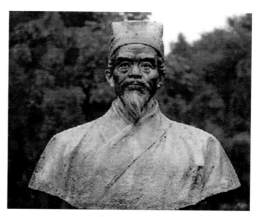

이동원 흉상

안 병을 앓고 있는 동안, 음(陰)이 상하여 양은 있지만 음이 부
족했다. 그러므로 정상적인 기화작용이 이루어지지 못했다는
것을 이동원은 비로소 알게 되었다.

　이튿날, 이동원은 자신만만하게 환자의 집을 찾아가 즉시
음(陰)을 보(補)해 주는 음약(陰藥)을 처방하여 환자에게 복용
시켰다. 환자는 과연 차츰 건강을 회복하기 시작하였다.

북경(北京)의 서대연(西臺掾) 소군서(蕭君瑞)라는 사람이 있었다. 서대연은 서쪽 관청의 하급관리 명칭이다. 그가 춘이월(春二月)에 상한병에 걸렸다. 상한병은 요즘의 감기나 유행성 질병이다. 그는 의원을 찾았다. 의원은 진맥해 보더니 약 한 봉지를 주었다.

"백호탕(白虎湯) 한 첩을 복용하게나."

약을 복용 후에 열은 내렸지만, 얼굴은 검게 변하고 맥은 침세맥(沈細脈)이며 소변을 볼 수가 없었다. 침세맥이란 맥이 약하고 깊게 눌러야 잡히는 맥을 말한다.

소군서는 걱정이 되어 이동원 의원을 찾아갔다. 진맥을 한 이동원은 단번에 말했다.

"백호탕을 잘못 복용한 결과입니다."

환자는 깜짝 놀라며 말하였다.

"제가 백호탕을 복용하였는지 어떻게 아셨습니까?"

"백호탕은 성미가 매우 차가운 성질인 대한(大寒)이기에 고열(高熱)을 몰아내지만, 장부에서 경락으로 보냈습니다. 그렇다고 다시 대열(大熱)한 약으로 백호탕의 부작용을 해독하려 한다면 몸은 크게 격동되어 견딜 수 없습니다."

이동원은 계속해서 말했다.

"내가 승양행경(升陽行経)하는 온약(溫藥)으로 천천히 치료해 드리겠습니다."

승양행경은 몸을 덥게 만드는 양기(陽氣)를 경락으로 잘 돌게 하는 것으로, 환자는 그가 처방한 약을 복용하고 병이 완쾌되었다.

협서(陝西) 지방에 곽거제(郭巨濟)라는 사람은 몸이 마르고 두 발가락이 발바닥으로 쪼그라들어 펼 수가 없었다. 이동원 은 장침(長針)으로 혈자리를 찔러 뼈까지 다다르니 감각이 없 어질 뿐만 아니라 두 되나 되는 검은 피가 흘러나왔다. 그는 다시 6, 7번 침을 찌르고 약을 복용시키니 병은 호전되었다.

배택(裴擇)이라는 사람의 부인이 한열(寒熱)병에 걸려 월경 이 없은 지 몇 년이 되었다. 기침을 시작하면 숨이 너무 차서 여러 의원에게 보였으나 모두가 합개(蛤蚧 : 도마뱀)·계지(桂 枝)·부자(附子) 등 열약(熱藥)으로 치료하였다. 그러나 호전이 없어 이동원 의원을 찾게 되었다.

이동원은 병자를 보더니 입을 열었다.

"음기가 양기를 따라 돌기에 온제(溫劑 : 더운 성질의 약) 를 써서는 오히려 해만 줄 뿐입니다. 그렇지만 한량(寒凉)한 약을 쓰면 곧 호전될 것입니다."

병자는 약을 복용한 지 며칠 되지 않아 과연 완쾌되었다.

이동원 의원보다 조금 앞서 하남성 일대에서 환자들의 병을 치료해 주는 장자화(張子和, 1156~1228)란 의원이 있었다. 그 는 주로 땀을 내는 발한(發汗), 구토, 설사를 시키는 하사(下瀉) 방법으로 환자의 병을 치료하였다.

그는 질병이란 원래 사람에게 있는 것이 아니라 외부에서 들어오거나 내부에서 생기는 것이라 하였다. 그래서 모든 사 기(邪氣)를 몸 밖으로 몰아내야(邪去則正安) 한다고 주장하였다. 그는 「공하파(攻下派)」를 창립하였는데 그것은 공사하기 (攻邪下氣)의 의미이다.

그러나 이동원은 질병에 대한 독특한 관점이 있었다. 그는 대지(土)는 만물의 어머니이며, 자양(滋養)의 원천으로 인체에 토(土)에 해당하는 비위(脾胃)는 「생화지원(生化之源)」이다. 일반 의원들은 보신(補腎)을 중요시하였지만, 이동원은 보비 (補脾)를 더 중요시하였다. 병이 발생하는 것도 "비장과 위장 이 상하면 중초의 기가 부족하다(脾胃有傷 中氣不足)"라고 강조 하였다.

그러기에 그는 「감온보중, 감한사화(甘溫補中 甘寒瀉火)」 의 이론을 주장하였고 그 이론에 맞추어 두 가지 대표적인 처 방을 만들었다.

하나는 「보중익기탕(補中益氣湯)」으로 이것은 비위(脾胃) 를 보(補)하며 조절하고, 또 하나는 「승양순기탕(升陽順氣 湯)」으로 이것은 양(陽)을 올리며 기(氣)를 순환시키는 방제 (方劑)이다. 인체의 저항력을 강화하여 질병이 허약한 몸으로 침입하지 못하도록 하는 것이 중요하기에 병자에게 고한(苦寒) 약을 쓰는 것을 반대하여 후세 사람들은 그를 「보토파(補土 派)」라고 불렀다.

이동원의 《비위론(脾胃論)》, 《내외상변혹론(內外傷辨惑論)》 등의 책에는 그의 이론에 입각하여, "위위수곡기혈지해(胃爲 水穀氣血之海)"라고 설명하였다. 그것은 비위(脾胃)의 기(氣) 가 상하지 않아야 원기(元氣)를 자양할 수가 있어 원기가 충족

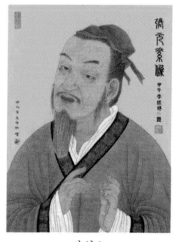

되어야 모든 병들이 발생하지 않아 위토(胃土)는 근본 도리로 알아야 한다는 것이다.

이동원의 은사 장원소(張元素)는 약재 분별하기를 즐겨하였다. 늘 제자인 이동원에게 말했다.

"치료약은 좋은 약재만 써야 한다."

그의 《진주낭(珍珠囊)》 책에는 각종 약재를 분별하는 법을 기록

장원소

하고 있으며, 그는 사부의 책에 몇 가지 약의 범례를 기술하였고 매 종류의 약 밑에다 성미를 해석하였다. 그리고 약재를 크게 다섯 가지로 분류하였다.

첫째. 풍승생(風升生), 미지박자(味之薄者), 음중지양(陰中之陽), 미박즉통(味薄則通), 산고함평(酸苦鹹平)의 약들은 방풍(防風), 승마(升麻), 시호(柴胡) 등 20종류.

둘째. 열부장(熱浮長), 열지후자(熱之厚者), 양중지양(陽中之陽), 기후즉발열(氣厚則發熱), 신감온열(辛甘溫熱)의 약들은 흑부자(黑附子), 오두(烏頭), 건강(乾薑) 등 20종류.

셋째. 습화성(濕化成), 무토기평(戊土氣平), 겸하여 온량한열지기(溫涼寒熱之氣), 재인이위응지(在人以胃應之), 기토미함(己土味鹹), 겸하여 신감함고지미(辛甘鹹苦之味), 재인이비응지(在人以脾應之)가 포괄된 약은 황기, 인삼, 감초 등 21종류.

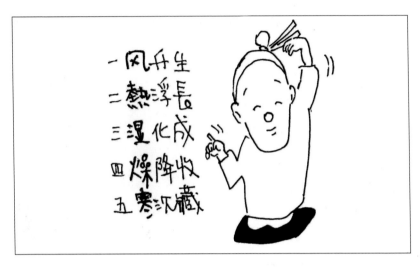

넷째. 조강수(燥降收), 기지박자(氣之薄者), 양중지음(陽中之陰), 기박즉발설(氣薄則發泄), 신감담평한량(辛甘淡平寒涼)의 약물들은 복령, 택사, 저령 등 21종류.

다섯째. 한침장(寒沉藏), 미지후자(味之厚者), 음중지음(陰中之陰), 미후즉설(味厚則泄), 산고함한(酸苦鹹寒)의 약물들은 대황, 황벽(黃蘗), 황금 등 18종류 약재.

그 밖에 이동원의 《탕액본초(湯液本草)》에 「용약법상」에도 약재를 기미(氣味)로 판별하여 이미 나온 의서에서 한층 더 보충하였다.

이동원의 「온보익기(溫補益氣)」의 방제 중 「보중익기탕(補中益氣湯)」, 「평위산(平胃散)」, 「청서익기탕(淸暑益氣湯)」, 「승양순기탕(升陽順氣湯)」 등 유명한 방제를 만들어 지금도 많이 사용하고 있다.

또한 이동원은 「주사안신환(朱砂安神丸)」 처방을 만들었다. 이 처방은 생지황, 주사, 당귀 각 1돈씩, 감초 5푼, 황련 1돈 반을 환으로 만들어 하루에 15알 혹은 20알을 복용하는데, 이것은 후세에 마음을 안정시키는 묘약이 되었다.

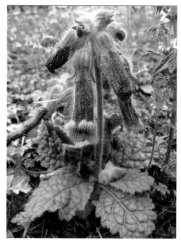

생지황

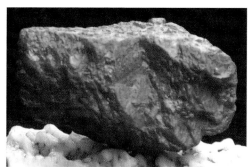

주사석

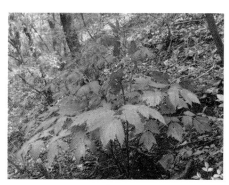

황 련

황보밀

7. 황보밀의 결심

황보밀(皇甫謐, 214~282)은 위
(魏)나라와 진(晋)나라에 걸쳐 활약
한 의사이자 문학가로서, 자(字)는 사안(士安), 유명(乳名)은 정
(靜), 현안선생(玄晏先生)이라 자호(自號)하였다. 안정(安定) 조
나(朝那, 지금의 감숙성 영대靈臺) 사람이다. 마흔 안팎의 나이
에 풍비증(風痹症)에 걸려 단약(丹藥) 복용에 신경을 썼기 때문
에 몸이 몹시 여위고 누워서 몸을 이리저리 뒤척이며 잠을 이
루지 못하였으며, 심지어는 자살을 생각하기까지 하였다.

황보밀은 자신이 중풍에 걸려 고생하고 있는 중에 12권으로
된 《침구갑을경(鍼灸甲乙經)》을 저술하는 침구학계의 위대
한 업적을 남겼다.

황보밀의 할아버지는 동한시대 명장(名將) 황보숭(皇甫嵩)이
다. 황보숭은 영제(靈帝) 때 황건적을 토벌하는 데 전공을 세
워 북지태수(北地太守)로부터 주목(州牧)으로 승급하고 또 태
위(太尉)에 오른 뒤 나중에는 괴리후(槐里侯)의 봉직을 받아 그
의 명성은 천하에 떨쳤다.

황보숭는 궁마(弓馬)뿐만 아니라 병법도 익혔고, 아울러 시

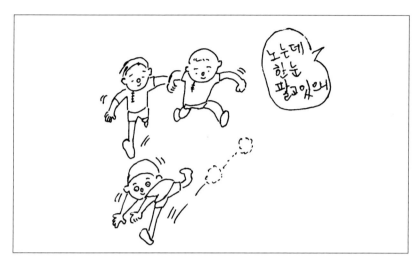

서(詩書 : 《시경詩經》과 《서경書經》)에도 조예가 깊었다. 그는 문무(文武)를 겸하여 천하의 영웅호걸들이 그와 친근하게 지내기 원하였고, 문인학자들도 그와 왕래하기를 좋아했다.

황보숭은 황보 가문을 일으켰지만 황보밀 때에 와서는 거의 몰락하여 빈민(貧民)이 되었다. 그리하여 황보밀은 건달이 되어 빈둥거렸고, 책을 펼치기만 해도 머리가 아프고 온전한 직업조차도 없었다.

그의 부모는 일찍 세상을 떠나 숙모의 집에서 자랐다. 건달처럼 빈둥거리는 그는 숙모의 훈계를 들었지만, 별로 귀담아 듣지 않아 숙모도 그냥 내버려두었다. 그러니 자연 나쁜 아이들과 어울리게 되었고 거리의 불량아로 전락했다. 남의 집 연못에서 몰래 낚시를 하기도 하고, 남의 밭에 몰래 들어가 감자를 캐먹기도 하는가 하면, 익지도 않은 사과를 따서 먹지 않고 버리기도 하였다.

숙모는 그에게 말했다.

"네 나이가 적지 않은데, 공부는 제쳐두고 밭에 나가 일도 하지 않으니 네 장래가 걱정 되지도 않느냐?"

"……"

"나도 너와 같이 생활을 못하겠구나. 앞으로 3, 4년만 같이 살 것이다. 그 후에는 네가 일을 해서 벌어먹고 살아라."

그런 소리를 해도 황보밀은 귀담아듣지 않았다.

어느 날, 동네 아이가 씨름을 하자고 은근히 싸움을 걸어 왔다. 황보밀은 마음속으로는 두려워 머뭇거리고 있었다. 그러자 그 아이는 황보밀에게 큰 소리로 말했다.

"네 할아버지는 대장군이었는데 너는 어찌 그 모양이냐? 용감한 네 할아버지와는 딴판이구나. 계집아이 같으니라고!"

황보밀은 그 말에 화가 나서 그에게 달려들었지만, 보기 좋게 얻어터지고 말았다. 한동안 일어나지 못하자 구경꾼들은 킬킬대며 웃어댔다.

황보밀은 집으로 돌아오자 사흘 동안을 침대에서 신음소리를 내며 울었다. 그 때 숙모는 침대 곁에서 눈물을 흘리며 상처를 치료하여 주었다. 황보밀은 생각하였다.

"그래, 내가 부모가 없으니, 이렇게 모욕을 받는구나."

분에 이기지 못한 황보밀은 통곡을 하면서 울었다. 그 때부터 그는 새로운 각오를 다지게 되었다.

"그래, 한 사람이 세상에서 살아가자면 반드시 생존 조건이 있어야 하고, 이런 조건을 얻기 위해서는 반드시 학습과 재능이 있어야 해."

그는 분발하여 20세가 될 무렵부터 부지런히 공부해 게으르지 않았다. 책을 읽으면서 밭갈이도 하며 수많은 서적을 통독했다. 나중에 질병에 걸렸으면서도 손에서 책을 놓지 않고 저술에 전심하면서 밥 먹는 것도 잊어버려 사람들이 「서음(書淫)」이라 했다.

한무제(漢武帝)가 명성을 듣고 그를 조정으로 불렀지만 나아가지 않았다. 그래서 무제는 책 한 수레를 하사했다.

황보밀은 자신의 병을 고치려고 의학서를 읽어 가장 오랜침구 관련서인 《침구갑을경》을 편찬했다. 역사에도 조예가깊어 《제왕세기(帝王世紀)》와 《고사전(高士傳)》, 《일사전(逸士傳)》, 《열녀전(列女傳)》, 《현안춘추(玄晏春秋)》 등을 저술했다.

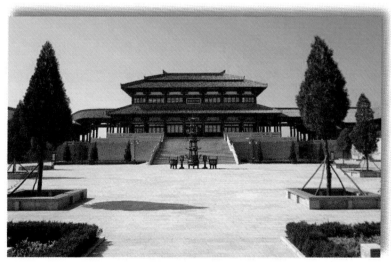

황보밀 문화원

332

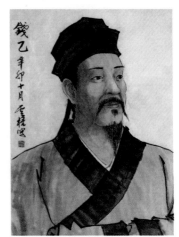

전 을

8. 전을의 의학입문

고대(古代)의 의사는 대부분 내과·외과·부인과·침구과·추나과 등의 의사였고, 소아과는 매우 극소수였다. 영아(嬰兒)는 저항력이 약해 병에 걸리기 쉬워 요절하기가 쉽다. 그런 소아과를 특별히 연구하는 의사가 있었는데, 그는 「소아과의 성수(聖手)」라고 불리는 북송(北宋)의 전을이었다.

전을(錢乙, 1032~1117)의 자(字)는 중양(仲陽), 송나라 인종(仁宗) 경우(景祐) 2년에 산동성 운주(鄆州)에서 태어났다.

전을의 가문은 오대십국(五代十國) 오월왕(吳越王) 때 전유(錢鏐)의 후예다. 북송 태종(太宗) 태평흥국(太平興國) 3년에 오월왕 전숙(錢俶)이 그에게 땅을 하사하여 절강에서 산동으로 옮겨왔다.

전을의 부친 전영(錢穎)도 북송 진종(眞宗) 때의 유명한 의원이었다. 그는 동평(東平) 일대에서 많은 사람에게 칭송을 받았다. 그는 술을 좋아하고 산수를 유람하는 것을 좋아하였다.

송 인종(仁宗) 경우(景祐) 원년 1034년 어느 날, 전영의 아내가 남편에게 말하였다.

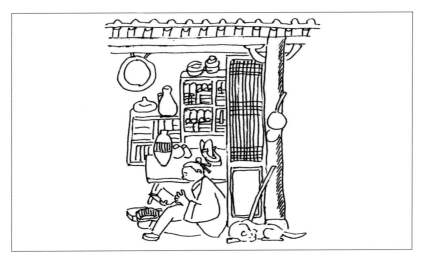

　“여보, 이제 술은 그만 마시고 열심히 병자 치료에만 힘쓰세요!*”

　전영은 크게 화를 내며 집을 떠났다. 그는 몇 달이 지났지만 돌아오지 않았다. 어떤 사람이 말하였다.

　“제가 바닷가에서 전영 선생님을 봤습니다.”

　또 어떤 사람은 그가 배를 타고 선산(仙山)을 찾아 헤매고 있다고 하였다.

　“저는 산에서 뵈었습니다.”

　부인은 소식을 들을 때마다 애가 타고 급기야는 병이 들어 세상을 떠났다. 그 때 세 살이었던 전을은 마침내 부모를 잃은 고아가 되었다.

　이미 출가한 전영(전을의 아버지)의 여동생이 있었다. 남편의 성은 여(呂)씨며, 자식이 없어 전을을 데려다 친자식처럼 보살펴 주었다.

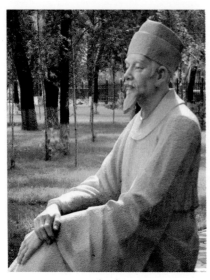

전 을

"이 아이를 볼 때마다 애처롭군요."

전을의 고모는 어려서부터 전을의 아버지인 오빠 전영을 따라다니며 의술을 연구하였고, 그의 남편 역시 의사여서 풍부한 의학지식이 있어서 전을은 어려서부터 많은 의학의 도리와 의술을 배웠다.

"애야, 의술을 배우려면 열심히 공부하여야 한다. 의술은 인체를 다루는 학문이기 때문이야."

전을은 맥을 잡는 방법을 수없이 익히고 침구(鍼灸)와 약재로 변증하여 사용하는 방법, 그리고 내과인 상한과(傷寒科), 성인잡병과인 대방맥과(大方脈科), 소아과인 소방맥과(小方脈科), 각대소방맥과(卻對小方脈科)에 관심이 있었다.

전을은 소아과인 소방맥과에 특별한 관심을 가졌다. 그 이유는 어려서부터 천연두에 대한 이야기를 많이 들었었다. 천연두는 바이러스로 인해 강렬한 전염성을 가지고 있고 각처에 유행하며 당시 사망률은 25%나 되고 높을 때는 40%나 되기도 했으며, 특히 어린아이들이 많이 감염되어 죽거나, 설령 살아난다 해도 온 얼굴에 흉터가 남아 곰보로 일생을 살아야만 하였다.

그래서 어린아이가 천연두에 걸려 살아나면 절반은 성공한 것이지만, 완전하게 살았다는 증거는 곰보가 되어야 할 정도였다. 천연두는 인간의 생명과 건강에 매우 큰 위협을 주었다.

홍역이 대중의 건강에 크나큰 해를 끼치므로 옛날 의원들은 홍역을 예방하는 방법을 연구하였다.

북송(北宋) 초에는 의원들이 「이독공독(以毒攻毒)」의 치료 방법을 알아냈다. 이것은 바로 「독으로 독을 치료한다」는 일종의 면역법으로 천연두에 걸리기 전에 병원균을 접종하여 저항력이 생기게 함으로써 평생 그 병에 걸리지 않게 하였으며, 그 병을 앓아도 비교적 가볍게 걸려 생명에는 지장이 없게 하였다.

전을은 어려서부터 재상(宰相) 왕단(王旦)의 아들 왕소(王素)가 홍역(천연두)을 예방한 이야기를 들어왔다.

왕단은 송나라 진종(眞宗, 998~1022) 때의 재상이었다. 그는 몇 명의 딸을 낳았지만 모두 천연두로 요절하고 말았다. 왕단(王旦)은 만년에 아들 왕소를 낳았다. 그는 귀한 아들이 홍역에 걸릴까 봐 두려웠다.

그는 많은 명의들을 청하여 홍역을 치료하는 방법을 물었다. 하루는 어떤 사람이 말하였다.

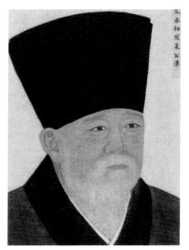

왕 단

"사천(四川) 아미산(峨嵋山)에 명의가 있는데, 그는 홍역을 예방하는 데 아주 능하며 백무일실(百無一失)하였습니다."

승상 왕단은 즉시 사람을 아미산으로 파견하여 명의를 청하였다. 한 달 후에 명의는 사천에서 변경(汴京)으로 와서 왕소를 자세히 진찰하였다.

명의는 아이의 머리를 만지면서 말하였다.

"이튿날 접종을 할 것입니다. 그러면 이레 후에는 온몸이 열이 나고 12일이 지나면 딱지가 앉을 것인데, 이때는 딱지를 손으로 긁지 말게 하면 평생 홍역 때문에 걱정을 하지 않아도 될 것입니다."

왕소는 그 후에 다시 홍역에 감염되지 않고 건강하게 자라났다. 이 이야기는 의술을 배우는 전을에게 소아과 방면에 연구를 하게 된 큰 계기가 되어 수많은 어린 생명의 건강을 위해 노력하려고 결심을 하게 되었다.

그는 고모와 고모부를 따라 의학을 연구하여 20세 때 혼자서 병을 치료하였으며, 그의 치료기술이 점차 발전하여 사람들은 그를 「작은 의사(小大夫)」라고 불렀고, 고모부를 「여의사(呂大夫)」라고 불렀다.

9. 진월인의 의학입문

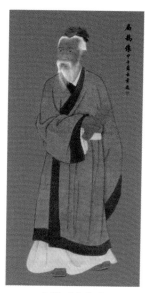

진월인(편작)

진월인(秦越人, BC 407~BC 310)은 이름은 완(緩), 자는 월인(越人), 호는 노의(盧醫)이다. 전국시대 초기 제(齊)나라의 의학자로 명의 장상군(長桑君)의 제자이며, 평생 동안 행의(行醫) 생활을 했다. 편작이라는 이름은 당시에 뛰어난 의사를 부를 때 별명처럼 불렀던 호칭이었는데, 이것이 후대로 이어지면서 진월인을 지칭하는 고유 호칭으로 굳어지게 된 것이다.

진월인은 무술(巫術 : 무당 등이 쓰는 술법)로 병을 고치는 것을 반대하고, 고대부터 전래하는 의술과 민간의학을 취합하여 독특한 진단법을 만들었다.

당시는 제후(諸侯)들 간에 격렬한 전쟁을 하고 귀족들은 몰락하였으며, 제후들은 자기의 세력을 만들기 위해 인재 사귀기를 좋아하였다.

귀족들은 자기의 세력을 넓히려고 정치와 외교에 선비를 끌어들이려 하였고, 이런 선비들과 일세(一世)를 풍미하였다. 여기에는 귀족의 자제도 있었다. 이런 선비들이 2천 명이나 되었

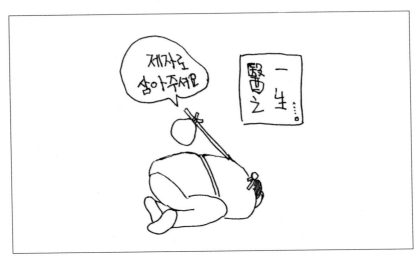

는데, 막주(鄚州)에는 이런 전문 인재학사 여관이 있었다. 이 여관에 진월인이라는 출신이 낮은 젊은 관리인이 있었다.

진월인은 매일 각계각층의 선비들을 접촉하게 되었고, 선비들 모두가 육예(六藝)의 교육을 받은 사람들이었다. 육예는 여섯 가지 문예로 예(禮)·악(樂)·사(射)·어(御)·서(書)·수(數)의 교육이다. 그러기에 그들은 학문과 담력, 식견, 책략을 겸비한 사람들로서, 자신의 예기(銳氣)와 재주를 과시하는 것에 그치지 않고 야심이 가득 차 있어 공명을 얻기를 바랐다.

이때 장상군(長桑君 : 長桑은 복성이다. 君은 고대의 타인에 대한 존칭으로서 그 이름을 모르므로 君이라고 하였다)이라는 은자(隱者)가 빈객이 되어 이 여관에 몸을 의지하고 있었는데, 진월인만은 그를 기인(奇人)이라며 융숭하게 대우했고, 장상군도 역시 진월인이 보통 사람이 아님을 알고 있었다.

장상군이 객사에 드나든 지 10여 년이 지난 뒤에 장상군은

은밀히 진월인을 불러놓고 사
람들을 멀리한 다음 말했다.

"나는 비전(秘傳)의 의술을
알고 있는데, 이제 늙어 그대에
게 전수하고 싶으니, 남에게 누
설하지 말도록 하오."

진월인이 말했다.

"삼가 그대로 따르겠습니
다."

장상군은 주머니 속에서 약
을 꺼내 진월인에게 주며 말했
다.

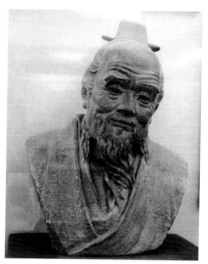

진월인(편작)

"이것을 먹는 데는 우로(雨露 : 비와 이슬. 여기서는 빗물이
나 이슬이란 뜻이 아니라면 산골짜기의 오염되지 않은 물, 땅
에 떨어지지 않은 깨끗한 물을 가리킨다)를 사용하도록 하오.
먹고 난 지 30일이 되면 사물을 꿰뚫어볼 수 있게 될 것이오."

그리고는 비전의 의서(醫書)를 모두 꺼내 진월인에게 주고
나서는 홀연히 모습을 감추었다. 아마도 보통사람이라고는 말
할 수 없을 정도였다.

진월인은 그 말에 따라 약을 먹고 30일이 되자 토벽 저쪽에
있는 사람이 눈에 보일 정도가 되었다. 이 시력으로 환자를 진
찰하면 오장(五藏) 기혈(氣血)의 응고가 모두 투시되었다(以此
視病 盡見五藏症結). 그러나 겉으로는 맥을 보는 척했다. 의사

가 되어 혹은 제(齊)나라에, 혹은 조(趙)나라에 머물렀는데, 조
나라에 있을 때 편작이라고 불리게 되었다.

　이 이야기는 《사기》 편작창공열전(扁鵲倉公列傳)에 기재되
어 있다.

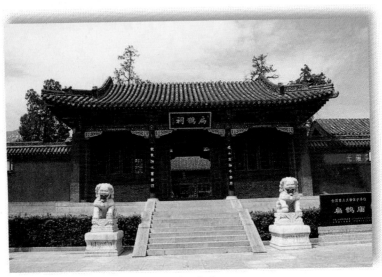

편작 사당

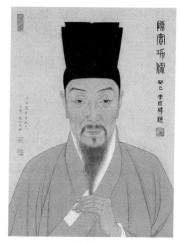

진실공

10. 외과의 진실공 陳實功

한의에도 외과(外科)가 발달이 되었다. 옛날 봉건사회에는 외과 한의사는 사회 지위가 낮았다. 그들은 「외과의(外科醫)」라고 불렀고 외과 기술을 대단하지 않게 보았기 때문에 「소기(小技 : 작은 기술)」라고 생각하였다. 이렇게 된 원인은 외과에 대한 기초이론의 연구가 약하였기 때문이다.

그러나 명(明)나라에 와서 외과에 대한 새로운 단계에 진입하였는데, 그것은 외과에 고명한 의원이 나타났기 때문이다. 그가 바로 진실공이었다. 그는 성망 높은 의원이었다.

진실공(陳實功, 1555~1636)은 자(字)가 육인(毓仁), 호(號)는 약허(若虛)이고 동해통주(東海通州, 지금의 강소성 남통시) 사람이다.

그는 어려서부터 몸이 허약하고 평소에 병을 달고 살았다. 그런 까닭에 그는 소년시절부터 의학공부를 하겠다고 다짐을 하였다.

젊을 때 외과를 배우기 시작하였으며, 의원 노릇을 40여 년간 하여 임상경험이 풍부했다. 1617년 그의 나이 62세에 《외

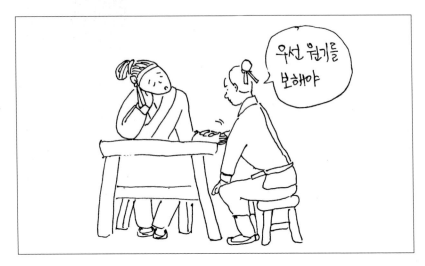

과정종(外科正宗)》을 엮었는데 문(門)과 류(類)로 나누었고 내용은 제법 풍부하며 여러 가지 외과 질환을 기술하였다. 이것은 한의학에 귀한 공헌을 하였다.

진실공은 많은 책을 읽었고 당시 문학가인 이반룡(李攀龍, 1514~1570)을 공경하고 그를 따랐다. 특히 이반룡의 의학에 대한 논술을 추앙(推仰)하였다.

"외부의 병을 치료하는 것은 내부의 병을 치료하는 것보다 힘들다(醫之別內外也 治外較難于治內 何者? 內之症或不及其外 外之症則必根于其內也)."

내부의 병증은 외부를 치료하는 것과 똑같지 않으며, 외부 병은 필히 내부 병을 치료해야 한다는 것이다.

진실공은 이반룡의 이런 생각을 이어받아 「치외필본제내(治外必本諸內)」를 주장하였다. 이것은 외부의 병을 치료할 때는 필히 여러 내부의 근본을 치료하여야 한다는 것이다. 이어서 외과의사는 치료의 의술을 장악하는 동시에 반드시 내과 지식을 장악하여야 한다고 강조하였다.

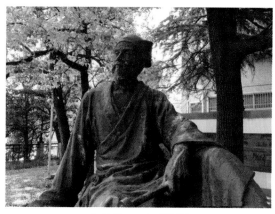

진실공 조소(彫塑)

치료할 때는 병의 상황을 파악하여 어떤 것은 먼저 내부의 병을 치료한 다음에 다시 외부의 병을 치료하여야 하며, 어떤 것은 내외 치료를 동시에 하여야 좋은 효과를 얻을 수 있다.

한 예로, 어느 날 성병(性病) 환자가 몸에 두세 군데 농종(膿腫)이 생기고 통증이 있어 견디기가 어려웠다. 환자는 진실공 의원을 청하여 진료를 받았다. 진실공이 말했다.

"농을 뽑아내고 독기를 없애야 합니다. 그렇게 하려면 수술을 해야 합니다."

"수술이라니요? 아닙니다. 나중에 다시 들르지요."

당시 유명한 외과 의사들은 내복약으로 외과 병을 치료하고, 수술하는 것을 반대하였다.

"어떻게 몸에다 칼을 대는가? 부모님이 주신 몸인데. 그리고 칼을 대면 피가 많이 날 텐데."

환자 또한 수술하는 것을 겁내어 혼자서 해독하는 약만 복

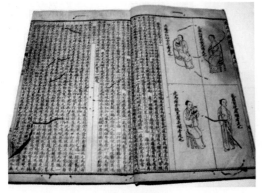

《외과정종》

용하였다. 결국 농은 소실되지 않았고 오히려 원기를 상하게 하였다. 피부는 검붉은 색으로 변하고 내부에는 고름이 차고 늑골에 통증이 있어 걷기도 힘들었다.

그는 다시 진실공 의원을 청하여 몸의 상태를 진단받았다.

진실공은 진단 후 환자의 몸이 아주 허약한 탓으로 외적으로 치료하여야 하지만, 우선 원기를 보충한 다음 비로소 종창(腫脹)을 치료하여야 하였다.

"몸이 더 나빠졌습니다. 제 말을 듣지 않아서입니다."

"제가 전에 먹던 약을 복용하였습니다."

"그렇습니까?"

"제 말을 들으셔야 합니다."

그러나 환자는 진실공의 진단과 치료를 믿지 않고 전에 복용하였던 패독소풍약(敗毒消風藥)을 계속 복용하였다. 복용 결과 신체는 점점 허약해지고, 음식을 먹지 못하고 늑골이 계속 아파 잠을 잘 수 없었다. 그래서 다시 진실공 의원을 세 번째로 청하였다.

"몸이 아파서 잠을 잘 수도 없습니다."

진실공은 우선 원기를 돕는 약과 안신(安神 : 정신을 안정시

키는) 약과 잠을 잘 수
있게 도와주는 약을 복
용시키고, 그런 다음에
독을 빼는 약을 복용시
켰다.

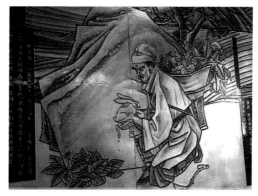

진실공

"약 복용에 금기
음식이 있습니까?"

"아무 음식이나 열
심히 드시고 원기를 회복시키십시오."

"전번 약을 복용할 때는 닭고기나 오리고기, 소고기, 생선
을 먹지 말라고 당부하던데요."

"금기 음식에 신경 쓰지 말고 열심히 약을 복용하세요."

그리고 그는 반 년 만에 병이 나았다.

질병을 치료하는 과정 중에 진실공 의원은 환자의 음식 영
양을 강조하였고 금기 음식은 없었다. 당시 적지 않은 의가들
은 종창을 치료하면서 닭, 오리, 소고기, 생선을 먹지 못하게
하였다. 진실공은 이런 금기음식은 환자의 영양을 섭취하는
데 방해가 되며 외과 상처에 저항력을 떨어뜨리며 종창 회복
능력을 감소시킨다고 하였다. 이런 것은 매우 과학적이었다.

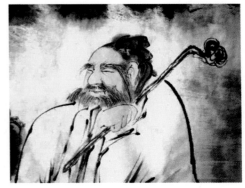

도홍경

11. 도홍경의
신농본초경

갈홍(葛洪) 이후 한 세기 지나 한의학계의 의술과 본초(本草)에 대한 인재가 나타났다. 그가 바로 도홍경(陶弘景, 456~536)이다.

그는 갈홍의 《주후비급방(肘后備急方)》을 수정 보충하고, 또 《신농본초경(神農本草經)》을 기초로 하여 《본초경집주(本草經集注)》를 저술하였다. 536년 저술한 《본초경집주》에는 약초가 모두 365가지 망라되어 있는데, 약초의 종류를 풀,

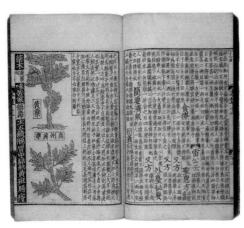

《본초경집주》

나무, 과일과 채소, 돌 종류 등으로 분류하였다.

갈홍의 《주후비급방》은 한의학 저서이다. 「주후」는 팔꿈치 뒤라는 뜻이고, 「비급방」은 급할 때 준비하는 처방이란 뜻으로 옛

날 의복에는 팔꿈치에 조그만 책자를 넣고 다닐 수가 있었다. 바로 갈홍은 급할 때 쓰는 처방책을 팔꿈치에 두고 다녔다. 그래서 그것을 책으로 엮어 이름을 《주후비급방》이라고 지었다.

도홍경의 《본초경집주》는 본초학계에 크나큰 발전과 공헌을 하였다. 또한 《신농본초경》은 세계 최초의 약전(藥典)으로 식물 252종 동물 67종 광물 46종 모두 365종으로 1세기의 본초에 관한 서적이다. 그 《신농본초경》을 기초로 정

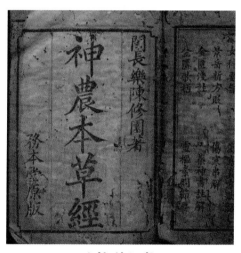

《신농본초경》

리하여 만든 것이 《본초경집주》이다.

도홍경(陶弘景, 456~536)의 자는 통명(通明)이고 단양말능(丹陽秣陵) 사람이다. 단양 말능은 지금의 강소성 남경(南京)시 동남쪽 교외이다. 그는 송나라 효무제(孝武帝)와 양나라 무제 때까지 80세를 누린 의사였다.

그는 10세 때 갈홍의 《신선전(神仙傳)》을 읽고 많은 감흥을 받아 도교의 신도가 되었다. 청소년 시절에는 많은 책을 읽었고 가야금을 켜며 바둑도 두고 서예에도 심취했으며, 더욱이 약초 채집과 연단(煉丹)을 좋아하였다.

그가 읽은 책이 무려 만 권 이상에 달하였다고 한다. 젊었을 때는 왕의 시독관(侍讀官)으로 있었다. 시독관은 왕에게 글이나 책을 가르치며 읽어주는 관리를 말한다.

479년 남제(南齊)가 송나라에게 망한 후, 그는 관직을 버리고 구용(句容)의 모산(茅山)에 은거하여 수도를 하였다. 그리하여 그는 자기의 호(號)를 화양은거(華陽隱居)로 하였다. 구용은 지금의 강소성 구용현이다.

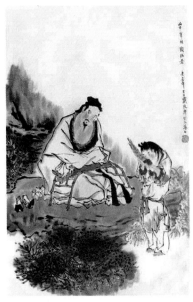

산중재상 도홍경

"도홍경 의원은 황제 폐하께서 관직을 제수하였으니 궁중으로 드시죠."

"아닐세, 나는 이곳이 좋다네. 산수를 바라보며 백성들을 치료하며 살겠네."

"의원님, 남들은 관직을 얻고자 애쓰고 출세를 원하는데, 어찌 하여 관직을 마다하시는 겁니까?"

"나는 부귀영화도 싫고 오직 치료받고자 하는 사람에게 필요한 참다운 의술인이 되겠네!"

양무제(梁武帝)가 502년에 사람을 모산으로 파견하여 그를 청빙하였지만, 그는 산에서 나오지를 않아 사람들은 그를 「산중재상(山中宰相)」이라고 하였다.

"도홍경 의원이야말로 산 속에 있는 재상이야."

"맞아! 도홍경 의원이야말로 우리에게는 진짜로 필요한 어르신이지."

도홍경은 이해하기가 어려운 문장이나 일을 접하게 되면 끝내 그것을 알고야 마는 성격이었다.

어느 날, 그는 《시경(詩經)》을 읽으면서 《시경》 가운데 「소아·소완(小雅小宛)」을 읽는 중에 이해가지 않는 시구(詩句)가 나왔다.

「명령유자(螟蛉有子), 과라부지(蜾蠃負之)」

이 말의 뜻은 나나니벌(蜾蠃)은 뽕나무나방 애벌레를 수양아들 삼는다는 뜻이다. 과라(蜾蠃)는 나나니벌이고, 명령(螟蛉)은 뽕나무나방 애벌레이다. 바로 이 시구를 읽고 있을 때 도홍경은 의문이 생겼다.

"아니, 어찌 뽕나무나방 애벌레를 나나니벌이 수양아들로 삼지?"

"그래, 이것에 대한 설명이 다른 책자에 있을 거야."

그는 적지 않은 책을 읽어보았지만 다른 어느 책에도 이에 대한 설명은 없었다.

"그럼, 왜 《시경》에 이런 시구가 있을까?"

"그래, 그럼 한번 나나니벌을 찾아보자."

《시경》에 나온 시구의 내용을 알기 위해 도홍경은 나나니벌 둥지를 찾았다. 대나무 조각을 주워 나나니벌 둥지를 헤쳐 보았다. 자세히 보니 둥지에는 정말로 나나니벌이 그가 물어

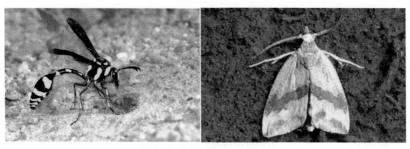
나나니벌과 뽕나무 나방

온 뽕나무나방의 애벌레가 있었다. 또 다른 많은 작은 벌레가 있었다.

"이 작은 벌레들은 무엇인가?"

그는 오랫동안 관찰하였지만 알 수가 없었다. 하루가 지나서 도홍경은 또다시 그 나나니벌 둥지를 찾아갔다. 작은 벌레들이 뽕나무나방의 애벌레를 물어 애벌레의 몸이 절반밖에 남지 않았다.

"왜 뽕나무 나방 애벌레는 몸이 잘려져 나갔지?"

또 하루 지나니 그 둥지 안에는 애벌레들이 모두 먹히고 말았다. 작은 벌레들은 이미 번데기로 변하였다. 또 이틀 지나니 번데기가 나나니벌로 변하여 날아다니고 있었다.

"그래, 바로 이거야!"

도홍경은 그제야 크게 놀랐다. 나나니벌은 벌이 되기 전 작은 벌레 때 바로 나방의 애벌레를 먹고 성장했던 것이다.

나나니벌은 꼬리에 있는 침을 사용하여 나방의 애벌레를 쏘아 죽게 하여 둥지 안으로 가져와 나나니벌의 애벌레에게 먹이고 그 후 애벌레가 나나니벌로 변하는 것이었다.

이것이 바로 《시경》에 나오는 시구였다. 옛날사람들은 이 비밀을 발견하지 못하였지만, 도홍경이 세밀하게 사물을 탐구하고 관찰해 비밀을 알게 된 것이다.

도홍경은 이런 약물 방면에 큰 성과로 《신농본초경》을 수정하였다. 《신농본초경》은 진한(秦漢) 시대 사람이 신농(神農)의 명성을 받들어 제명한 약물학 저서이다. 남북조시대 송(宋)나라 때 와서 이 책은 소실되어 4권만 남아 있었다.

그래도 장중경(張仲景)과 화타가 본인들의 기억을 더듬어 썼고, 또 화타의 제자 오보(吳普)와 여러 사람이 의전을 정리하였지만, 적지 않은 결점과 착

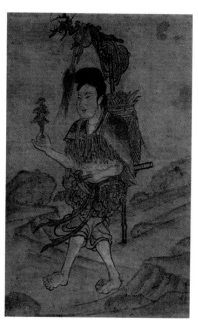

신농씨

오가 있었다. 원서(原書)에 약물의 성미(性味), 공용(功用), 주치(主治)에 대하여 비교적 상세히 적어갔다. 분류에는 약의 독성 유무, 그리고 강약에 따라 세 종류로 나누어 독이 없으며 신체를 강하게 하고 보양(補養) 작용하는 것을 상품(上品), 즉 「군(君)」이라 하였으며, 독성은 조금 있고 병을 치료하며 보양작용하는 것을 중품(中品), 즉 「신(臣)」이라 하였으며, 독성이 극렬하며 병을 치료하는 것을 하품(下品), 즉 「좌신(佐臣)」이

라 하였다.

　오보가 정리한 《신농본초경》의 결말이 대체적으로 몇 가지 종류의 약물 설명법이 같지 않았다. 세 가지 상·중·하품이 혼합하여 있고, 병증을 치료하는 몇 개 약이 잘못 되었다.

　도홍경은 《신농본초경》의 만들어진 배경을 알고 있었다. 만약 의사들이 이러한 혼란과 착오가 있는 책을 계속 사용하게 된다면 약물을 찾는 데 불편할 뿐만 아니라, 또한 개업한 의원에서 인명에 위험을 줄 수 있다는 것을 깨달았다. 그래서 그는 한의학 기초를 바탕으로 연구하여 수정과 확인 작업을 하였다.

　다년간 연구 결과 도홍경은 《신농본초경》에 기재된 약물이 365종이고, 이러한 약물을 기초로 하여 역대 명의가 사용하는 약초 365가지를 추가하였다. 추가한 부분은 《명의별록(名醫別錄)》이라 붙였다. 이후 《신농본초경》과 《명의별록》을 합쳐서 약물 730종을 기재하여 7권으로 나누었는데, 이것을 《본초경집주(本草經集註)》라 칭하였다. 원래의 약을 기재한 것은 붉은색으로 썼고, 새로 추가한 약들은 검정색으로 썼다.

　도홍경의 약물 분류 방법은 대단히 과학적이었다. 상·중·하 3품으로 분류하지 않고, 광물질(玉石)·초목(草木)·벌레(蟲)·동물(獸)·과일(果)·나물(菜)·열매(米實) 등으로 구분하였다. 이렇게 만든 약물들은 각기 어디에 속하는지 한눈에 알 수 있게 하였다.

그는 또 약의 종류에 따라 형상, 성능, 작용, 주로 치료되는 주치의 병증에 대하여 기재하였고, 약의 산지, 채집 시간과 만드는 방법을 소개하였다.

도홍경은 《본초경집주》 가운데 모든 병에 통용되는 약의 분류표를 80가지 질병의 통용 약물로 구분하였고, 약은 병의 종류에 따라 분류하였다. 어떠한 병은 치료하는 데 무슨 약물을 쓰는지도 명확하게 기재하였다.

예로 어떤 사람이 황달병에 걸렸는데 이전 병에서 사용하는 약을 찾으면 인진 (茵蔯), 치자(梔子), 자초(紫草), 백선피(白鮮皮) 등이 있다고 기재되어 임상 시 약 처방을 하는 데 편리

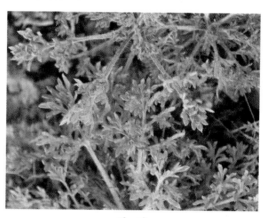

인 진

할 뿐만 아니라 약물의 주 치료 작용을 분류의 선례로 만들었다.

이것은 한의학의 대단한 발전을 가져왔고, 남북조(南北朝)에서 현대까지 내려왔다. 도홍경의 진보된 약리학설을 발전시켰고, 그는 약물의 다섯 가지 맛(五味)보다 한열(寒熱)을 중시하였다. 사실상 열병에 차가운 약을 써야 유효하고, 한병(寒病)에는 뜨거운 약을 써야 하기에 오미(五味)보다 더 중시하였다.

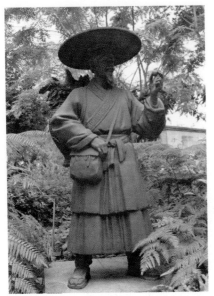

이시진

《본초경집주》는 남북조 (南北朝)시대에 완전히 정리된 약초 서적으로 그가 수집하여 엮은 《신농본초경》보다 한층 더 나았다. 도홍경은 먼저 약물 자연 속성과 주치 (主治) 작용을 분류하는 방법을 만들어 냈고, 그 후 한의학의 약물의 기초 분류 방법은 줄곧 천여 년을 이어왔다.

당(唐)나라의 관수(官修)가 만든 《신수본초(新修本草)》는 《본초경집주》를 기초로 하여 보충하고 교정하였던 것이다. 이것을 통해 명(明)나라 때 이시진(李時珍)의 《본초강목 (本草綱目)》이란 위대한 약초 서적을 만들게 된 동기가 되었다.

장중경

12. 장중경의 치료

　어느 날, 변을 보지 못하는 환자
가 장중경에게 진료를 받으러 왔다.
그의 몸은 매우 허약해 보였다. 장중경 의원이 맥을 보고는 말
했다.

　"흠, 양명병(陽明病)이군."

　양명병은 장중경 의원이 외감사기(外感邪氣)로 오는 병리변
화(病理變化)를 여섯 가지 단계로 변증(辨證)한 방법으로, 병의
진행 상황을 판단하는 것이다. 급성 열병과 유행성 질환이 인
체에 들어오는 상태를 말하는데, 여섯 가지의 사기(邪氣)가
인체의 어느 부위에 있는지를 본다.

　여섯 가지는 태양병(太陽病)·양명병(陽明病)·소양병(少陽
病)·태음병(太陰病)·소음병(少陰病)·궐음병(厥陰病)으로　나
눈다.

　바로 이 환자의 병의 진행이 양명병으로 되어 있었다. 고열
로 인한 변비 증상이었다. 보통 이런 변비환자는 열을 내려주
고 변을 나가게 하는 사화약(瀉火藥)을 사용하여 치료하는데,
장중경 의원은 환자를 자세히 관찰한 다음 진단을 내렸다.

"이 환자는 사화약을 쓰면 몸이 이겨내지 못합니다."

만약 사화약을 사용하지 않는다면 대변이 나가지 않아 열사 (熱邪)가 몸 밖으로 나가지 못하니 병이 치료가 되지 않는다.

"의원님, 왜 그러시죠?"

옆에 있던 제자가 장중경 의원에게 물었다.

"이 환자는 사화약을 쓰면 좋은데 몸이 허약하여 약을 이기지 못하고, 그렇다고 사화약을 쓰지 않으면 대변이 통하지 않아 사기를 없애지 못하니 치료가 안 되는 일종의 상허하실 (上虛下實)의 병이야."

"상허하실이라니요?"

"몸의 윗부분은 허약하고 아랫부분은 사기로 실증이라는 뜻이지."

"그럼 어떻게 치료하시게요?"

"글쎄다. 약으로는 치료가 안 되겠지."

장중경은 곰곰이 치료방법을 생각하였다.

"그래, 이 방법이야! 꿀을 준비하게나."

"예?"

"꿀을 끓이게."

꿀을 끓여서 식혀 딱딱하고 길게 만들었다. 꿀이 식으니 단단해서 만들기는 쉬웠다. 그것을 환자의 항문에 집어넣었다. 굳은 꿀이 환자의 직장과 대장 부분에서 녹으면서 장도(腸道)를 윤활하게 하여 대변이 풀어지고 변이 나가면서 열사(熱邪)가 배출되었다.

병의 상태는 즉시 좋아졌다. 이것이 의학상 최초의 좌약이었다. 이러한 원리와 방법이 지금까지 내려와 임상에 사용되고 있다.

어느 날, 한 여인이 한동안 어린아

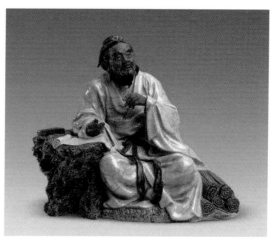

의성 장중경 조소(彫塑)

이같이 울다가 웃고 하는 행동을 계속 반복하였다. 식구들은 그녀를 무당에게 데려갔다. 그러자 무당이 말했다.

"이것은 귀신에 씌어서 그런 것이야. 굿을 해서 귀신을 쫓아내야 해!"

가족들은 어려운 형편에 돈을 마련하여 굿을 하였다. 그러나 병의 상태는 그대로였다.

"아니 굿하면 귀신이 나간다더니?"

가족들은 무당에게 따졌다.

"정성이 모자라서 그래, 더 크게 굿을 해야 해!"

더 크게 굿을 해야 한다는 말에 가족들은 실망하였다. 돈도 없을 뿐만 아니라 무당의 말을 믿을 수가 없었다.

이웃의 소개로 장중경 의원을 모셔야 진맥을 받았다. 장중경은 환자를 관형찰색(觀形察色)하며 진단을 하였다.

"이것은 귀신에 씌어서가 아니라네. 이것은 열혈입실(熱血入室)이라네. 오늘부터 내가 침을 놓겠네."

그는 신문(神門)혈에 침을 놓았다. 청심개규법(淸心開竅法)으로 심규(心竅)에 뭉쳐진 열혈(熱血)을 풀었다. 그러자 환자의 왼쪽 손 촌(寸) 부위의 삭맥(數脈)이 정상으로 돌아왔다. 환자는 며칠 동안 치료하여 정상으로 되돌아왔다.

"세상이 어지러우니 무당들이 환자들의 마음을 혼란하게 하는구나."

하루는 장중경이 길을 걸어가고 있는데 땅바닥에 한 부녀자가 갑자기 쓰러지더니 숨을 힘겹게 쉬면서 가슴을 치며 아파하고 있었다. 주위에는 사람들이 몰려들었고, 곁에는 어린아이가 울고 있었다. 장중경이 얼른 사람들을 헤치고 가까이 가서는 주위를 둘러보고는 몸이 건장한 한 젊은이를 불렀다.

"여보게, 이쪽으로 좀 오게나."

"저요?"

"그래, 그 옆에 있는 자네도."

두 젊은 사람에게 여자를 들어 상판(床板)에 눕히고, 두 젊은이 중 한 사람은 여자의 머리 위에 앉게 하고 다른 한 사람은 다리 부분을 손으로 천천히 주무르게 하였다. 장중경은 가슴의 전중(膻中)혈과 구미(鳩尾)혈 사이에 손을 대고 강하게 압박을 가한 다음 호흡을 크게 쉬고 다시 압박을 하였다. 조금 있더니 여자가 호흡을 조금씩 하더니 정신을 차렸다.

"이젠 됐네!"

환자인 여자가 천천히 말했다.

"고맙습니다, 고맙습니다. 제 목숨을 살려주셔서."

"그래, 조금만 늦었어도 큰일 날 뻔했네."

이것이 현대에 광범위하게 사용하는 심폐소생술(CPR : cardi-opulmonary resuscitation)의 인공호흡법이었던 것이다.

《남양인물지(南陽人物志)》에 장중경(張仲景, 150~219)은 후한 영제(靈帝) 때 효렴(孝廉)으로 천거되어 헌제 건안(建安) 때 장사태수(長沙太守)를 지냈다.

1982년 남양(南陽) 의 의성사(醫聖祠)를 수리하는 도중에 진 (晋)나라 때 석비(石 碑)가 발견되었는데 거기에는 「한장사 태수의성장중경묘 (漢長沙太守醫聖張

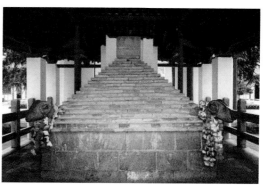

하남성 남양 의성사(醫聖祠)에 있는 장중경 묘

仲景墓)」라고 새겨져 있었고, 그 뒤에는 「함화오년(咸和五 年)」이라고 적혀 있었다. 함화 5년은 330년이다.

장중경이 지은 《상한잡병론(傷寒雜病論)》은 총 16권으로 되어 있고 내용은 「상한론」과 「잡병론」 2개 부분으로 나 뉘어 기재되었다. 전란 중에 원본은 소실되고 진(晋)나라 왕숙 화(王叔和)가 집성 정리하여 36권으로 만들었다. 상한은 지금 의 유행성 감기, 폐렴, 여러 종류의 외감 질병을 말한다.

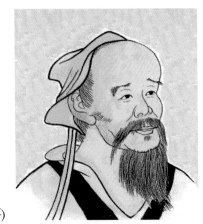

화 타

13. 외과 창시자 화타

화타(141~208 추정)의 자(字)
는 원화(元化)이다. 지금의 안휘
성(安徽省) 호주(亳州) 시인 패국(沛國) 초군(譙郡) 출신이
다. 화타(華佗, 華陀)는 '선생'이라는 뜻의 존칭을 붙여 부
르던 것이 이름으로 알려진 것이며, 부(旉)라는 이름으로 전
해지기도 한다.

동봉(董奉), 장기(張機)와 더불어 한나라 말기에 출현한 「건
안삼신의(建安三神醫)」로 불리며, 한국과 중국, 일본 등 동아
시아 국가에서는 중국 주(周)나라 때의 전설적인 의사 편작(扁
鵲)과 더불어 명의(名醫)를 상징하는 인물로 여겨져 왔다. 약물
처방뿐 아니라 외과수술에도 정통해 「최초의 외과의사」라
고 불리기도 하는데, 마비산(麻沸散)이라는 마취제를 만들어
사용했다고도 전해진다.

동한(東漢) 말년에 군사와 병마가 함부로 날뛰며 세상이 전
란으로 어수선하고 계속되는 전쟁과 가뭄과 홍수 같은 재해로
유행병이 창궐하고 백성들은 기아와 병마로 고통을 받고 있었
다. 이런 백성들의 비참한 상황이 어린 화타의 마음속 깊이 새

겨졌다. 그래서 화타는
의원이 되겠다는 결심
을 하게 되었다. 백성
들을 질병의 고통으로
부터 벗어나게 해주고
싶었다.

화타는 젊은 시절
일찍이 서주(徐州)로

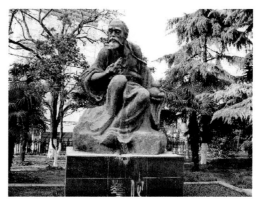

화 타

유학을 하여 경(經), 사(史), 자(子) 등의 고대 경전을 섭렵하였
고, 게다가 의학에도 진지한 태도로 학습을 해 지식을 넓혔다.
그의 학문은 빠른 속도로 진보하였다.

지방장관인 진규(陳珪)가 화타를 효렴(孝廉)으로 천거하였
다. 한무제(漢武帝)가 각 지방의 군국(郡國)에서 효성스럽고 청
렴결백한 사람을 해마다 한 사람씩 추천하게 한 데서 유래된
관직이다. 또 군사와 정치 대권의 조정 중신 태위(太尉) 황완
(黃琬)도 그를 초대하여 그에게 관직을 주려고 하였다.

"내가 자네에게 관직을 주려하는데……"

"저는 관직에는 뜻이 없습니다."

화타는 관직에 관심이 없었다. 관직에 있으면 자유자재로
다니면서 백성들의 질병의 고통을 덜어주지 못하기 때문이었
다.

화타는 진한(秦漢) 때부터의 의술을 계승하였고, 그는 각과
(各科)에 정통하였으며, 특히 외과(外科) 의술에 특출하여 세인

을 놀라게 하는 많은 역사적 성과를 거두었다. 그는 「마비산
(麻沸散)」을 발명하여 외과수술 전에 사용하였다. 수술 전 환
자가 마비산을 복용하면 전신마취가 되어 고통을 모르고 수술
을 받을 수 있었다.

그는 진단과 용약(用藥), 뜸(灸)에 능하여 그가 한번 손을 댄
환자는 거의 치유가 되었다. 일단 오장육부에 병이 나서 약이
효력이 없을 때는 환자에게 마비산을 복용시켜 마비시킨 후
개복을 하여 궤양 부분을 도려내고 약물로 씻은 다음 다시 봉
합하여 「신고(神膏)」를 바르고 열흘에서 보름을 보양하면 회
복이 되었다.

그는 세계 최초로 마취약을 사용해 개복수술을 한 사람으로
서, 《세계약학사(世界藥學史)》에 화타는 이렇게 설명되어 있
다.

「아랍 사람이 사용하는 마취제는 중국에서 전래된 것으로
중국 명의 화타가 가장 정밀하게 마취 의술을 사용하였기 때
문이다.」

그의 마취 방법은 조선(朝鮮), 일본, 모로코 등지로 퍼져나갔
다. 구미의 의학계에는 19세기 초엽 전신마취의 기록이 있는
데 이것은 화타의 마취술보다 1600년 뒤였다. 애석하게도 화
타의 마비산의 처방은 소실되어 옛 의서에는 겨우 이름이 남
아 있을 뿐이었다.

지금부터 약 170년 전에 일본의 하나오카 세이슈(華岡靑洲,
1760~1835)가 화타의 마비산(麻沸散) 처방 내용을 연구하였

다.

— 마비산(麻沸散) —

만타라화(曼陀羅花) 6돈
천궁(川芎) 3돈(錢)
백지(白芷) 1돈
당귀(當歸) 1돈
오두(烏頭) 3돈
천남성(天南星) 1돈

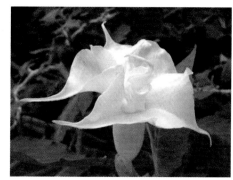

만타라화

하나오카 세이슈는 마비산을 만들어 그의 어머니와 아내에게 실험을 하였다. 그의 실험의 결과는 불행하게도 한 사람은 죽고 한 사람은 맹인이 되었다. 그는 이런 비극을 감수하고 계속 연구하며 실험하였다.

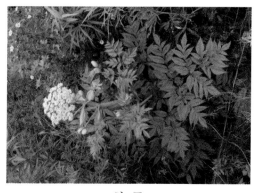

천 궁

마침내 그는 1805년 화타의 마비산을 재현하는 데 성공하였다. 유방암 환자에게 절개 수술 전에 마취를 시행하였다. 마취가 성공하여 국제 의학계의 추앙을 받게 되었다.

화타의 의술상의 성취는 외과수술의 마비산뿐만 아니라 내

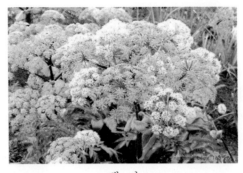

백 지

과, 외과, 부인과, 소아과, 침구과 모든 분야의 연구 대상이었다. 한의학계에서는 편작(扁鵲)을 제외하고는 그의 명성은 더욱 더 높아졌다. 모든 사람들이 화타의 이름은 알게 되었다.

그에 관해 전해 내려오는 이야기 많은데, 특히 《삼국연의(三國演義)》에 화타가 독화살로 상처받은 관우를 치료하는 대목이 있다.

관우가 군사를 거느리고 번성(樊城)을 공격할 때 오른쪽 팔에 독화살을 맞았다. 화살을 맞은 오른쪽 팔은 화살 독으로 퍼렇게 붓고 움직일 수도 없었다. 관우의 아들 관평(關平)은 수하 장수와 상의한 끝에 형주(荊州)로 철군을 결정하고 관우에게 아뢰니 관우는 몹시 화를 냈다.

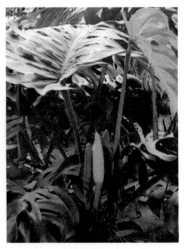

천남성

"이런 조그만 상처로 큰일이 그르쳐서는 안 돼!"

관평은 기다릴 틈도 없이 사람을 보내 인근의 의원에게 왕진을 부탁하도록 하였다.

그때, 홀연히 강 동쪽에서 일엽편주가 내려와 강변에 배를 대더니 한 사람이 배에서 내렸다. 바로 화타였다. 그는 천하의 영웅 관우장군이 독화살에 부상을 입었다는 소식을 듣고 달려 왔던 것이다. 화타는 관평에게 인도되었다.

"혹시 당신은 전에 동오(東吳)의 주태(周泰)를 치료했던 그 의원이십니까?"

"그렇소."

관평은 기뻐하며 화타를 관우에게 안내하였다.

관우는 군심(軍心)의 동요를 막기 위해 아픈 팔의 고통을 참으면서 마량(馬良)과 바둑을 두고 있었다. 화타는 관우의 상처를 자세히 살펴보았다.

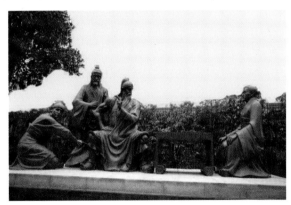

화타가 관우의 팔을 치료하는 조소(彫塑)

"화살촉의 오두(烏頭) 독이 뼈 속으로 침투하여 빨리 치료하지 않으면 팔이 썩어 들어갑니다."

관우는 물었다.

"어떻게 치료할 텐가?"

화타가 대답하였다.

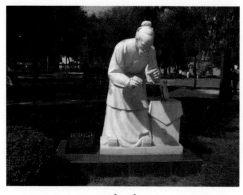

화 타

"치료방법이 있기는 한데 그것은 장군이 매우 고통스러울 것입니다."

관우는 미소를 지으며 말했다.

"뭐가 그리 고통스러운가?"

"고통이 심해 벽에다 큰 못을 박고 장군의 몸을 묶고 칼로 살을 째고 뼈까지 퍼져 있는 화살 독을 긁어내고 난 다음 약을 바르고 상처를 꿰매야 합니다."

"그런 정도쯤이야! 벽에다 못을 박을 필요까지 없네. 우선 술상을 가져오도록 하지."

술상이 나오자 관우는 술을 한잔 들이마시고는 마량과 바둑을 두면서 독화살에 맞은 팔을 걷어 올렸다. 화타는 칼끝으로 살을 째고 밑에다 종지를 받쳐서 상처에서 피와 고름을 받았다. 그런 다음 칼로 뼈에 있는 화살독을 긁어냈다.

"사각, 사각……"

독을 긁어내는 소리가 주위에 있는 사람들을 질리게 만들었다. 그러나 관우는 아랑곳하지 않고 약간의 신음소리만 낼 뿐 마량과 바둑을 계속 두었다.

"장군께서는 고통스러워하지 않는군요."

관우는 조금도 동요하지 않으면서 말했다.

"의원께서 치료할 수 있다니 내가 일개 범부와 같이 고통을 두려워하겠소. 어서 수술이나 마치시오!"

관우의 팔은 이미 오두의 독으로 푸른색으로 변했다. 뼈를 긁어내는데, 주위의 장수들은 그 장면을 보며 얼굴빛이 하얗게 질려 바로 쳐다보지도 못하였다. 그러나 관우는 미소를 머금고 술과 고기를 먹으며 마치 아무 일도 없는 것처럼 바둑에 열중했다.

화타는 관우의 독을 다 긁어내고 약물로 상처를 씻어내었다. 팔 밑에 종지는 피와 고름으로 가득 찼다. 상처 부위에 약을 바르고 난 다음에 상처를 헝겊으로 싸매었다. 관우는 크게 웃으며 주위 사람들에게 팔을 흔들어 보이면서 말했다.

"보아라! 이 팔이 전과 같이 맘대로 굽혔다 폈다 할 수 있구나. 이제 통증도 좀 가시는 것 같구나. 화타 선생이야 말로 신의(神醫)입니다."

화타는 감탄하며 말한다.

"제가 이제껏 치료한 이래로 이런 일이 없습니다. 장군이야 말로 명환자이십니다."

후세 사람이 이를 기려 지은 시가 있다.

병을 치료함엔 내과 외과로 나뉘지만
세상에 신묘한 의술 만나기 어디 쉬우랴
신위의 명장으로 관운장 하나 손꼽는데
신통한 의술로 오직 화타를 이야기하네

治病須分內外科　世間妙藝苦無多
神威罕及惟關將　聖手能醫說華陀

관우는 화타의 의술에 감사한 마음으로 황금 100냥을 주었다. 화타는 황금을 거절하며 말했다.

"장군께서는 하늘이 알아주는 영웅입니다. 저는 장군을 치료하고자 스스로 이곳에 왔는데 어찌 보수를 받겠습니까."

그는 몸을 빨리 회복하게 하는 약 처방을 남겨놓고 떠났다.

한번은 화타가 마차 위에서 신음하며 고통 중에 있는 한 젊은 사람을 발견하였다.

"어떻게 아픕니까?"

"배가 더부룩하고 아파서 음식을 먹지 못합니다."

화타는 그를 진찰한 후 인근에 있는 마늘 3냥을 사서 짓이겨 식초 반공기와 섞어서 마시게 하였다. 그랬더니 조금 후 큰 회충을 토했다.

"선생님! 이제 배가 편해졌어요."

지금의 양주(揚洲)인 광능태수 진등(陳登)이 울민증(鬱悶症)에 걸렸다. 화타가 진등에게 물었다.

"증세가 어떤지요?"

"가슴이 두근거리고 얼굴색은 붉고 약간 부어올라 있으며 배가 불편합니다."

화타가 맥을 짚어보니 오른쪽 관맥(關脉)에서 활맥(滑脉)이

뛰었다. 그는 관형찰색(觀形察色)으로 살펴보더니 입을 열었다.

한의에서는 4가지의 진단 방법이 있다. 첫째는 망진(望診)으로, 환자의 몸과 아픈 부위를 살피거나, 얼굴을 살피는 관형찰색과 몸의 움직임과 혀 등을 살피며 진단하는 방법이다.

두 번째는 문진(問診)으로, 몸의 상태를 환자에게 물어보며 진단하는 방법이다.

세 번째는 문진(聞診)으로, 환자의 목소리를 들어보거나, 호흡의 상태나 냄새를 맡아서 진단하는 방법이다.

네 번째는 절진(切診)으로, 몸의 일부를 만져서 진단하는 방법이다. 특히 손목의 요골동맥을 만져서 상태를 진단하는 것을 진맥(診脈)이라 한다.

맥을 보는 데는 요골동맥의 위치를 3등분하여 촌관척(寸關尺)으로 나누어 가운데를 관맥(關脈)이라 한다. 맥의 상태를 말하는 것을 활맥(滑脈)이라고 한다.

"그리 심각하지 않아요. 단지 위 속에 벌레가 있을 뿐입니다."

화타의 말에 진태수가 조심스럽게 긴장된 어조로 물었다.

"아니! 위 속에 어떻게 벌레가 생기지요?"

화타는 물음에 답하지 않고 반문하였다.

"태수께서는 날 생선을 즐겨 드십니까?"

"그렇소. 그것을 어찌 아시오?"

"날 생선에는 기생충이 있는데, 날 생선을 좋아하시니 기생충이 위에 들어간 것입니다."

진태수는 불안하여 말했다.

"그럼 어떻게 해야 하죠?"

"염려할 것 없습니다. 제가 처방을 써 드릴 테니 이것을 복용하면 즉시 좋아질 것입니다."

화타는 진등에게 약방문 한 장을 써 주었다. 진등은 사람을 시켜 약을 사다가 끓여먹었더니 계속 구토를 하고 많은 충이 나와 병은 즉시 나았다.

화타는 강소(江蘇)의 염독(鹽瀆)에서 한 연회에 참석하였다. 그곳에서 우연히 엄흔(嚴昕)이라는 사람을 만났다. 그의 안색이 좋지 않아 그에게 물었다.

"몸이 편치 않으신가요?"

엄흔은 불쾌해 하며 말했다.

"매우 좋습니다. 나는 아무 이상 없습니다."

그러나 화타는 정중하게 그에게 알려주었다.

"선생의 몸에는 질병이 도사리고 있습니다. 이미 얼굴에도 나타나 있으니 술을 드시지 마십시오."

엄흔은 반신반의하며 술을 들지 않고 있다가 연회가 끝난 다음 마차에 앉아 집으로 돌아가는데 갑자기 어지러워 마차에서 쓰러졌다. 집에 도착하고 나서 밤중에 그는 사망하였다.

전에 독우관직(督郵官職)을 하였던 돈자헌(頓子獻)이 큰 병에 걸렸다. 비록 이미 치료는 되었지만 명의 화타가 왔다는 소리를 듣고 화타를 만나 한번 진찰을 부탁했다. 화타는 그의 맥을 짚어보고 말했다.

"당신 몸은 매우 허약하고 아직 회복되지 않았습니다. 절대로 노동을 하지 마시오. 만약에 부부관계를 하면 생명이 매우 위험합니다. 게다가 죽을 때 혀가 밖으로 나올 것입니다."

그는 화타가 위험하다는 말을 들었지만 가볍게 여겼다. 왜냐하면 병이 나았다고 생각하고 그의 말을 마음에 두지 않았다. 며칠이 지나 부부관계를 맺었는데 그때 화타의 말이 생각이 났다.

"잠깐!"

"전번에 화타 의원이 나보고 합방하지 말라고 했는데?"

"여보! 이제는 당신 몸이 이렇게 좋아졌는데, 신경 쓰지 마셔요."

"그래도 마음에 걸리는데, 아!"

순간 그는 세상을 떠났다. 죽은 모습이 눈을 뜨고 혀를 내밀고 있었다.

이장군(李將軍)이 화타를 초빙하여 부인의 병을 진단해 달라고 하였다. 화타가 부인의 맥을 보니. 척맥(尺脈) 부위에 활맥(滑脈)이 뛰었다.

"지금 뱃속의 태아가 이미 죽어 유산할 기미가 있습니다."

이장군은 화타의 말을 듣고 속으로 비웃었다.

"이놈이 돌팔이구먼! 팔도를 떠돌아다니며 치료한다고 소문만 크게 난 거였군.

이런 생각에 이장군은 화타를 문밖으로 내쫓으려고 생각하였지만, 인격과 체면 때문에 차마 그러지 못하고 화타에게 부인의 상태를 물었다.

"태아가 이미 죽었다면 죽은 지 얼마나 되었습니까?"

화타는 잠시 생각에 잠겼다가 힘주어 말했다.

"맥의 상태를 보니 아직 태아가 살아 있으며 유산 기미가 있습니다."

이장군은 화타가 진단을 잘못하였다고 생각하고 그의 말을 귀담아듣지 않았다. 그 후 부인의 건강상태는 호전되어 화타의 말은 더욱 신빙성이 없어졌다. 그런데 불과 3개월이 채 되지 않아 부인이 돌연 병에 걸렸다.

이번에는 전번보다 더 심해서 이장군은 속수무책이었다. 이장군은 화타의 말이 생각이 나서 사람을 보내 화타를 모셔오도록 하였다. 화타는 다시 부인을 진단하였다. 화타는 진맥 후 조용히 입을 열었다.

"부인의 맥은 전번과 똑같습니다. 이것은 쌍태(雙胎 : 쌍둥이 태아) 중에 전번에 한 태아가 죽어 피를 많이 흘려 산모가 너무 허약해졌는데, 두 번째 태아까지도 유산이 되려고 합니다. 그래서 통증이 있는 것입니다."

이장군은 비로소 화타의 말을 믿고 황급히 화타에게 물었다.

"그럼 어떻게 하여야 합니까? 아내의 생명은?"

"부인을 구하려면 당연히 복중의 태아를 유산시켜야 합니다. 그래야 비로소 산모를 구할 수 있습니다. 애석하게도 너무 날짜가 지나서 침과 약으로 효과가 있을지 걱정입니다."

이장군은 화타의 진단을 믿지 않은 것을 후회하였다. 그러나 이미 엎질러진 물이기에 지금이라도 화타에게 매달리는 수밖에 없었다.

"제발 제 처를 구해주시오."

화타는 재빨리 푸른 배낭에서 침통을 꺼내 호흡을 멈추고 첫 번째 장골(掌骨)과 2번째 장골 사이에 있는 합곡(合谷)혈과 경골(脛骨) 내측의 복숭아뼈에서 3촌에 있는 삼음교(三陰交)혈에 침을 놓고 다시 몇 대 침을 더 놓고 약을 달여 부인에게 복용시키니 한 차례 복통이 있었다.

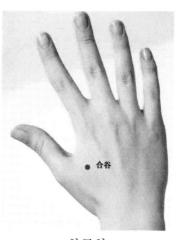

합곡혈

"으악!"

부인의 신음에 이장군은 마음이 급하였고 사랑하는 아내가 세상을 떠날까봐 매우 안타까워 화타의 안색만 살폈다. 화타의 얼굴은 땀방울이 뒤범벅이었다.

"지금 상황에서는 침과 약 모두 효과를 보지 못하고 있습니다. 또한 태아가 나오지 못하고 있으니 수술을 해야 합니다."

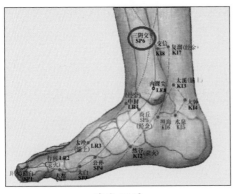

삼음교혈

이장군은 단지 부인의 생명을 구하기를 원하였다.

"어떤 방법이라도 좋습니다. 아내가 살 수만 있다면."

하지만, 당시의 사회 상황이 남자가 부인의 음부에 손을 넣어 태아를 꺼낸다는 것은 허용이 되지 않았다. 화타는 급히 산파를 불러 힘들게 태아를 꺼낼 수 있었다. 그리하여 부인의 생명을 구할 수 있었다.

이장군은 화타에게 어떻게 사례를 하여야 할지 몰랐다. 그저 화타에게 감사하다고 연신 말하였다. 화타가 마치 신선과 같아 보였다.

화타의 의술은 각처에서 나타났고 사람들은 그를 하늘에서 온 신선이라고 숭배하였다.

화타가 고향 초군(譙郡)에 돌아온 어느 날, 한밤중에 환자가 그의 집 문을 두드렸다. 환자는 집 안으로 들어와 쉬지 않고 작은 소리로 신음하며 고통을 호소하고 있었다. 양다리는 굽어 있고 코에는 경련이 멈추지 않았다.

그는 마차를 끄는 마부인데, 평소에 그의 몸은 건강했고, 질병에도 잘 걸리지 않는 체질이었다. 그런데 3일 전부터 복통으로 고생을 한 것이다.

그는 음식 먹고 탈이 난 것이다. 몹시 아파서 면이불을 끌어 안고 침상에서 뒹굴며 온몸이 땀투성이로 옷이 흠뻑 적셔 있었다. 주변에 사는 의원이 침을 놓고 약을 주었지만 도무지 효과가 없어 그는 비로소 화타에게 와서 구해달라고 애걸했다.

화타는 진맥을 하고 나서 그의 의복을 벗기고 배를 지그시 눌렀다. 통증이 있는 곳이 잡혀졌다.

"악!"

화타는 환자의 가족을 향해 말했다.

"이것은 장옹(腸癰 : 맹장염)입니다. 너무 시간이 지나 침, 뜸이나 약으로는 안 됩니다. 복부를 칼로 가르고 썩어가는 장을 도려내어야 살 수가 있습니다."

마부의 부인은 놀랍기도 하고 내심 두려웠다. 화타는 서둘러 말했다.

"빨리 썩은 장을 도려내지 않으면 목숨을 부지하기가 힘듭니다."

화타는 즉각 마비산을 꺼내 술과 함께 환자에게 대롱으로 마비산을 복용시켰다. 조금 있으니까 환자는 점점 잠에 빠지듯 마취가 되었다. 화타는 수술용 칼을 꺼내 그의 배를 가르기 시작하였다. 온 방안이 피비린내로 진동하기 시작하였다.

화타는 숙련된 손놀림으로 썩어 들어가는 창자를 도려내었다. 창자는 이미 썩을 대로 썩어 있었고 고름이 복부에 가득하였다. 화타는 고름을 끄집어내고 약물로 창자를 씻어내고 다시 뽕나무 껍질로 만든 실로 창자를 꿰맨 다음 창자를 뱃속에

넣고 피부를 꿰매었다. 화타의 빠른 손놀림으로 출혈을 많이
하지 않고 수술은 성공적으로 끝났다.

마부는 마취 후에 깨어나 7, 8일 후에는 몸을 마음대로 움직
일 수 있고 통증은 완전히 사라졌다. 그리고 보름 정도 몸을
조양(調養)하니 전과 같이 마차를 끌며 생활할 수 있었다.

화타는 일생 동안 사람을 고치며 기사회생(起死回生)시킨
일이 많이 있었다. 그러나 병이 고황(膏肓)에 든 환자, 즉 치료
가 불가능한 환자는 침과 약을 사용할 수가 없었다. 그런 환자
에게는 성심성의껏 설명하여 알려 주었다.

오래된 만성병을 앓고 있는 군관(軍官) 매평(梅平)이 사직하
고 고향으로 돌아가는 도중에 화타의 고향을 지나치게 되었
다. 그곳에는 친척이 살고 있어 지나가는 길에 친척 집을 방문
하였다. 그 집은 화타의 집에서 그리 멀지 않았다. 친척이 매
평을 보자 반가워했다.

"안색이 별로 좋지 않군요."

"지금 몸이 안 좋아 고향으로 가는 중일세."

"그럼, 여기 온 길에 화타 선생을 만나보시죠? 화타 선생
댁이 이곳에 있습니다."

그는 매평을 모시고 화타에게 찾아갔다.

화타는 그를 자세히 진찰한 후에 탄식을 하였다.

"진작 왔어야 하는데……. 선생의 병은 말기입니다. 약도
효과를 보기가 힘듭니다. 어서 집으로 가서서 가족들을 만나

셔요. 지금 지체할 여유가 없습니다."

매평은 화타의 말을 듣고 상심을 하였다. 그의 친척은 그를 송별하였다. 그리고 그가 집에 도착하여 얼마 되지 않아 그는 사망하였다.

화타는 의술이 고명하여 신의라는 칭호를 받았다. 가난한 환자들에게 많은 희망을 주었고 재물보다는 병을 치료하는 데 열심이었다.

조조와 화타는 동향으로 모두 패국(沛國) 초(譙) 지방 사람이다. 조조는 만년에 편두통으로 고생하였다. 조조는 낙양(洛陽)에 있을 때 관우가 죽었는데, 매일 밤 꿈에 관우가 나타났다. 마음에 공포심으로 두통이 생겨 많은 의원들이 치료하려고 애썼지만 소용이 없었다.

어느 날, 화흠(華歆)이 아뢰었다.

"신의(神醫) 화타를 아십니까?"

"강동(江東)에서 다니며 백성들을 치료한다는 그 의원 말이냐?"

"예, 바로 그 사람입니다."

"이름은 들었다만, 그의 의술이 그렇게 뛰어난가?"

화흠은 화타의 난치병을 치료한 이력을 말하였다.

"그의 의술은 편작(扁鵲)이나 태창공(太倉公)의 실력이라고 합니다. 지금 그가 이곳에서 멀지 않은 금성(金城)에 머무르고 있습니다. 대왕께서 그를 불러서 한번 치료받으시는 게 어떻겠습니까?"

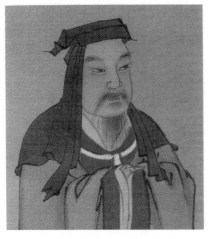

조 조

조조는 즉각 사람을 보내 화타를 낙양으로 불러 자신의 병을 보도록 하였다. 화타는 조조에게 침과 뜸으로 여러 차례 치료를 하였다. 두통은 좋아졌지만 근본적으로 뿌리를 없애지 못해 3, 4일 후에 다시 두통이 재발하였다. 조조는 화타를 궁중에 머물도록 하고 병을 치료하게 하였다.

화타는 조조만을 위한 의원이 아니고 백성들을 치료하는 의원이기에 궁중에 머무는 것이 마뜩치 않았다. 그는 며칠 후 조조에게 말했다.

"집으로 가서 약 처방을 찾아야겠습니다."

집에 돌아온 화타는 낙양으로 돌아가지 않았다. 두 번이나 사람을 보냈지만 그는 조조가 있는 낙양으로 가지 않았다. 화타는 처자가 병이 들었다는 이유로 거절하였다. 지방관리가 계속 조조의 명을 전달하였는데 그는 듣지 않았다. 조조는 화를 내어 사람을 시켜 그를 압송하였다. 화타는 조조를 보자 말하였다.

"폐하 병의 원인은 풍(風)으로 뇌(腦)에 침투하여 매우 심각합니다. 침과 뜸이나 약으로는 병의 원인을 제거할 수 없습니다."

병의 원인을 없앨 수가 없다는 말에 조조는 낙심하며 말했다.

"그럼 치료 방법이 없다는 말인가?"

"단 한 가지 방법은 있기는 하지만……"

조조는 두통이 생기면 참기가 힘들었기에 방법이 무엇인지 알기 위해 급히 말했다.

"무슨 방법인지 빨리 말하라!"

"우선 마비산(麻沸散)을 복용하신 다음 머리를 칼로 갈라 병의 근원인 풍(風)을 제거하면 비로소 두통의 근본이 제거됩니다."

조조는 그 말을 듣고 크게 노했다.

"이런 놈을 봤나! 머리를 자른다고! 이놈이 마침내 나를 해치려고 음모를 꾸미는구나."

화타는 조용히 입을 열었다.

"전에 관장군께서 독화살로 인하여 위급하였을 때 뼈를 깎고 독을 제거하여 그를 살려냈습니다. 그러니 폐하의 치료는 이상할 것이 없습니다."

조조는 더욱 화를 내면서 말하였다.

"네놈이 필히 관우와의 관계가 있어 그가 피살당하자 나를 살해하여 보복하려는구나!"

조조는 화타의 말을 용납하지 않고 즉각 수하를 시켜 그를 문초하였다. 그러자 가후(賈詡)가 급히 말렸다.

"폐하, 화타는 본시 선량한 의원으로 세간에 존경을 받고 있습니다. 처벌을 가볍게 내려주십시오."

조조는 말을 듣지 않고 화타를 옥에 가두도록 명령하였다. 화타가 옥에 감금되었는데, 오(吳)씨 성을 가진 옥졸이 그를 성심껏 돌보았다.

"의원님, 저는 의술 공부를 하고 싶었습니다. 의원님을 이렇게 옆에서 보게 되어 감격스럽습니다."

그는 화타의 옥 수발을 들어주었다. 화타가 그에게 말했다.

"내가 아무래도 살아서 나가기는 힘들 것 같으이. 내가 심혈을 기울여 만든 청낭서(靑囊書)가 있는데, 내가 그것을 자네에게 줄 테니 열심히 공부하여 세상 백성을 구하는 의원이 되게나.

"고맙습니다. 의원님."

"내가 글을 써줄 테니 내 집에 가서 청낭서를 달라고 하게나."

청낭서(靑囊書)는 화타가 푸른 배낭을 메고 다니며 약초를 캐어 담고 다니며 치료한 내용을 적어 비방과 묘방을 기록해 놓은 책이다. 화타는 청낭서를 오 옥리에게 주도록 편지를 썼다. 옥리는 너무나 기쁘고 흥분되어 몸을 가눌 수 없을 정도였다.

"그래, 이 시대의 명의인 화타의 비방책인 청낭서가 내 손에 들어오게 되다니! 그래, 열심히 공부하여 세상에서 유명한 의원이 되야지!"

화타는 마침내 옥중에서 죽음을 맞
게 되었다. 화타가 죽고 난 후에 오
옥리는 후사를 잘 처리하고 화타의
집을 찾아가 편지를 보인 후 청낭서
를 가지고 집으로 돌아와 부인에게
자랑하였다.

"이 책이 그 유명한 화타의 비방
책인 청낭서야!"

"그럼 화타 선생님은?"

"돌아가셨어. 나 좀 잠을 자겠소.
먼 길을 다녀와서 피곤하네."

그는 한참 잠을 자다가 타는 냄새에
잠이 깼다. 그것은 청낭서가 타고 있

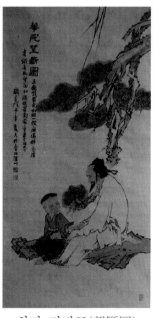

화타 망단도(望斷圖)

는 냄새였다. 깜짝 놀라 자리에서 벌떡 일어나 뛰어가 보았지
만 책은 다 타고 없었다. 그는 부인에게 어떻게 그 귀한 청낭서
를 태워버릴 수 있느냐고 소리치며 화를 냈다.

"신의 화타도 신묘한 의술 때문에 결국 옥중에 갇혀 죽었
습니다. 바로 청낭서가 당신을 유명하게 만들면 당신도 마찬
가지가 될 수 있기에 그렇게 했습니다. 나는 청낭서보다 당신
이 더 중요합니다."

"아! 그 귀한 것을……"

그리하여 청낭서는 지금까지 전해지지 못하게 되었다. 후세
사람들은 이 사건을 안타까워하며 시를 지었다.

화타의 신비한 의술은 장상군과 겨루어 보면,
탁월한 지식이 마치 담 구멍을 엿보는 것 같다.
애통하구나! 사람은 가고 서책 또한 볼 수 없으니,
후세엔 다시 볼 수 없는 의술 비법 청낭서.

華佗仙術比長桑　화타선술비장상
神識如窺垣一方　신식여규원일방
惆悵人亡書亦絶　추창인망서역절
後世無復見靑囊　후세무복견청낭

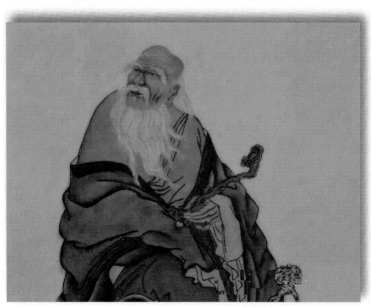

화 타

이풍원의

한의열전漢醫列傳 ❷

★

초판 인쇄일 / 2017년 07월 10일
초판 발행일 / 2017년 07월 15일

★

지은이 / 이풍원
펴낸이 / 김동구
펴낸데 / 明文堂
창립 1923. 10. 1
서울특별시 종로구 윤보선길 61(안국동)
우체국 010579-01-000682
☎ (영업) 733-3039, 734-4798
   (편집) 733-4748   Fax. 734-9209
H.P. : www.myungmundang.net
e-mail : mmdbook1@hanmail.net
등록 1977. 11. 19. 제 1-148호

★

ISBN 979-11-88020-22-5   04510
ISBN 979-11-88020-20-1(세트)

★

★

값 18,000원